FISIOTERAPIA MOTORA APLICADA AO PACIENTE CRÍTICO: DO DIAGNÓSTICO À INTERVENÇÃO

Editor **George Jerre Vieira Sarmento**
Editor associado **André Luiz Lisboa Cordeiro**

FISIOTERAPIA MOTORA APLICADA AO PACIENTE CRÍTICO: DO DIAGNÓSTICO À INTERVENÇÃO

2ª EDIÇÃO
revisada e atualizada

manole
editora

Produção editorial: Retroflexo Serviços Editoriais
Projeto gráfico: Departamento Editorial da Editora Manole
Diagramação: R G Passo
Ilustrações: R G Passo e HiDesign Estúdio
Capa: Ricardo Yoshiaki Nitta Rodrigues

CIP-BRASIL. CATALOGAÇÃO NA PUBLICAÇÃO
SINDICATO NACIONAL DOS EDITORES DE LIVROS, RJ

F565
2. ed.

Fisioterapia motora aplicada ao paciente crítico : do diagnóstico à intervenção / editor: George Jerre Vieira Sarmento; editor associado: André Luiz Lisboa Cordeiro. - 2. ed. - Santana de Parnaíba [SP] : Manole, 2022. -

ISBN 9786555768015

1. Fisioterapia motora. 2. Tratamento intensivo 3. Reabilitação. I. Sarmento, George Jerre Vieira. II. Cordeiro, André Luiz Lisboa.

22-76921 CDD: 615.82
CDU: 615.8

Gabriela Faray Ferreira Lopes - Bibliotecária - CRB-7/6643

1ª edição – 2019
2ª edição – 2022

Editora Manole Ltda.
Alameda América, 876
Tamboré – Santana de Parnaíba – SP – Brasil
CEP: 06543-315
Fone: (11) 4196-6000
www.manole.com.br | https://atendimento.manole.com.br/

Impresso no Brasil | *Printed in Brazil*

Editor

George Jerre Vieira Sarmento
Fisioterapeuta Especialista em Fisioterapia Respiratória pela Universidade Cidade de São Paulo (Unicid). MBA em Gestão da Qualidade em Segurança do Paciente pelo Instituto D'Or de Pesquisa e Ensino (IDOR). Membro do Departamento de Fisioterapia da Associação de Medicina Intensiva Brasileira (AMIB). Coordenador do Serviço de Fisioterapia do Hospital Rede D'Or São Luiz (Unidade Jabaquara, São Paulo). Autor de 16 livros publicados na área de Fisioterapia, com mais de 200 cursos ministrados no Brasil.

Editor associado

André Luiz Lisboa Cordeiro

Pós-doutorando em Medicina e Saúde Humana pela Escola Bahiana de Medicina e Saúde Pública (EBMSP). Doutor e Mestre em Medicina e Saúde Humana pela EBMSP. Especialista em Fisioterapia em Terapia Intensiva Adulto pelo Conselho Federal de Fisioterapia e Terapia Ocupacional/Associação Brasileira de Fisioterapia Cardiorrespiratória e Fisioterapia em Terapia Intensiva (COFFITO/ASSOBRAFIR). Docente do Centro Universitário Nobre, Unef, Bahiana e Sanar.

Autores

Adriana Borges Leite

Especialista Profissional em Terapia Intensiva pelo Conselho Federal de Fisioterapia e Terapia Ocupacional/Associação Brasileira de Fisioterapia Cardiorrespiratória e Fisioterapia em Terapia Intensiva (COFFITO/ASSOBRAFIR). Especialista em Fisioterapia Pneumofuncional pela Universidade Castelo Branco. Especialista em Saúde Pública pelo Centro Universitário Estácio de Sá. Especialista em Preceptoria em Saúde pela Universidade Federal do Rio Grande do Norte (UFRN). Fisioterapeuta em Terapia Intensiva da Empresa Brasileira de Serviços Hospitalares, atuando no Hospital Universitário Professor Edgard Santos (Hupes/EBSERH, Salvador).

Alexandre Simões Dias

Bacharel em Fisioterapia pelo Instituto Porto Alegre da Igreja Metodista (IPA). Especialista em Fisioterapia Respiratória pelo Conselho Federal de Fisioterapia e Terapia Ocupacional/Associação Brasileira de Fisioterapia Cardiorrespiratória e Fisioterapia em Terapia Intensiva (COFFITO/ASSOBRAFIR). Mestre e Doutor em Ciências Biológicas: Fisiologia pela Universidade Federal do Rio Grande do Sul (UFRGS). Docente do Curso de Fisioterapia da Escola de Educação Física, Fisioterapia e Dança (Esefid-UFRGS) e dos Programas de Pós-graduação em Ciências do Movimento Humano e Ciências Pneumológicas da UFRGS.

André Luiz Lisboa Cordeiro

Pós-doutorando em Medicina e Saúde Humana pela Escola Bahiana de Medicina e Saúde Pública (EBMSP). Doutor e Mestre em Medicina e Saúde Humana pela EBMSP. Especialista em Fisioterapia em Terapia Intensiva Adulto pelo Conselho Federal de Fisioterapia e Terapia Ocupacional/Associação Brasileira de Fisioterapia Cardiorrespiratória e Fisioterapia em Terapia Intensiva (COFFITO/ASSOBRAFIR). Docente do Centro Universitário Nobre, Unef, Bahiana e Sanar.

Audrey Borghi-Silva

Professora Titular da Universidade Federal de São Carlos (UFSCar). Bolsista produtividade em pesquisa nível 1B, CNPq.

Bruno Prata Martinez

Fisioterapeuta. Especialista Profissional em Fisioterapia Respiratória e em UTI pelo Conselho Federal de Fisioterapia e Terapia Ocupacional/Associação Brasileira de Fisioterapia Cardiorrespiratória e Fisioterapia em Terapia Intensiva (COFFITO/ASSOBRAFIR). Professor Adjunto da Universidade Federal da Bahia (UFBA) e da Universidade do Estado da Bahia (Uneb). Doutor em Medicina e Saúde pela Escola Bahiana de Medicina e Saúde Pública (EBMSP).

Caio César Araújo Morais

Fisioterapeuta pela Universidade Católica de Pernambuco (Unicap). Doutorando em Pneumologia pela Faculdade de Medicina da Universidade de São Paulo (FMUSP). Mestre em Fisioterapia pela Universidade Federal de Pernambuco (UFPE). Especialista em Fisioterapia em Terapia Intensiva pelo Conselho Federal de Fisioterapia e Terapia Ocupacional/Associação Brasileira de Fisioterapia Cardiorrespiratória e Fisioterapia em Terapia Intensiva (COFFITO/ASSOBRAFIR).

Daniel Lago Borges

Fisioterapeuta da UTI do Hospital Universitário da Universidade Federal do Maranhão (Huufma). Doutor em Ciências pela Universidade do Estado do Rio de Janeiro (UERJ). Mestre em Ciências da Saúde pela Universidade Federal do Maranhão (UFMA). Especialista Profissional em Fisioterapia em Terapia Intensiva pelo Conselho Federal de Fisioterapia e Terapia Ocupacional/Associação Brasileira de Fisioterapia Cardiorrespiratória e Fisioterapia em Terapia Intensiva (COFFITO/ASSOBRAFIR). Especialista Profissional em Fisioterapia Respiratória pelo COFFITO/ASSOBRAFIR. Preceptor de Fisioterapia da Residência Multiprofissional em Saúde no Huufma.

Debora Stripari Schujmann

Fisioterapeuta pela Universidade de São Paulo (USP). Especialista em Terapia Intensiva. Doutora em Ciências da Reabilitação pela USP. Fisioterapeuta e pesquisadora do Curso de Fisioterapia da USP.

Fabrício Farias da Fontoura

Fisioterapeuta e Educador Físico. Doutor e Mestre em Ciências Pneumológicas pela Faculdade de Medicina da Universidade Federal do Rio Grande do Sul (Famed-UFRGS). Especialista em Fisioterapia Respiratória e Fisioterapia Cardiovascular pelo Conselho Federal de Fisioterapia e Terapia Ocupacional/Associação Brasileira de Fisioterapia Cardiorrespiratória e Fisioterapia em Terapia Intensiva (COFFITO/ASSOBRAFIR). Pós-graduado em Treinamento Esportivo e Cinesiologia Clínica pela UFRGS. Diretor da Regional Rio Grande do Sul da Assobrafir (2020/2024). Membro do Departamento de Fisioterapia Respiratória da Assobrafir e do Conselho Regional de Fisioterapia e Terapia Ocupacional da 5ª Região (Crefito5). Professor da Universidade LaSalle. Pesquisador do Centro de Hipertensão Pulmonar da Santa Casa de Misericórdia de Porto Alegre. Sócio proprietário da MetaCardioPulmonar.

Felipe Campos Ferreira
Especialista em Fisioterapia em Terapia Intensiva pelo Conselho Federal de Fisioterapia e Terapia Ocupacional/Associação Brasileira de Fisioterapia Cardiorrespiratória e Fisioterapia em Terapia Intensiva (COFFITO/ASSOBRAFIR).

Fernando Viegas do Monte
Mestre em Ciências da Saúde pela Escola Superior de Ciências da Saúde/Fundação de Ensino e Pesquisa em Ciências da Saúde (ESCS/Fepecs). Especialista em Fisioterapia Hospitalar pelo Hospital das Clínicas da Faculdade de Medicina da Universidade de São Paulo (HCFMUSP) – Instituto Central.

Flávia C. Rossi Caruso
Fisioterapeuta Especialista em Fisioterapia Cardiopulmonar e em Fisiologia do Exercício. Doutora em Fisioterapia pela Universidade Federal de São Carlos (UFSCar). Pós-doutoranda em Fisioterapia pela UFSCar.

Flávio Maciel Dias de Andrade
Doutor em Ciências da Saúde. Mestre em Ciências Biológicas. Especialista em Fisioterapia Respiratória e Fisioterapia em Terapia Intensiva.

Francimar Ferrari Ramos
Doutor em Ciências Pneumológicas pela Universidade Federal do Rio Grande do Sul (UFRGS). Especialista em Fisioterapia Respiratória pela Universidade Federal de Pernambuco (UFPE). Especialista em Fisioterapia Respiratória e Fisioterapia em Terapia Intensiva pela Associação Brasileira de Fisioterapia Cardiorrespiratória e Fisioterapia em Terapia Intensiva (Assobrafir). Coordenador técnico e administrativo da Pulmocardio Fisioterapia. Coordenador da UTI Geral do Serviço de Fisioterapia do Hospital Agamenon Magalhães (Secretaria Estadual

de Saúde de Pernambuco). Consultor técnico dos Serviços do Hospital Jayme da Fonte. Coordenador técnico do Serviço de Fisioterapia do Hospital Esperança. Certificador do método de Eletroestimulação de Corpo Inteiro (EMS Academy/mihaBrasil).

Francisco Tiago Oliveira de Oliveira

Fisioterapeuta graduado pela Escola Bahiana de Medicina e Saúde Pública (EBMSP). Especialista em Terapia Intensiva Adulto e Fisioterapia Cardiovascular pelo Conselho Federal de Fisioterapia e Terapia Ocupacional/Associação Brasileira de Fisioterapia Cardiorrespiratória e Fisioterapia em Terapia Intensiva (COFFITO/ASSOBRAFIR). Docente na EBMSP.

George Jerre Vieira Sarmento

Fisioterapeuta Especialista em Fisioterapia Respiratória pela Universidade Cidade de São Paulo (Unicid). MBA em Gestão da Qualidade em Segurança do Paciente pelo Instituto D'Or de Pesquisa e Ensino (IDOR). Membro do Departamento de Fisioterapia da Associação de Medicina Intensiva Brasileira (AMIB). Coordenador do Serviço de Fisioterapia do Hospital Rede D'Or São Luiz (Unidade Jabaquara, São Paulo). Autor de 16 livros publicados na área de Fisioterapia, com mais de 200 cursos ministrados no Brasil.

Giovani Assunção de Azevedo Alves

Graduado em Fisioterapia pela Universidade Católica do Salvador (Ucsal). Pós-graduado no formato de Residência em Fisioterapia Pneumofuncional com ênfase em UTI pela Escola de Economia de São Paulo/Secretaria da Saúde do Estado da Bahia (EESP/Sesab). Especialista em Fisioterapia em UTI Adulto pelo Conselho Federal de Fisioterapia e Terapia Ocupacional/Associação Brasileira de Fisioterapia Cardiorrespiratória e Fisioterapia em Terapia Intensiva (COFFITO/ASSOBRAFIR). Mestre e Doutor em Fisioterapia pela Universidade Cidade de São Paulo (Unicid). Fisioterapeuta diarista nos Hospitais Aliança e Espanhol. Professor no Sanar e na Faculdade Santa Casa da Bahia. Coordenador da Pós-graduação em Fisioterapia Hospitalar na Faculdade Santa Casa da Bahia.

Giulliano Gardenghi

Doutor em Ciências pela Faculdade de Medicina da Universidade de São Paulo (FMUSP). Coordenador Científico do Hospital Encore (Goiás). Tutor da Residência Multiprofissional em Urgência e Trauma do Hospital de Urgências de Goiânia. Consultor técnico do Instituto de Ensino e Pesquisa do Hospital e Maternidade São Cristóvão (São Paulo). Coordenador Científico da Faculdade Ceafi (Goiás).

Indianara Araújo Nascimento

Doutora em Fisiologia pela Universidade Federal do Rio de Janeiro (UFRJ). Especialista em Fisioterapia Cardiorrespiratória e Terapia Intensiva pela Associação Brasileira de Fisioterapia Cardiorrespiratória e Fisioterapia em Terapia Intensiva (ASSOBRAFIR). Docente no Centro Universitário Estácio de Sá (Recife). Coordenador de Fisioterapia do Hospital Esperança Recife. Fisioterapeuta na Pulmocardio.

Ingrid Correia Nogueira Gurgel

Fisioterapeuta. Doutora em Ciências Médicas pela Universidade Federal do Ceará (UFC). Mestre em Saúde Coletiva pela Universidade de Fortaleza (Unifor). Pós-graduada em Fisioterapia Cardiorrespiratória e em Fisioterapia em Terapia Intensiva pela Faculdade Inspirar. Docente do Curso de Fisioterapia e Coordenadora Adjunta do Mestrado em Tecnologia Minimamente Invasiva e Simulação em Saúde da Unichristus.

Ivens Willians Silva Giacomassi

Especialista em Fisioterapia em Terapia Intensiva pelo Conselho Federal de Fisioterapia e Terapia Ocupacional/Associação Brasileira de

Fisioterapia Cardiorrespiratória e Fisioterapia em Terapia Intensiva (COFFITO/ASSOBRAFIR). Pós-graduado em Fisioterapia em Terapia Intensiva pelo Hospital das Clínicas da Faculdade de Medicina da Universidade de São Paulo (HCFMUSP). Pós-graduado em Hospital Geral pela Universidade Estadual Paulista (Unesp). Pós-graduado em Fisiologia do Exercício pela Universidade Gama Filho (UGF). Fisioterapeuta do Hospital Universitário da USP.

João Batista Raposo Mazullo Filho

Especialista em Fisioterapia Cardiorrespiratória pela Universidade Tuiuti do Paraná. Especialista em Fisioterapia em Terapia Intensiva pelo Conselho Federal de Fisioterapia e Terapia Ocupacional/Associação Brasileira de Fisioterapia Cardiorrespiratória e Fisioterapia em Terapia Intensiva (COFFITO/ASSOBRAFIR). Mestre em Genética e Toxicologia. Doutor em Biologia Celular e Molecular Aplicada à Saúde.

José Aires de Araújo Neto

Mestre em Ciências da Saúde pela Escola Superior de Ciências da Saúde/Fundação de Ensino e Pesquisa em Ciências da Saúde (ESCS/Fepecs). Especialista em Fisioterapia em Terapia Intensiva pelo Conselho Federal de Fisioterapia e Terapia Ocupacional/Associação Brasileira de Fisioterapia Cardiorrespiratória e Fisioterapia em Terapia Intensiva (COFFITO/ASSOBRAFIR). Especialização em Fisioterapia Pneumofuncional pela Universidade de Brasília (UnB).

Liana Accioly Lins Ferraz Melo

Especialista em Fisioterapia Pneumofuncional com Ênfase em Terapia Intensiva pela Secretaria da Saúde do Estado da Bahia/Unime/Instituto Sócrates Guanaes (Sesab/Unime/ISG, 2009). Especialista Profissional em Fisioterapia em Terapia Intensiva pelo Conselho Federal de Fisioterapia e Terapia Ocupacional/Associação Brasileira de Fisioterapia Cardiorrespiratória e Fisioterapia em Terapia Intensiva (COFFITO/

ASSOBRAFIR). Especialista em Preceptoria em Saúde pela Universidade Federal do Rio Grande do Norte (UFRN). Fisioterapeuta Intensivista no Hospital Universitário Professor Edgard Santos (Hupes/EBSERH, Salvador). Fisioterapeuta da Empresa Brasileira de Serviços Hospitalares na área de Terapia Intensiva no Hupes/EBSERH.

Lucas de Assis Pereira Cacau

Fisioterapeuta Especialista em Terapia Intensiva pela Associação Brasileira de Fisioterapia Cardiorrespiratória e Fisioterapia em Terapia Intensiva (ASSOBRAFIR). Mestre e Doutor em Ciências da Saúde pela Universidade Federal de Sergipe (UFS). Diretor da Clínica Intervent (Sergipe).

Luiz Alberto Forgiarini Junior

Docente do Curso de Fisioterapia e do Programa de Pós-graduação em Saúde e Desenvolvimento Humano na Universidade LaSalle. Especialista Profissional em Fisioterapia em Terapia Intensiva Adulto pela Associação Brasileira de Fisioterapia Cardiorrespiratória e Fisioterapia em Terapia Intensiva (ASSOBRAFIR). Doutor em Ciências Pneumológicas pela Universidade Federal do Rio Grande do Sul (UFRGS). Pós-doutor pela Faculdade de Medicina da Universidade de São Paulo (FMUSP).

Luiza Martins Faria

Especialista Profissional em Fisioterapia em Terapia Intensiva Adulto pelo Conselho Federal de Fisioterapia e Terapia Ocupacional/Associação Brasileira de Fisioterapia Cardiorrespiratória e Fisioterapia em Terapia Intensiva (COFFITO/ASSOBRAFIR). Mestre em Ciencias da Reabilitação pela Universidade Federal de Minas Gerais (UFMG). Doutora em Enfermagem pela Universidade Federal de Santa Catarina (UFSC). Fisioterapeuta do Hospital Universitário – SC. Docente do Centro Universitário Estácio de Sá.

Manoel Luiz Cerqueira Neto

Fisioterapeuta Especialista em Terapia Intensiva. Mestre e Doutor em Medicina Interna pela Universidade Federal do Paraná (UFPR). Professor Adjunto da Universidade Federal de Sergipe (UFS).

Marcelo Farani López

Pós-graduado em Fisioterapia Pneumofuncional Especialista em Terapia Intensiva pelo Conselho Federal de Fisioterapia e Terapia Ocupacional/Associação Brasileira de Fisioterapia Cardiorrespiratória e Fisioterapia em Terapia Intensiva (COFFITO/ASSOBRAFIR). Coordenador do Serviço de Reabilitação Cardiorrespiratória da Clínica Álvaro Lemos e do Serviço de Fisioterapia do Hospital Eládio Lasserre.

Márcia Cardinalle Correia Viana

Fisioterapeuta pela Universidade de Fortaleza (Unifor). Mestre em Saúde Pública pela Universidade Estadual do Ceará (Uece). Especialista em Fisioterapia em Terapia Intensiva pelo Conselho Federal de Fisioterapia e Terapia Ocupacional/Associação Brasileira de Fisioterapia Cardiorrespiratória e Fisioterapia em Terapia Intensiva (COFFITO/ASSOBRAFIR) e em Fisioterapia Cardiorrespiratória pela Unifor. Docente do Curso de Fisioterapia da Unichristus. Fisioterapeuta Intensivista adulto do Hospital Geral Dr. César Cals.

Mateus Souza Esquivel

Pós-graduado em Fisioterapia em UTI. Especialista em Fisioterapia Respiratória. Especialista em Fisioterapia em UTI pelo Conselho Federal de Fisioterapia e Terapia Ocupacional/Associação Brasileira de Fisioterapia Cardiorrespiratória e Fisioterapia em Terapia Intensiva (COFFITO/ASSOBRAFIR).

Mayara Gabrielle Barbosa Borges

Fisioterapeuta. Doutoranda em Ciências da Saúde pelo Programa de Pós-graduação em Ciências da Saúde da Universidade Federal do Maranhão (PPGCS-UFMA). Mestre em Saúde do Adulto e da Criança pelo PPGSAD-UFMA. Especialista Profissional em Fisioterapia em Terapia Intensiva pelo Conselho Federal de Fisioterapia e Terapia Ocupacional/Associação Brasileira de Fisioterapia Cardiorrespiratória e Fisioterapia em Terapia Intensiva (COFFITO/ASSOBRAFIR). Preceptora de Fisioterapia na Atenção à Saúde Cardiovascular da Residência Multiprofissional em Saúde no Hospital Universitário da Universidade Federal do Maranhão (Huufma). Coordenadora Científica – Regional Maranhão – da ASSOBRAFIR. Docente de Pós-graduação na Faculdade Inspirar e no Hospital São Marcos.

Murillo Frazão de Lima e Costa

Doutor em Educação Física pela Universidade Federal da Paraíba (UFPB). Mestre em Fisioterapia pela Universidade Federal do Rio Grande do Norte (UFRN). Especialista em Fisioterapia Respiratória pelo Conselho Federal de Fisioterapia e Terapia Ocupacional/Associação Brasileira de Fisioterapia Cardiorrespiratória e Fisioterapia em Terapia Intensiva (COFFITO/ASSOBRAFIR). Especialista em Fisioterapia Cardiovascular pelo COFFITO/ASSOBRAFIR. Pós-graduado em Fisioterapia Pneumofuncional pela Universidade de Brasília (UnB). Pós-graduado em Reabilitação Cardíaca pela Universidade Gama Filho (UGF).

Natália Pereira dos Santos

Especialista Profissional em Fisioterapia Terapia Intensiva e Fisioterapia Respiratória pela Associação Brasileira de Fisioterapia Cardiorrespiratória e Fisioterapia em Terapia Intensiva (ASSOBRAFIR). Pós-graduada na modalidade Residência Multiprofissional em Saúde: Fisioterapia Cardiovascular no Hospital Universitário da Universidade Federal do Maranhão (Huufma). Pós-graduada em Fisioterapia Terapia Intensiva pela Faculdade Inspirar. Preceptora da Residência Multiprofissional em Saúde: Fisioterapia Terapia Intensiva pela Escola de Saúde Pública / Secretaria de Estado da Saúde do Maranhão (ESP/SES-MA). Responsável técnica de Fisioterapia da Unidade Coronariana do Huufma.

Nelson Henrique Lopes de Moraes

Fisioterapeuta pela Universidade Federal de Pernambuco (UFPE). Mestre em Terapia Intensiva. Especialista em Fisioterapia Cardiorrespiratória pela UFPE. Professor da Universidade Católica de Pernambuco nas disciplinas de Fisioterapia Aplicada a Cardiorrespiratória, Fisioterapia em Intensivismo, Prática Supervisionada em Cardiorrespiratória e Intensivismo. Coordenador do Curso de Pós-graduação em Fisioterapia Intensiva. Fisioterapeuta do Hospital Militar de Área do Recife e do Hospital Estadual Getúlio Vargas.

Pablo Calmon Alves Silva

Pós-graduado em Fisioterapia Pneumofuncional e Terapia Intensiva. Especialista em Fisioterapia em Terapia Intensiva pelo Conselho Federal de Fisioterapia e Terapia Ocupacional/Associação Brasileira de Fisioterapia Cardiorrespiratória e Fisioterapia em Terapia Intensiva (COFFITO/ASSOBRAFIR). Sócio/gestor do grupo MIF Fisioterapia e Saúde. Sócio/gestor da Health Care Solutions.

Patrícia Forestieri

Mestre em Ciências da Saúde pela disciplina de Cardiologia pela Universidade Federal de São Paulo (Unifesp). Especialista em Fisioterapia em Terapia Intensiva Adulto pelo Conselho Federal de Fisioterapia e Terapia Ocupacional/Associação Brasileira de Fisioterapia Cardiorrespiratória e Fisioterapia em Terapia Intensiva (COFFITO/ASSOBRAFIR). Especialista em Fisioterapia em Cardiologia: da UTI à Reabilitação pela Unifesp. Especialista em Fisioterapia Motora em Neurologia Hospitalar & Ambulatorial pela Unifesp.

Paulo Eugênio Silva

Doutor em em Ciências e Tecnologias em Saúde pela Universidade de Brasília. Mestre em Educação Física pela Universidade de Brasília. Especialista em Fisioterapia em Terapia Intensiva e em Fisioterapia Respiratória pelo pelo Conselho Federal de Fisioterapia e Terapia Ocupacional/Associação Brasileira de Fisioterapia Cardiorrespiratória e Fisioterapia em Terapia Intensiva (COFFITO/ASSOBRAFIR). Secretaria de Estado de Saúde do Distrito Federal/Hospital de Base do Distrito Federal.

Pollyana Barbosa de Lima

Mestre em Ensino na Saúde pela Faculdade de Medicina da Universidade Federal de Goiás (UFG).

Saint-Clair G. Bernardes Neto

Graduado em Fisioterapia pela Universidade Católica de Brasília (UCB). Especialista em Fisioterapia Respiratória. Doutor em Biotecnologia em Saúde pela Universidade Federal do Rio Grande do Norte (UFRN). Professor de Fisioterapia da UFRN – Facisa.

Telma Cristina Fontes Cerqueira

Fisioterapeuta Especialista em Terapia Intensiva pela Associação Brasileira de Fisioterapia Cardiorrespiratória e Fisioterapia em Terapia Intensiva (ASSOBRAFIR). Mestre e Doutora em Ciências da Saúde pela Universidade Federal de Sergipe (UFS). Professora Adjunta da UFS.

Thiago Araújo de Melo

Doutorando em Clínica Médica pela Universidade Federal do Rio de Janeiro (UFRJ). Mestre em Fisioterapia pela Cardiff University (País de Gales). Especialista em Metodologia e Didática do Ensino Superior.

Vinicius Zacarias Maldaner
Doutor em Ciências e Tecnologia em Saúde pela Universidade de Brasília (UnB). Fisioterapeuta do Centro de Referência em Doenças Neuromusculares do Hospital de Apoio de Brasília. Orientador do Programa de Ciências do Movimento Humano e Reabilitação da Unievangélica.

Dedicatória

Ao mestre Carlos Alberto Caetano Azeredo, sem dúvida nenhuma uma das pessoas mais importantes de minha vida (*in memoriam*).

George Jerre Vieira Sarmento

Sumário

Apresentação

Este livro tem como objetivo trazer informações atualizadas sobre as formas de prescrição e intervenção da fisioterapia motora aplicado ao paciente crítico.

Uma literatura elaborada especificamente para discussão sobre exercício físico em pacientes na unidade de terapia intensiva nos mais diversos perfis. Traz informações sobre métodos de como avaliar e exercitar pacientes com alterações neurológicas, cardiovasculares e respiratórias.

O fisioterapeuta passa a ter cada vez mais informações sobre aquilo que é do seu domínio específico: diagnóstico funcional, prescrição e implementação de exercícios. Sendo assim, este livro vem preencher uma lacuna na literatura acadêmica e profissional.

André Luiz Lisboa Cordeiro
George Jerre Vieira Sarmento

Prefácio

Escrever o prefácio deste livro é uma tarefa que me causa uma alegria sem tamanho. Sinto-me honrado com o convite de George Jerre Vieira Sarmento para prefaciar *Fisioterapia motora aplicada ao paciente crítico: do diagnóstico à intervenção*, e asseguro que esta obra certamente representará uma contribuição significativa para o fortalecimento e a sedimentação de novos conhecimentos na área da saúde, principalmente para a Fisioterapia.

É notório que a humanidade vem conquistando atualmente, em uma celeridade singular, muito mais do que havia conquistado durante todo o tempo pré-pandêmico. Contudo, a necessidade de se aprimorar constantemente, de desenvolver habilidades e de investir nas relações profissionais é evidente. Nesse sentido, a atualização e o conhecimento sobre outras possibilidades de atuação, como descrito neste livro sublime, são recursos essenciais no cotidiano do profissional da saúde.

As concepções propostas por esta obra são amplas e completas, embasadas pela formação e experiência dos autores, que têm o condão de abrilhantar suas pesquisas. A riqueza e a diversidade dos temas selecionados para o livro permitem vencer os desafios de prestar uma assistência personalizada e de desempenhar de forma brilhante e segura o cuidado ao paciente crítico.

Por essas razões, entre outras que se desvelam ao longo do conteúdo didático e instigante dos capítulos, é com orgulho e satisfação que apresento e recomendo este livro. Boa leitura a todas e todos!

Fraternal abraço.

Thiago Portela Caroccini
Gerente de Enfermagem do Hospital Rede
D'Or São Luiz – Unidade Jabaquara

Agradecimentos

Aos meus pais, por estarem sempre comigo!

À minha esposa e aos meus filhos, pelo amor incondicional, pela cumplicidade e por sonharem junto comigo!

Aos meus amigos, alunos e ex-alunos!

Ao George, que é uma referência profissional para mim! Obrigado pela oportunidade de concretizar esse sonho!

A todos os colaboradores deste livro, que são grandes amigos!

André Luiz Lisboa Cordeiro

Ao amigo André Luiz Lisboa Cordeiro, que acreditou neste projeto, dedico todo o mérito desta obra.

Ao professor Sergio Mingrone, eterno professor e amigo, pelo apoio durante todos estes anos.

Agradeço a todos os colaboradores que possibilitaram a realização deste livro e, assim, a realização de mais um sonho.

George Jerre Vieira Sarmento

Fraqueza muscular do doente crítico

1

Alexandre Simões Dias
Francimar Ferrari Ramos
Paulo Eugênio Silva

INTRODUÇÃO

A fraqueza muscular adquirida na unidade de terapia intensiva (UTI) é uma séria e prevalente complicação apresentada pelos pacientes, que impacta severamente no aumento da morbimortalidade e no custo financeiro e social, que necessitam de cuidado intensivo.[1]

O diagnóstico de fraqueza muscular adquirida na UTI está associado à piora na função física, maior tempo de exposição à ventilação mecânica, aumento do tempo de permanência na UTI e no hospital, além de contribuir com maior risco de mortalidade no período pós-alta.[2] Além disso, ela contribui para aumentar a incapacidade funcional e diminuir a qualidade de vida entre os sobreviventes, fato este que pode perdurar por longo período após a alta hospitalar.[2-3]

No estudo recente de Vanhorebeek et al., alguns termos relacionados com a fraqueza muscular foram confirmados, nos quais a alteração muscular pode estar generalizada, simétrica, afetando a musculatura proximal mais do que a distal e os músculos respiratórios. O tônus muscular é quase invariavelmente alterado, no qual o reflexo tendinoso profundo pode estar reduzido ou normal. A fraqueza pode se originar de uma perturbação neurogênica, "polineuropatia do doente crítico" (CIP), uma perturbação miogênica, "miopatia do doente crítico" (CIM), ou uma combinação, que é denominada "neuromiopatia do doente crítico".[4]

Nos últimos anos, os profissionais que atuam na terapia intensiva buscam promover medidas para acelerar a recuperação dos doentes críticos, bem como trabalham para diminuir a exposição dos pacientes aos fatores de risco para o desenvolvimento da fraqueza muscular adquirida na UTI. Essas medidas incluem o uso de corticosteroides, bloqueadores neuromusculares e aminoglicósidios, rigoroso controle da glicemia e implementação de protocolos efetivos de prevenção de *delirium*/agitação e intervenções que acelerem o desmame da ventilação mecânica invasiva.[5-6]

Este capítulo tem como objetivo abordar o entendimento e as ferramentas utilizadas pelo fisioterapeuta para definir o diagnóstico de fraqueza muscular, bem como as ações que podem ser realizadas pelos profissionais para evitar a perda muscular, e propor um protocolo de reabilitação precoce para ser utilizado nos pacientes que estão internados na UTI.

DIAGNÓSTICO CLÍNICO DA FRAQUEZA MUSCULAR

A fraqueza muscular generalizada que se desenvolve durante o curso da internação na UTI, para a qual nenhuma outra causa pode ser identificada além da própria doença crítica, tem sido intitulada como fraqueza muscular adquirida da UTI (FMA-UTI).[7]

A FMA-UTI é caracterizada pela flacidez e pela fraqueza muscular simétrica, que é mais pronunciada nos músculos proximais do que nos músculos distais.[8-9] Os músculos faciais e oculares são frequentemente poupados.[9] Pacientes com FMA-UTI, portanto, normalmente respondem a estímulos dolorosos com mímicas faciais, mas sem movimento de retirada dos membros. Os reflexos tendinosos são geralmente reduzidos, embora possam ser normais.[8]

Há algum tempo vem sendo demonstrado que a FMA-UTI pode ser evocada pela polineuropatia da doença crítica,[10] pela miopatia da doença crítica[11] ou mesmo por ambas: polineuromiopatia da doença crítica.[12]

Atualmente, tem sido recomendado que a FMA-UTI seja diagnosticada clinicamente pelo escore de força do *Medical Research Council* (S-MRC).[13] Esse escore avalia a força muscular de seis grupos musculares (membros superiores e inferiores), bilateralmente. Mais detalhes são apresentados no Quadro 1. Esse escore varia de 0 a 60 e o ponto de corte para o diagnóstico da FMA-UTI é um valor < 48.[8]

QUADRO 1 Escore de força do *Medical Research Council* (S-MRC)

Grupo muscular avaliado
Membro superior
▪ Extensão de punho
▪ Flexão de cotovelo
▪ Abdução de ombro
Membro inferior
▪ Dorsiflexão
▪ Extensão de joelho
▪ Flexão de quadril
Graduação da força
0: nenhuma contração visível ou palpável
1: contração visível ou palpável sem movimento do membro
2: movimento do membro, mas não contra a gravidade
3: movimento do membro contra a gravidade
4: movimento do membro contra a gravidade mais alguma carga
5: força normal

Uma premissa para a realização do escore de força do MRC é a capacidade cognitiva apresentada pelos pacientes. Antes de iniciar a avaliação do MRC é preciso testar a responsividade do paciente por meio do questionário de cinco comandos.[8] O paciente deve estar apto a responder pelo menos 3 dos 5 comandos:

1. Olhe para mim.
2. Abra e feche os olhos.
3. Coloque a língua para fora.
4. Diga sim e não com a cabeça.
5. Levante as sobrancelhas.[8]

Caso o paciente não consiga realizar esses comandos, o MRC não deve ser realizado.

A avaliação com base na escala é de grande aplicabilidade clínica e de baixo custo, no entanto muitas vezes não pode ser realizada precocemente porque os pacientes encontram-se sedados. Além disso, alguns estudos têm demonstrado baixa reprodutibilidade do MRC, principalmente quando existe a mudança no avaliador (interexaminadores).[14-15] Uma alternativa para a utilização do MRC vem sendo a avaliação da força muscular evocada eletricamente.[16-17] Nesse método as medidas de força são realizadas por meio de contrações musculares eletricamente evocadas e mensuradas por células de carga sem a necessidade da colaboração dos pacientes. Entretanto, estudos precisam ser realizados para determinar os pontos de corte para o diagnóstico da FMA-UTI. Apesar disso, a avaliação da força muscular evocada pode ser utilizada para determinação da perda de força muscular ao longo dos dias, além de avaliar, com confiabilidade e precisão, a efetividade dos tratamentos empregados.[17]

Diagnóstico eletrofisiológico

Alguns autores recomendam que o diagnóstico da FMA-UTI seja baseado em critérios eletrofisiológicos já estabelecidos na literatura, como a eletromiografia com eletrodo de agulha (N-EMG) e/ou o estudo de condução do nervo (NCS).[12,18] Outros defendem que a realização desse teste não é viável na prática clínica e que deveriam ser utilizados primordialmente em pesquisas específicas.[19-20] Estes últimos autores afirmam que as informações mais valiosas estão disponíveis na história clínica e no exame físico coletado na avaliação semiológica dos pacientes, e que a N-EMG e o NCS apresentam muitas limitações e barreiras para serem utilizadas na UTI.[19] A N-EMG e a NCS são realizadas por médicos especialistas, e por esse motivo não são utilizados na rotina diária na UTI. Outro fator limitante é que os dois exames necessitam de equipamentos de elevado custo, além de o N-EMG ser um exame invasivo, que pode trazer riscos de infecção aos indivíduos.[21]

Além dos exames mencionados, o profissional pode utilizar outros meios para a avaliação da fraqueza muscular. Nesse contexto, Silva et al.[21] demonstraram a viabilidade do teste de eletrodiagnóstico de estímulo (TEE) para detectar desordens eletrofisiológicas neuromusculares em pacientes críticos. O TEE é um exame não invasivo realizado por meio de estímulos elétricos transcutâneos, que tem como objetivo avaliar a cronaxia. A cronaxia é avaliada a partir da reobase. A reobase é a menor intensidade de corrente necessária para gerar uma contração muscular visível com uma largura de pulso retangular e infinita (i.e. = 1 segundo).[16] Já a cronaxia é a menor largura de pulso necessária para gerar uma contração visível com um pulso retangular com amplitude duas vezes o valor da reobase.[16] Valores normais de cronaxia estão por volta de 200 mcs e valores ≥ 1.000 mcs determinam a presença de desordens eletrofisiológicas neuromusculares.[21]

Muitas vezes, por não ser possível realizar a avaliação do MRC, devido à baixa responsividade dos pacientes e/ou pela inviabilidade da realização da N-EMG ou NCS, o TEE pode ser realizado como teste de *screening*.[21] O TEE pode ser realizado por fisioterapeutas, pois é um exame não invasivo, de baixo custo e apresenta sensibilidade de até 100%.[21-22] O nervo mais afetado pela polineuropatia da doença crítica é o nervo fibular, e por isso deve ser o local de escolha para realizar o exame, sendo recomendado que os testes eletrofisiológicos sejam realizados nesse nervo.[21,23] Uma vez que o nervo fibular apresente desordem eletrofisiológica, e com base na história clínica, é possível inferir a presença de FMA-UTI.[21,23]

O diagnóstico da FMA-UTI vem sendo realizado clinicamente na rotina diária, principalmente pela avaliação da força muscular por meio do MRC, na qual valores abaixo de 48 caracterizam a presença da FMA-UTI. No entanto para a realização desse teste é necessária a cooperação dos pacientes, o que muitas vezes não é possível no ambiente da UTI. Assim, a utilização de outros testes eletrofisiológicos faz-se necessária, e a N-EMG e o NCS podem ser alternativas para o diagnóstico das alterações eletrofisiológicas na UTI. Outra alternativa é o TEE, pois trata-se de um exame não invasivo e acurado, que pode ser realizado à beira-leito por fisioterapeutas no dia a dia.

TRATAMENTO DA FRAQUEZA MUSCULAR

A aplicação de novos protocolos de fisioterapia com foco na reabilitação precoce (RP) e sistematizada representa uma condição de destaque para reduzir a fraqueza muscular e o declínio funcional em decorrência da doença crítica.[24-27]

A RP pode ser definida como a aplicação terapêutica e prescritiva de exercícios de baixa intensidade, no manejo da disfunção cardiopulmonar e neuromusculoesquelética em pacientes com doenças críticas.[28] Em termos gerais, os protocolos de RP no paciente crítico incluem a aplicação de recursos tradicionais utilizados nas técnicas consagradas dentro da fisioterapia e, em uma fase mais precoce, podem ser aplicados em uma forma mais sistematizada do que os exercícios realizados regularmente na prática convencional, podendo ser iniciados nas primeiras 24 horas da doença crítica, inclusive em pacientes que estão em VMI e utilizam drogas vasoativas.[29]

Embora o protocolo de RP no paciente crítico deva ter um contexto interdisciplinar, com o envolvimento de outros profissionais, como médicos, enfermeiros, terapeutas ocupacionais, psicólogos e nutricionistas, o fisioterapeuta deve ser o maior responsável pela implantação e gerenciamento do plano de tratamento desses indivíduos.[30]

A aplicação desses protocolos vem demostrando resultados promissores como: melhora na força muscular e na função física, redução de *delirium*, diminuição dos tempos de exposição à ventilação mecânica e de internação na UTI e no hospital, diminuição das taxas de readmissão e até mesmo melhora na sobrevivência.[29]

Além disso, essa prática tem se mostrado muito segura e de adequada aplicabilidade.[31]

Manuseio terapêutico da fraqueza muscular adquirida na UTI

Cicloergometria

A cicloergometria tem sido aplicada por meio de dispositivos que funcionam como uma bicicleta estacionária que permite aos pacientes receber exercício passivo, ativoassistido e ativorresistivo. Na UTI, hoje, existem cicloergômetros que podem ser utilizados com pacientes sedados e restritos ao leito, imóveis ou acordados, e que fornecem a amplitude de movimento necessária para o treinamento de força muscular das cinturas pélvica e escapular.[32-33] Em um estudo randomizado envolvendo noventa pacientes em ventilação mecânica que permaneceram por longos períodos na UTI, uma sessão de 20 minutos de ciclismo de perna, cinco dias por semana, resultou em aumento na força isométrica do quadríceps, maior autopercepção do *status* funcional e aumento da capacidade funcional de exercício, medida pelo teste de caminhada de seis minutos.[34] Estudos que utilizaram a ergometria nos pacientes que permanecem na UTI demonstram que existe uma modificação na morfologia[35] e na força muscular, bem como melhora na função física.[36]

Treinamento muscular inspiratório

A fraqueza muscular inspiratória é uma manifestação funcional decorrente da ventilação mecânica, e tem forte associação com o tempo de exposição à VMI. Por outro lado, a fraqueza dos músculos inspiratórios está entre as causas mais frequentes de falhas no desmame e prolongamento da ventilação mecânica, o que aumenta os riscos associados e consequentemente eleva as taxas de morbidade e mortalidade.[36-37]

O treinamento de músculos inspiratórios é um recurso que visa aumentar a força e a *endurance* dos músculos ventilatórios por meio do oferecimento de sobrecarga muscular imposta terapeuticamente a grupos musculares específicos. Esse recurso tem o objetivo de aumentar a reserva muscular ventilatória e facilitar o desmame da ventilação mecânica, particularmente em pacientes dependentes da VM.[37-39]

Em pacientes que estão em VMI, o TMI pode ser realizado de diferentes formas: treinamento com hiperpneia isocápnica, treinamento com resistência de fluxo por orifícios (carga alinear), treinamento com limite de pressão (carga linear) e ajustes de parâmetros do ventilador para aumentar a carga imposta para os músculos inspiratórios.[37,39]

Em cinco estudos que utilizaram uma série de casos como metodologia específica e aplicaram esses dispositivos de treinamento muscular específico da musculatura inspiratória em pacientes em ventilação mecânica prolongada, a força dessa musculatura aumentou e houve melhora nos resultados do desmame da VM.[40,44] Dois desses estudos utilizaram o dispositivo de carga linear pressórica (*threshold devices*),[42-44] um estudo usou a técnica de hiperpneia isocápnica[42] e outro usou o sistema com resistência ao fluxo com orifícios.[40]

Estudo de coorte prospectivo envolvendo dez pacientes dependentes de VM analisou 195 treinamentos com TMI (carga linear – *threshold devices*) e observou total segurança na aplicação da técnica. Verificou-se nesse estudo uma ausência de eventos adversos e a manutenção dos parâmetros fisiológicos estáveis durante as sessões de treinamento (pressão arterial, frequência cardíaca, saturação periférica de oxigênio e frequência respiratória).[45]

Três ensaios clínicos controlados e randomizados e três revisões sistemáticas, sendo uma com metanálise, investigaram os possíveis benefícios do TMI nos desfechos como: força muscular inspiratória, taxa de reintubação, duração e sucesso no desmame da VM e mortalidade.[37-39]

O uso da sensibilidade do ventilador como recurso no TMI também foi descrito em um desses estudos, no qual o grupo treinado, que recebeu o ajuste da sensibilidade em 20% do valor da pressão inspiratória máxima e incrementos na carga de 10 a 40% da pressão inspiratória máxima (Pimax), apresentou melhores resultados. Nesse ensaio clínico não foi observada nenhuma melhora nos desfechos em relação ao grupo controle nas variáveis: Pimax, tempo de desmame e taxa de reintubação.[46]

Dois estudos que utilizaram o dispositivo de TMI com carga linear (*threshold devices*)[47-48] como forma de estimular o tecido muscular por um período prolongado de tempo demonstraram os benefícios do TMI, incluindo melhora estatisticamente significativa na força muscular inspiratória, redução no tempo de desmame em média 1,7 dia[47] e maior taxa de sucesso no desmame em 28 dias (71% comparado a 47% do grupo que não treinou a musculatura respiratória).[48] Entretanto, a generalização desses resultados é limitada a um subgrupo específico de pacientes (pacientes idosos com mais de 70 anos[47] e que falharam no desmame[48]).

Recente revisão sistemática com metanálise de dez estudos (incluindo 394 participantes) que enfatizaram o treinamento muscular inspiratório obtido por treinamento com pressão limiar (carga linear – *threshold devices*) ou ajuste da sensibilidade do ventilador mostrou que o treinamento melhorou significativamente a pressão inspiratória máxima (média de 7 cmH_2O, 95% IC 5 a 9), o índice de respiração rápida superficial (média de 15 respirações/minuto/L, 95% IC 8 a 23) e o sucesso no desmame (RR 1,34, IC 95% 1,02-1,76). No entanto, não houve diferença na duração do desmame da ventilação mecânica. As limitações dessa revisão sistemática incluíram diferenças metodológicas existentes entre os estudos, critérios de elegibilidade, esquemas de treinamento e cuidados habituais (como protocolos padronizados de desmame e níveis de sedação).[49]

Em um ensaio clínico que utilizou o treinamento muscular inspiratório em pacientes que haviam sido retirados com sucesso da ventilação mecânica (período acima de 48 horas), verificou-se que 34 pacientes que foram alocados aleatoriamente para receber treinamento muscular inspiratório uma vez ao dia por cinco dias pelo período de duas semanas apresentaram melhor índice de resistência à fadiga maior em relação ao início do tratamento. O grupo intervenção demonstrou maiores ganhos na força da musculatura inspiratória em 11% do previsto, (95% IC 2 a 20), no entanto não houve diferença no índice de resistência à fadiga (MD 0,02, IC 95% −0,15 a 0,12). Embora a força muscular inspiratória tenha melhorado, houve um sinal preocupante de maior mortalidade intra-hospitalar no grupo de intervenção (4/34 *versus* 0/36, p = 0,051).[50]

Ainda existem muitas dúvidas sobre os efeitos do uso do TMI para melhorar desfechos nos pacientes que evoluem com desmame difícil[51] e algumas questões importantes em relação a sua aplicação. Entretanto, apesar de inconclusivas, são frequentemente realizadas na beira do leito, e perguntas são frequentes entre os profissionais, como: Quais os pacientes que melhor se beneficiam com a TMI? Qual o melhor método? Qual o momento ideal para iniciar o treinamento? Qual a carga ótima e a metodologia ideal de progressão?

Por isso muitos estudos devem ser realizados abordando esse tipo de tratamento.

Eletroestimulação neuromuscular transcutânea

A eletroestimulação neuromuscular transcutânea (ENMT) é um recurso capaz de promover a contração muscular em pacientes críticos e inábeis para realizar contração muscular voluntária, o que acontece na fase aguda da doença crítica. Trata-se de um recurso utilizado na rotina do fisioterapeuta, que promove contração muscular involuntária sem sobrecarregar os sistemas cardiovascular e respiratório, diferentemente do que ocorre na atividade muscular voluntária.[52] Essas características motivaram sua aplicação como uma opção eficiente e segura para o treinamento físico da musculatura periférica em doenças que se caracterizam por inflamação sistêmica e acentuado catabolismo muscular, como a doença pulmonar obstrutiva crônica (DPOC),[53-56] fibrose cística[57] e insuficiência cardíaca congestiva (ICC).[58] Pacientes portadores dessas doenças, em fases mais avançadas, podem apresentar incapacidade para realizar exercícios físicos ativos em razão da importante limitação física decorrente do acometimento dos sistemas cardíaco e respiratório.

O uso precoce da ENMT vem sendo proposto como recurso promissor para prevenir a fraqueza muscular adquirida na UTI. A técnica já foi relatada como eficiente para diminuir a perda de força e massa muscular, prevenir o encurtamento e a fraqueza muscular adquirida na UTI (FMA-UTI), além de acelerar a autonomia ventilatória em relação aos pacientes que não recebem a eletroestimulação. Além disso, estudos demonstram que a ENMT é uma técnica segura e muito bem tolerada pelos pacientes.[59-61]

A sepse, o uso drogas vasoativas e o edema de membros inferiores são fatores descritos como limitantes para a utilização eficaz da ENMT em pacientes críticos, nos quais a rápida diminuição da excitabilidade neuromuscular e o edema sistêmico encontrado nos casos de maior gravidade da doença crítica e do quadro séptico podem explicar esses achados.[61]

Entretanto, a ENMT pode causar efeitos agudos e sistêmicos sobre a microcirculação no paciente crítico, ocasionando a diminuição dos efeitos da doença. Dois estudos demonstraram que a aplicação da ENMT na musculatura do quadríceps foi capaz de promover aumento na perfusão microcirculatória, sugerindo um efeito anti-inflamatório sistêmico.[62-63]

Estudos experimentais, e em pacientes com insuficiência cardíaca congestiva (ICC), demonstram que a ENMT pode aumentar a perfusão muscular, interferir na melhora da função endotelial e diminuir a inervação vasoconstrictora e a concentração plasmática de substâncias constritoras como a noradrenalina.[64-66] Uma vez que o prejuízo na microcirculação tecidual é um dos aspectos mais danosos à função neuromuscular causada pela sepse, a ENMT pode hipoteticamente trazer benefícios na prevenção da fraqueza muscular nesses pacientes.[68-69]

Ainda que alguns estudos que aplicaram a ENMT em pacientes sépticos tenham demonstrado resultados frustrantes,[70] um recente estudo demonstrou que a ENMT é capaz de promover a mobilização de células progenitoras do endotélio, independentemente do estado séptico do paciente. A mobilização dessas células em resposta à ENMT pode expressar um potencial efeito benéfico sobre a função endotelial do paciente crítico, uma vez que a mobilização das células progenitoras do endotélio está associada com a regeneração endotelial e o processo de neovascularização no músculo lesionado pelo processo inflamatório associado à sepse.[71]

PROTOCOLO DE REABILITAÇÃO NO PACIENTE CRÍTICO

Existe uma grande dificuldade em estabelecer protocolos para serem utilizados na UTI pelo motivo de existir grande heterogeneidade e variabilidade nas condições clínicas e funcionais apresentadas pelos pacientes, bem como um baixo número de estudos com qualidade científica adequada.

Para a reabilitação ser aplicada de maneira segura e eficaz, três variáveis são determinantes na escolha e na dosificação das condutas: (I) nível e conteúdo da consciência de cada indivíduo; (II) estabilidade clínica; e (III) déficit funcional dos pacientes. Em linhas gerais, o planejamento de mobilidade utilizada nos diversos protocolos de mobilização do paciente crítico observa a mesma sequência de atividades de exercícios realizados por indivíduos sem a doença, as quais são baseadas na hierarquia de intensidade dos exercícios: posicionamento funcional; mobilização passiva, alongamentos, estimulação sensório-motora; exercícios ativoassistidos, exercícios ativos e resistidos com apoio (cicloergometria) e sem apoio (bastões, alteres) no leito; exercícios de controle do tronco (sentar na borda da cama); ortostatismo e transferência para a poltrona; exercícios na poltrona, transferência de peso, treino de marcha e caminhada assistida.

A aplicação de dispositivos adicionais que auxiliam na mobilização, como o ortostatismo passivo e a eletroestimulação neuromuscular transcutânea (ENMT), podem acelerar o processo de recuperação funcional, quando bem indicados.

O protocolo de reabilitação precoce deve ter o propósito de nortear a ação dos profissionais no dia a dia com os pacientes internados na UTI. A condição clínico-funcional específica do paciente, bem como a estrutura física e organizacional de cada UTI, serão pontos fundamentais na prescrição individualizada de cada tratamento.

Em geral os protocolos de reabilitação estão divididos em cinco estágios que consideram o nível de consciência (reserva cognitiva), a capacidade funcional (reserva funcional) e a estabilidade clínica (reserva clínica), os quais devem ser sempre considerados na elaboração de um plano de tratamento para cada paciente.

A identificação dos fatores de risco para a presença da força muscular adquirida na UTI, o estabelecimento do prognóstico funcional e a aplicabilidade do *checklist* de estabilidade clínica (critérios de exclusão) são fundamentais para permitir a efetividade e segurança do protocolo a ser realizado:[12]

- **Identificar os fatores de risco para fraqueza muscular adquirida na UTI:**
  - Resposta inflamatória sistêmica (SRIS)/sepse.
  - Falência de múltiplos órgãos.
  - Hiperglicemia.
  - Hemodiálise.
  - Administração de catecolaminas.
  - Sexo feminino.
  - Idade > 60 anos.
  - Duração da ventilação mecânica (> 7 dias).
  - Corticosteroides.
  - Bloqueadores neuromusculares.
- **Estabelecimento de prognóstico funcional:** na admissão do paciente na UTI é fundamental a revisão de antecedentes clínicos para o estabelecimento de seu prognóstico funcional e do plano de mobilidade. Nesse sentido é necessário verificar:
  - História clínica recente ou sintomas de disfunção cardiovascular/respiratória.
  - Medicações que podem afetar a resposta à mobilização.
  - História precedente de disfunções do sistema do sistema nervoso central e/ou neuromuscular.
  - Nível funcional anterior com pesquisa do grau de mobilidade e capacidade de exercício.
- **Critérios de inclusão:** todos os pacientes internados na UTI, principalmente os expostos aos efeitos adversos da imobilida-

de e da restrição ao leito, inflamação sistêmica e com prognóstico de permanecer em ventilação mecânica por mais de 48 horas.

- **Critérios de exclusão:** aplicar o *checklist* de estabilidade clínica (critérios de exclusão):
  - Reserva respiratória:
    - Saturação periférica de O_2 < 88% ou episódios de dessaturações maiores que 10%.
    - Frequência respiratória > 35 rpm.
    - Pressão expiratória positiva final (*positive end expiratory pressure* – PEEP) > 10 cmH_2O.
    - Fração inspirada de oxigênio (FiO_2) > 0,6.
  - Reserva cardiovascular:
    - Pressão arterial média < 65 ou > 120 mmHg ou quedas > 10 mmHg na pressão arterial diastólica durante a hemodiálise.
    - FC de repouso < 50 ou > 140 bpm.
    - Pressão arterial sistólica < 90 ou > 200 mmHg.
    - Eventos recentes de arritmia (incluindo frequentes batimentos ventriculares ectópicos ou novo *onset* de fibrilação arterial).
    - Eventos recentes de angina e/ou dor torácica típica.
  - Reserva laboratorial:
    - Hematócrito < 25% e/ou hemoglobina < 8 g/dL – não mobilizar.
    - Plaquetas < 20.000/mm^3 – não mobilizar.
    - Anticoagulação INR > 2,5-3 – discutir com o médico.
  - Reserva clínica:
    - Uso de bloqueador neuromuscular.
    - Evento neurológico agudo (acidente vascular encefálico, hemorragia subaracnóidea e/ou intracerebral).
    - Instabilidade de coluna vertebral e fratura de extremidades.

    - Abdome aberto (alto risco de deiscência) e/ou sangramento ativo.
    - Grave prognóstico e indicação de repouso no leito.
- Reserva metabólica:
- Glicemia < 70 ou > 200 mg/dL.

Observações:

1. A aplicação do *checklist* deve ser diária, se possível em conjunto com a equipe multidisciplinar.
2. A aplicação de mobilização passiva de membros deve ser realizada manualmente pelo fisioterapeuta, estando contraindicada nos pacientes com fratura de extremidades (no membro fraturado).

Paciente apresenta algum critério de exclusão

Sim → Discutir com a equipe médica a possibilidade de mobilizar

Não ↓

Suspender sedação e avaliar condição de vigília

→ Agitação
Reiniciar sedação na metade da dose anterior
Bolo de sedação, se necessário, em substituição à infusão
Usar antipsicótico para tratar delírio e hiperatividade

↓

Paciente pouco responsivo:
Continuar interrupção de sedação
Avaliação seriada da condição de vigília (1 x/hora)

Paciente não responsivo por mais de 6 horas

Paciente não responsivo por mais de 24 horas: avaliar disfunção de etiologia de SNC

↓

O paciente abre os olhos com estímulo verbal ou manual (+1 > RASS > −2)
Teste de despertar (+)

↓

ESTÁGIO 1: pacientes inconscientes (sedados)
Posicionamento no leito com elevação de cabeceira a 45°
Alongamento estático e mobilização articular (2 x/dia, 10 repetições por articulação)
Cicloergometria passiva 20' (1 x/dia)
Eletroneuroestimulação 30' (1 x/dia)*

↓

ESTÁGIO 2: exercícios voluntários no leito
Posicionamento no leito com elevação de cabeceira a 45°
Alongamento estático e mobilização articular (2 x/dia, 10 repetições por articulação)*
Exercícios: ativoassistidos, ativos ou resistidos no leito para MMSS e MMII*
Eletroneuroestimulação 30' (1 x/dia) associada a contração ativa (30', 1 x/dia)
Ortostatismo passivo, 1 x/dia, 5 a 15 minutos com 50 a 70° de inclinação

↔ Avaliar capacidade de progressão para estágio 3:
Escala de MRC > 3 para MMSS
Não apresenta sinais de intolerância

(continua)

ESTÁGIO 3: exercícios ativos no leito/controle de tronco
Alongamento estático e mobilização articular (2 x/dia, 10 repetições por articulação)
Exercícios ativos ou resistidos no leito para MMSS e MMII**
Eletroneuroestimulação 30' (1 x/dia) associada à contração ativa (30', 1 x/dia)***
Exercícios de controle de tronco: sedestação no leito com apoio dorsal 2 x/dia por 30' e exercícios à beira do leito sem apoio dorsal (2 x/dia)

↔

Avaliar capacidade de progressão para estágio 4:
Escala de MRC > 3 para MMII
Teste de elevação em perna reta (+)****
Teste de controle de tronco *****
Não apresenta sinais de intolerância

←

ESTÁGIO 4: ortostatismo e transferência para poltrona
Alongamento estático e mobilização articular (2 x/dia, 10 repetições por articulação)
Exercícios aeróbios ativos ou resistidos no leito para MMSS e MMII (5', 2 x/dia)**
Eletroneuroestimulação 30' (1 x/dia) associada à contração ativa (30', 1 x/dia)***
Exercícios de controle de tronco: sedestação no leito sem apoio dorsal, 2 x/dia por 5'
Ortostatismo ativo e transferência do leito para poltrona
Transferência de peso e caminhada estática à beira do leito

↔

Avaliar capacidade de progressão para estágio 5:
Consegue manter posição ortostática
Consegue realizar marcha estática
Não apresenta sinais de intolerância

←

ESTÁGIO 5: deambulação assistida (> 15 metros)
Exercícios aeróbios ativorresistidos na poltrona (10', 2 x/dia)
Exercício de sentar e levantar na poltrona
Caminhada assistida na UTI
Realizar teste de velocidade de marcha
Obs.: neste estágio, o programa deve enfatizar o ganho de equilíbrio e o condicionamento cardiorrespiratório objetivando aumento da distância caminhada e independência funcional

Sinais de intolerância
FC > 30% da FC de repouso
Variabilidade da PAM > 20% ou < 60 mmHg / PAS > 160 ou < 90 mmHg
Evidências de isquemia do miocárdio e/ou arritmias no ECG
Dor torácica e/ou palidez ou sudorese fria
Queda da SpO_2 maior que 4% ou SpO_2 < 90%
Desconforto respiratório significativo e/ou FR > 35 ipm
Queda durante a transferência para poltrona ou deambulação

REFERÊNCIAS BIBLIOGRÁFICAS

1. Hodgson CL, Tipping TC. Physiotherapy management of intensive care unit-acquired weakness. Journal of Physiotherapy. 2017;63:4-10.
2. Stevens RD, Dowdy DW, Michaels RK, Mendez-Tellez PA, Pronovost PJ, Needham DM. Neuromuscular dysfunction acquired in critical illness: a systematic review. Intensive Care Med. 2007;33:1876-91.
3. Needham DM, Davidson J, Cohen H, Hopkins RO, Weinert C, Wunsch H, et al. Improving long-term outcomes after discharge from intensive care unit: report from a stake-holders' conference. Crit Care Med. 2012;40:502-9.
4. Stefanou C, Karatzanos E, Mitsiou G, Psarra K, Angelopoulos E, Dimopoulos S, et. al. Neuromuscular electrical stimulation acutely mobilizes endothelial progenitor cells in critically ill patients with sepsis. Ann Intensive Care. 2016;6:21.
5. Davidson JE, Harvey MA, Dougherty AB, Smith JM, Hopkins RO. Implementation of the pain, agitation, and delirium clinical practice guidelines and promoting patient mobility to prevent post-intensive care syndrome. Crit Care Med. 2013;41:S136-S145.
6. Kress JP, Hall JB. ICU-acquired weakness and recovery from critical illness. N Engl J Med. 2014;370:1626-35.
7. Hermans G, Van den Berghe G. Clinical review: intensive care unit acquired weakness. Crit Care. 2015;19(1):274.
8. De Jonghe B, Sharshar T, Lefaucheur J-P, Authier F-J, Durand-Zaleski I, Boussarsar M, et al. Paresis acquired in the intensive care unit: a prospective multicenter study. JAMA. 2002;288(22):2859-67.
9. Hermans G, Clerckx B, Vanhullebusch T, Segers J, Vanpee G, Robbeets C, et al. Interobserver agreement of Medical Research Council sum-score and handgrip strength in the intensive care unit. Muscle Nerve. 2012;45(1):18-25.
10. Bolton CF, Gilbert JJ, Hahn AF, Sibbald WJ. Polyneuropathy in critically ill patients. J Neurol Neurosurg Psychiatry. 1984;47(11):1223-31.
11. Zochodne D, Bolton C, Thompson R, Driedger A, Hahn A, Gilbert J. Myopathy in critical illness. Muscle Nerve. 1986;9:652.
12. Bednarik J, Lukas Z, Vondracek P. Critical illness polyneuromyopathy: the electrophysiological components of a complex entity. Intensive Care Med. 2003;29(9):1505-14.
13. Kress JP, Hall JB. ICU-acquired weakness and recovery from critical illness. N Engl J Med. 2014 Apr 24 [cited 2015 Nov 14];370(17):1626-35. Disponível em: http://www.ncbi.nlm.nih.gov/pubmed/25014703.

14. Connolly BA, Jones GD, Curtis AA, Murphy PB, Douiri A, Hopkinson NS, et al. Clinical predictive value of manual muscle strength testing during critical illness: an observational cohort study. Crit Care. 2013 Jan [cited 2015 Nov 15];17(5):R229. Disponível em: http://www.pubmedcentral.nih.gov/articlerender.fcgi?artid=4057053&tool=pmcentrez&rendertype=abstract.
15. Hough CL, Lieu BK, Caldwell ES. Manual muscle strength testing of critically ill patients: feasibility and interobserver agreement. Crit Care. 2011;15(1):R43.
16. Ginz HF, Iaizzo PA, Urwyler A, Pargger H. Use of non-invasive-stimulated muscle force assessment in long-term critically ill patients: a future standard in the intensive care unit? Acta Anaesthesiol Scand. 2008;52(1):20-7.
17. Silva PE, Livino Carvalho K, Castro J, Vieira L. Estimulação elétrica neuromuscular em pacientes criticamente enfermos: estado da arte. Profisio – Programa Atualização em Fisioterapia em Terapia Intensiva Adulto. 2017;8:109-56.
18. Latronico N, Peli E, Botteri M. Critical illness myopathy and neuropathy. Curr Opin Crit Care. 2005;11(2):126-32.
19. Schweickert WD, Hall J. ICU-acquired weakness. Chest. 2007;131(5):1541-9.
20. Ali NA, O'Brien JM, Hoffmann SP, Phillips G, Garland A, Finley JCW, et al. Acquired weakness, handgrip strength, and mortality in critically ill patients. Am J Respir Crit Care Med. 2008 Aug 1 [cited 2012 Mar 6];178(3):261-8. Disponível em: http://www.ncbi.nlm.nih.gov/pubmed/18511703.
21. Silva PE, Maldaner V, Vieira L, de Carvalho KL, Gomes H, Melo P, et al. Neuromuscular electrophysiological disorders and muscle atrophy in mechanically-ventilated traumatic brain injury patients: new insights from a prospective observational study. J Crit Care. 2018;44:87-94.
22. Paternostro-Sulga T, Schuhfried O, Vacariu G, Lang T, Fialka-Moser V, Paternostro-Sluga T, et al. Chronaxie and accommodation index in the diagnosis of muscle denervation. Am J Phys Med Rehabil. 2002;81(4):253-60.
23. Latronico N, Bertolini G, Guarneri B, Botteri M, Peli E, Andreoletti S, et al. Simplified electrophysiological evaluation of peripheral nerves in critically ill patients: the Italian multi-center Crimyne study. Crit Care. 2007;11(1):R11.
24. Morris PE, Goad A, Thompson C, Taylor K, Harry B, Passmore L, et al. Early intensive care unit mobility therapy in the treatment of acute respiratory failure. Crit Care Med. 2008;36(8):2238-43.
25. Schweickert WD, Pohlman MC, Pohlman AS, Nigos C, Pawlik AJ, Esbrook CL, et al. Early physical and occupational therapy in mechanically ventilated, critically ill patients: a randomised controlled trial. Lancet. 2009;373(9678):1874-82.

26. Bailey P, Thomsen GE, Spuhler VJ, Blair R, Jewkes J, Bezdjian L, et al. Early activity is feasible and safe in respiratory failure patients. Crit Care Med. 2007;35:139-45.
27. Engel H, Needham DM, Morris PE, Gropper MA. ICU early mobilization: from recommendation to implementation at three medical centers. Crit Care Med. 2013;41:S69-S80.
28. Stiller K. Physiotherapy in intensive care: an updated systematic review. Chest. 2013;144(3):825-47.
29. Kayambu G, Boots R, Paratz J. Physical therapy for the critically ill in the ICU: a systematic review and meta-analysis. Crit Care Med. 2013;41:1543-54.
30. França EET, Ferrari F, Fernandes P, Cavalcanti R, Duarte A, Martinez BP, et al. Fisioterapia em pacientes críticos adultos: recomendações do Departamento de Fisioterapia da Associação de Medicina Intensiva Brasileira. Rev Bras Ter Intensiva. 2012;24(1):6-22.
31. Sricharoenchai T, Parker AM, Zanni JM, Nelliot A, Dinglas VD, Needham DM. Safety of physical therapy interventions in critically ill patients: a single--center prospective evaluation of 1110 intensive care unit admissions. J Crit Care. 2014 Jun;29(3):395-400.
32. Hodgson CL, Berney S, Harrold M, Saxena M, Bellomo R. Clinical review: early patient mobilization in the ICU. Crit Care. 2013;17:207.
33. Needham DM, Truong AD, Fan E. Technology to enhance physical rehabilitation of critically ill patients. Crit Care Med. 2009;37(10 Suppl):S436-S441.
34. Burtin C, Clerckx B, Robbeets C, Ferdinande P, Langer D, Troosters T, et al. Early exercise in critically ill patients enhances short-term functional recovery. Crit Care Med. 2009;37:2499-505.
35. Santos LJ, de Aguiar Lemos F, Bianchi T, Sachetti A, Dall'Acqua AM, da Silva Naue W, et al. Early rehabilitation using a passive cycle ergometer on muscle morphology in mechanically ventilated critically ill patients in the intensive care unit (MoVe-ICU study): study protocol for a randomized controlled trial. Trials. 2015;16:383.
36. Kho ME, Molloy AJ, Clarke F, Herridge MS, Koo KK, Rudkowski J, et al. Cycle pilot: a protocol for a pilot randomised study of early cycle ergometry versus routine physiotherapy in mechanically ventilated patients. BMJ Open. 2016;6:e011659.
37. Patsaki I, Papadopoulos E, Sidiras G, Christakou A, Kouvarakos A, Markaki V. The effectiveness of inspiratory muscle training in weaning critically ill patients from mechanical ventilation: a systematic review. Hospital Chronicles. 2013;8(2):86-90.

38. Moodie LH, Reeve JC, Vermeulen N, Elkin MR. Inspiratory muscle training to facilitate weaning from mechanical ventilation: protocol for a systematic review. BMC Research Notes. 2011;4:283.
39. Moodie L, Reeve J, Elkins M. Inspiratory muscle training increases inspiratory muscle strength in patients weaning from mechanical ventilation: a systematic review. Journal of Physiotherapy. 2011;57:213-21.
40. Aldrich TK, Uhrlass RM. Weaning from mechanical ventilation: successful use of modified inspiratory resistive training in muscular dystrophy. Crit Care Med. 1987;15(3):247-9.
41. Belman MJ. Respiratory failure treated by ventilatory muscle training (VMT). a report of two cases. Eur J Respir Dis. 1981;62(6):391-5.
42. Sprague SS, Hopkins PD. Use of inspiratory strength training to wean six patients who were ventilator-dependent. Phys Ther. 2003;83(2):171-81.
43. Martin AD, Davenport PD, Franceschi AC, Harman E. Use of inspiratory muscle strength training to facilitate ventilator weaning: a series of 10 consecutive patients. Chest. 2002;122(1):192-6.
44. Bissett B, Leditschke IA. Inspiratory muscle training to enhance weaning from mechanical ventilation. Anaesth Intensive Care. 2007;35:776-9.
45. Bissett B, Leditschke IA, Green M. Specific inspiratory muscle training is safe in selected patients who are ventilator-dependent: a case series. Intensive Crit Care Nurs. 2012;28(2):98-104.
46. Caruso P, Denari SD, Ruiz SA, Bernal KG, Manfrin GM, Friedrich C, et al. Inspiratory muscle training is ineffective in mechanically ventilated critically ill patients. Clinics (Sao Paulo). 2005;60(6):479-84.
47. Cader SA, Vale RG, Castro JC, Bacelar SC, Biehl C, Gomes MCV, et al. Inspiratory muscle training improves maximal inspiratory pressure and may assist weaning in older intubated patients: a randomized trial. J Physiother. 2010;56:171-7.
48. Martin AD, Smith BK, Davenport PD, Harman E, Gonzalez-Rothi RJ, Baz M, et al. Inspiratory muscle strength training improves weaning outcome in failure to wean patients: a randomized trial. Crit Care. 2011;15(2):R84.
49. Elkins M, Dentice R. Inspiratory muscle training facilitates weaning from mechanical ventilation among patients in the intensive care unit: a systematic review. J Physiother. 2015;61:125-34.
50. Bissett BM, Leditschke IA, Paratz JD, Boots R. Protocol: inspiratory muscle training for promoting recovery and outcomes in ventilated patients (Improve): a randomised controlled trial. BMJ Open. 2012;2:e000813.

51. Bissett BM, Leditschke IA, Neeman T, Boots R, Paratz J. Inspiratory muscle training to enhance recovery from mechanical ventilation: a randomised trial. Thorax. 2016;71:812-9.
52. Gosselink R, Bott J, Johnson M, Dean E, Nava S, Norrenberg M, et al. Physiotherapy for adult patients with critical illness: recommendations of the European Respiratory Society and European Society of Intensive Care Medicine Task Force on Physiotherapy for Critically Ill Patients. Intensive Care Med. 2008;34:1188-99.
53. Ferreira LL, Vanderlei LCM, Valenti VE. Effects of electrical stimulation in patients admitted to the intensive care unit: a systematic review. Assobrafir Ciência. 2013;4:37-44.
54. Zanotti E, Felicetti G, Maini M, Fracchia C. Peripheral muscle strength training in bed-bound patients with COPD receiving mechanical ventilation: effect of electrical stimulation. Chest. 2003;124:292-6.
55. Sillen MJ, Speksnijder CM, Eterman RM, Janssen PP, Wagers SS, Wouters EF, et al. Effects of neuromuscular electrical stimulation of muscles of ambulation in patients with chronic heart failure or COPD: a systematic review of the English-language literature. Chest. 2009;136:44-61.
56. Roig W, Reid D. Electrical stimulation and peripheral muscle function in COPD: a systematic review. Respiratory Medicine. 2009;103:485-95.
57. Vivodtzev I, Decorte N, Wuyam B, Gonnet N. Benefits of neuromuscular electrical stimulation prior to endurance training in patients with cystic fibrosis and severe pulmonary dysfunction. Chest. 2013;143(2):485-4.
58. Sbruzzi G, Ribeiro RA, Schaan BD, Signori LU, Silva AM, Irigoyen MC, et al. Functional electrical stimulation in the treatment of patients with chronic heart failure: a meta-analysis of randomized controlled trials. Eur J Cardiovasc Prev Rehabil. 2010 Jun;17(3):254-60.
59. Gerovasili V, Stefanidis K, Vitzilaios K, Karatzanos E, Politis P, Koroneos A, et al. Electrical muscle stimulation preserves the muscle mass of critically ill patients: a randomized study. Crit Care. 2009;13:R161.
60. Meesen RLJ, Dendale P, Cuypers K, Berger J, Hermans A, Thijs H, et al. Neuromuscular electrical stimulation as a possible means to prevent muscle tissue wasting in artificially ventilated and sedated patients in the intensive care unit: a pilot study. Neuromodulation. 2010;13:315-21.
61. Routsi C, Gerovasili V, Vasileiadis I, Karatzanos E, Pitsolis T, Markaki V, Nanas S. Eletrical muscle stimulation prevents critcal illness polyneuromyopathy: a randomized parallel intervention trial. Crit Care. 2010;14:2-11.

62. Gerovasili V, Tripodaki E, Karatzanos E, Pitsolis T, Markaki V, Zervakis D, et al. Short-term systemic effect of electrical muscle stimulation in critically ill patients. Chest. 2009;136:1249-56.
63. Angelopoulos E, Karatzanos E, Dimopoulos S, Mitsiou G, Stefanou C, Patsaki I, et al. Acute microcirculatory effects of medium frequency versus high frequency neuromuscular electrical stimulation in critically ill patients: a pilot study. Annals of Intensive Care. 2013;3:39.
64. Smart NA, Dieberg G, Giallauria F. Functional electrical stimulation for chronic heart failure: a meta-analysis. Int J Cardiol. 2012;10:348-403.
65. Hudlicka O, Brown MD, May S, Zakrzewicz A, Pries AR. Changes in capillary shear stress in skeletal muscles exposed to long-term activity: role of NO. Microcirculation. 2006;13:249-59.
66. Moyna MN, Thompson PD. The effect of physical activity on endothelial function in man. Acta Physiol Scand. 2004;180:113-23.
67. Friedrich O, Reid MB, Van den Berghe G, Vanhorebeek I, Hermans G, Rich MM, et al. The sick and the weak: neuropathies/myopathies in the critically ill. Physiol Rev. 2015 Jul;95(3):1025-109.
68. Akar O, Günay E, Ulasli SS, Ulasli AM, Kacar E, Sariaydin M, et al. Efficacy of neuromuscular electrical stimulation in patients with COPD followed in intensive care unit. Clin Respir J. 2015;24:1-8.
69. Gerovasili V, Tripodaki E, Karatzanos E, Pitsolis T, Markaki V, Zervakis D, et al. Short-term systemic effect of electrical muscle stimulation in critically ill patients. Chest. 2009;136:1249-56.
70. Angelopoulos E, Karatzanos E, Dimopoulos S, Mitsiou G, Stefanou C, Patsaki I, et al. Acute microcirculatory effects of medium frequency versus high frequency neuromuscular electrical stimulation in critically ill patients: a pilot study. Annals of Intensive Care. 2013;3:39.
71. Poulsen JB, Møller K, Jensen C V, Weisdorf S, Kehlet H, Perner A. Effect of transcutaneous electrical muscle stimulation on muscle volume in patients with septic shock. Crit Care Med. 2011;39:456-61.

Avaliação funcional na unidade de terapia intensiva

2

Bruno Prata Martinez
Liana Accioly Lins Ferraz Melo
Adriana Borges Leite

INTRODUÇÃO

Ao ser internado em uma unidade de terapia intensiva (UTI), o paciente apresenta diversos fatores que aumentam o risco de alterações da capacidade de movimentar-se, desde tarefas simples, como uma transferência no leito, até aquelas com maior gasto energético, como a subida de escada ou a deambulação em distâncias mais significativas.

Nesse contexto de risco de perda de mobilidade ao longo da internação, cabe ao fisioterapeuta, conforme descrito na resolução da especialidade profissional de fisioterapia em terapia intensiva, exercer suas atribuições de determinar o diagnóstico e prognóstico fisioterapêutico, com seu posterior plano de tratamento.

Para construir esse diagnóstico, o fisioterapeuta necessita realizar sua avaliação, que compreende desde os domínios de funções corporais até os de mobilidade e desempenho físico. Este capítulo descreverá alguns instrumentos de avaliação funcional utilizados pelo fisioterapeuta na UTI.

AVALIAÇÃO FUNCIONAL NA UNIDADE DE TERAPIA INTENSIVA

A avaliação funcional pode ser definida como todo processo semiológico de aplicação de escalas ou testes físico-funcionais para mensuração das alterações relacionadas ao movimento humano. Entre os objetivos dessa avaliação funcional estão:[1-3]

- Identificar uma alteração do estado de saúde.
- Direcionar as estratégias de intervenção fisioterapêutica necessárias.
- Avaliar a segurança da aplicação das intervenções.
- Quantificar os resultados ao longo do tratamento fisioterapêutico.

Ao falar em avaliação funcional, é fundamental definir o momento adequado para sua aplicação, já que nem todo instrumento pode ser aplicado em todos os momentos da internação. Nesse sentido, é importante entender a linha do tempo da variação de mobilidade ao longo da internação hospitalar, conforme a Figura 1.

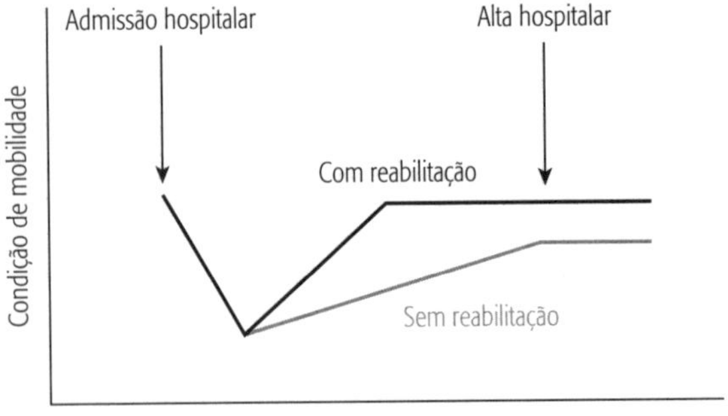

FIGURA 1 Linha do tempo da variação de mobilidade ao longo da internação em UTI para uma condição relativamente reversível.

Ao visualizar a imagem da Figura 1 é possível observar que, no momento da admissão, na maioria dos pacientes não é possível avaliar a mobilidade, já que muitos não apresentam estabilidade cardiorrespiratória e neurológica, por motivos de doenças e/ou medicações, principalmente. Dessa forma, no momento da admissão na UTI, cabe ao fisioterapeuta avaliar o nível de mobilidade e participação social prévios à internação.

Ao longo da internação, no momento em que o paciente apresente estabilidade cardiorrespiratória e esteja colaborativo, aí sim será feita a primeira avaliação de mobilidade para compreender se houve alguma perda em relação ao estado prévio. Nessa primeira mensuração, o ideal é a utilização de instrumentos para avaliar a capacidade de realizar as transferências no leito e fora do leito e a deambulação, conforme haja tolerância e estabilidade por parte do paciente.

Essa informação obtida auxiliará na definição dos objetivos fisioterapêuticos, bem como servirá para quantificar as variações de mobilidade nas mensurações subsequentes.

Instrumentos para avaliação funcional

Esses instrumentos podem ser relacionados à função corporal, bem como as limitações de mobilidade e desempenho físico. Para avaliação das funções corporais pode-se citar a avaliação dos componentes neurológicos (sensoriais/aferentes; controle central; motores/eferentes), musculares (força, tônus e resistência muscular) e articulares (amplitudes de movimento articular), além dos sistemas cardiovascular e respiratório, os quais fornecem energia para o movimento humano.[1,4]

Força muscular periférica

Em relação ao aparelho locomotor, um dos principais instrumentos de avaliação de função é o de força muscular periférica. O mais usado, pela praticidade e não pela necessidade de equipamentos, é o teste muscular manual (MRC). Para sua realização, o paciente tem de estar cooperativo, o que pode ser identificado pela capacidade de realizar cinco tarefas:[5,6]

- Abrir e fechar os olhos.
- Olhar para mim.
- Abrir a boca e colocar a língua para fora.
- Mexer a cabeça.
- Levantar as sobrancelhas depois que eu contar até cinco.

A realização da avaliação no momento em que o paciente está não cooperativo tem como consequência um viés de aferição. Ou seja, o fisioterapeuta relata um nível de força muscular inferior ao valor real, já que o paciente não colaborou para realizar a força máxima.

Nesse teste muscular manual, avaliam-se doze grupos musculares, sendo seis dos membros superiores e seis dos inferiores. Os grupos musculares são abdutores de ombro, flexores de cotovelo, extensores de punho, flexores de quadril, extensores de joelho e dorsiflexores de tornozelo. A quantificação da força para cada grupo varia de 0 a 5 (Tabela 1).

TABELA 1 Graduação da força muscular periférica

Grau de força	Descrição
0	Ausência de contração muscular
1	Esboço de contração muscular, sem movimento
2	Contração muscular que gera movimento e não vence a gravidade
3	Contração muscular que vence a gravidade
4	Contração que vence leve resistência
5	Contração que vence moderada resistência

O escore total varia 0 a 60. Valores inferiores a 48 são sugestivos de fraqueza muscular adquirida na UTI. Uma das limitações desse teste é o fato de não avaliar músculos de tronco. Além disso, pode haver variabilidade interavaliador, caso os profissionais não estejam treinados.

Outras formas mais objetivas de avaliação de força muscular são as dinamometrias de preensão palmar: *handgrip* (Figura 2) e *handheld* (Figura 3). A primeira avalia a força de preensão palmar, que tem associação com a força muscular de membros inferiores e a capacidade física, podendo também identificar fraqueza muscular e servir para o diagnóstico de sarcopenia. Existem equações preditas para essa medida e para o diagnóstico de sarcopenia em idosos, e algumas literaturas sugerem fraqueza quando os valores forem inferiores a 30 kgf em idosos e 20 kgf em idosas.[7] Já a dinamometria *handheld* pode ser utilizada nos diversos grupos musculares, sendo bastante interessante para quantificar variações da força muscular ao longo do tempo. É válido destacar que a quantificação da força muscular pelo MRC é

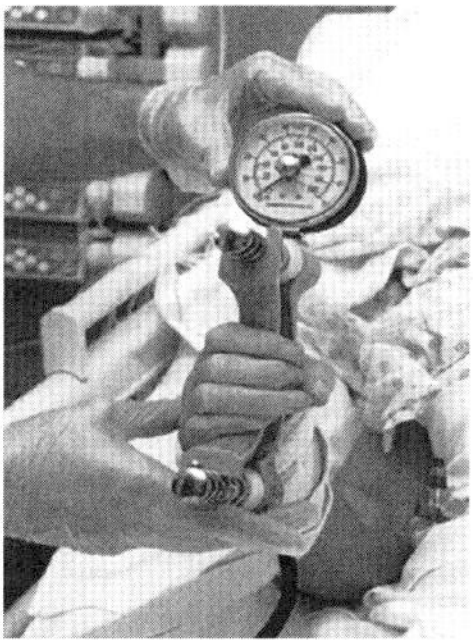

FIGURA 2 Realização da avaliação da força muscular por meio do dinamômetro de preensão palmar.

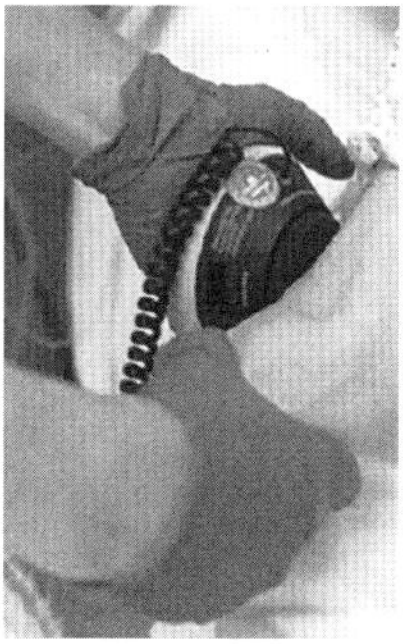

FIGURA 3 Realização da avaliação da força muscular por meio do dinamômetro *handheld*.

considerada uma variável categórica, enquanto para as dinamometrias como variáveis numéricas é mais precisa.

MOBILIDADE E DESEMPENHO FÍSICO

Este domínio é um dos mais importantes para o fisioterapeuta no ambiente da UTI e inclui inicialmente a capacidade de realizar transferências no leito e para fora do leito, a manutenção de algumas posições (sedestação e ortostase) até a deambulação. Naqueles que apresentam capacidade de deambular, pode-se aplicar mensurações para avaliar o desempenho físico em testes como o de velocidade de marcha, o *timed up and go* (TUG) e o de sentar-levantar, bem como o teste de caminhada, caso haja indicação.

Dentre os instrumentos para essa avaliação, existem alguns que são específicos, como a escala de avaliação funcional na UTI (FSS-ICU) e a escala de mobilidade na UTI (EMU), e outros que são mais globais, pois incluem avaliações de mobilidade e outros aspectos, como o *physical function ICU test* (PFIT), a escala de Perme e o *Chelsea critical care physical assessment tool* (CPAx).

- Escala de estado funcional na UTI (FSS): compreende a avaliação de cinco tarefas realizadas pelo paciente: rolar no leito, transferir-se da posição supina para a sentada, transferir-se da posição sentada para a posição em pé, sentar-se à beira do leito e caminhar. A quantificação de cada tarefa varia de 0 (totalmente incapaz de realizar) até 7 (independência completa). O escore total varia de 0 a 35. Para sua realização, o paciente precisa estar cooperativo, bem como deve apresentar estabilidade hemodinâmica e respiratória, já que essas tarefas incluem maior gasto de energia. Esse instrumento ajuda a identificar alterações na capacidade de realizar essas tarefas, o que contribui para o direcionamento do plano terapêutico, bem como já foi validado para a língua portuguesa.[8]

- Escala de mobilidade na UTI (EMU): diferentemente da FSS, que avalia cada uma das cinco tarefas anteriormente descritas, a EMU identifica o nível de mobilidade do paciente, que varia de 0 (o paciente realiza apenas exercícios no leito) a 10 (deambula de modo independente, sem auxílio). A escala, conforme a tradução realizada para a língua portuguesa, encontra-se descrita na Tabela 2.[9]

TABELA 2 Classificação da escala de mobilidade na UTI

0	Nada (deitado no leito)	Rolado passivamente ou exercitado passivamente pela equipe, mas não se movimentando ativamente.
1	Sentado no leito, exercícios no leito	Qualquer atividade no leito, incluindo rolar, ponte, exercícios ativos, cicloergômetro e exercícios ativos assistidos, sem sair do leito ou sentado à beira do leito.
2	Transferido passivamente para a cadeira (sem ortostatismo)	Transferência para a cadeira por meio de guincho, elevador ou passante, sem ortostatismo ou sem sentar à beira do leito.
3	Sentado à beira do leito	Pode ser auxiliado pela equipe, mas envolve sentar ativamente à beira do leito e com algum controle de tronco.
4	Ortostatismo	Sustentação do peso sobre os pés na posição ortostática, com ou sem ajuda. Pode ser considerado o uso de guincho ou prancha ortostática.
5	Transferência do leito para a cadeira	Ser capaz de dar passos ou arrastar os pés na posição em pé até a cadeira. Isso envolve transferir ativamente o peso de uma perna para a outra para ir até a cadeira. Se o paciente ficou em pé com o auxílio de algum equipamento médico, ele deve andar até a cadeira (não aplicável se o paciente é levado por algum equipamento de elevação).

(continua)

TABELA 2 Classificação da escala de mobilidade na UTI (*continuação*)

6	Marcha estacionária à beira-leito	Ser capaz de realizar marcha estacionária erguendo os pés de forma alternada (deve ser capaz de dar no mínimo quatro passos, dois em cada pé), com ou sem auxílio.
7	Deambular com o auxílio de duas ou mais pessoas	O paciente consegue se distanciar pelo menos 5 m do leito/cadeira com o auxílio de dois ou mais pessoas.
8	Deambular com o auxílio de uma pessoa	O paciente consegue se distanciar pelo menos 5 m do leito/cadeira com o auxílio de uma pessoa.
9	Deambulação independente com o auxílio de um dispositivo de marcha	O paciente consegue se distanciar pelo menos 5 m do leito/cadeira com o uso de dispositivos de marcha, mas sem o auxílio de outra pessoa. Em indivíduos cadeirantes, esse nível de atividade implica se locomover com a cadeira de rodas de forma independente por 5 m para longe do leito/cadeira.
10	Deambulação independente sem o auxílio de um dispositivo de marcha	O paciente consegue se distanciar pelo menos 5 m do leito/cadeira sem o uso de dispositivos de marcha ou o auxílio de outra pessoa.

- Escore de mobilidade em UTI de Perme (Tabela 3): compreende a avaliação de sete categorias (estado mental, potenciais barreiras à mobilidade, força funcional, mobilidade no leito, transferências, dispositivos de auxílio para deambulação e medidas de resistência), que contêm quinze itens, com uma pontuação que varia de 0 a 32. Um aspecto importante do escore de Perme é o fato de que ele pode ser aplicado mesmo em pacientes não cooperativos, já que não avalia apenas mobilidade.[9]

TABELA 3 Classificação do escore de mobilidade em UTI de Perme

Estado mental Pontuação máxima = 3	Estado de alerta no começo da avaliação: ▪ Não responsivo = 0 ▪ Letárgico = 1 ▪ Acordado e alerta = 2
	O paciente consegue seguir dois entre três comandos? ▪ Não = 0 ▪ Sim = 1
Potenciais barreiras à mobilidade Pontuação máxima = 4	O paciente está em ventilação mecânica OU em ventilação não invasiva?* ▪ Sim = 0 ▪ Não = 1
	Dor:* O paciente sente dor ou não durante qualquer momento durante as atividades de mobilidade: ▪ Dor = 0 ▪ Sem dor = 1
	O paciente apresenta duas ou mais dos seguintes:* (circule) dispositivos de oxigenoterapia, cateter de Foley, TOT, traqueostomia, cateter central, cateter periférico, pressão arterial invasiva, cateter de diálise, CCIP, SGP, SJP, sonda nasogástrica, dreno de tórax, marca-passo temporário, cateter de artéria pulmonar, cateter epidural (PCA), BIA, DAVE, TSRC, ventriculostomia, dreno lombar, curativo a vácuo para feridas (VAC) ou outros: ▪ Sim = 0 ▪ Não = 1
	O paciente está em infusão endovenosa? (Infusão endovenosa contínua: vasopressores, inotrópicos, insulina, antiarrítmicos, sedação, antibióticos, fluidos, reposição de eletrólitos, transfusão de sangue etc.) ▪ Sim = 0 ▪ Não = 1

(continua)

TABELA 3 Classificação do escore de mobilidade em UTI de Perme (*continuação*)

Força funcional Pontuação máxima = 4	Pernas: o paciente é capaz de erguer a perna contra a gravidade por aproximadamente 20 graus, com o joelho estendido? ▪ Não = 0 ▪ Sim = 1
	Braços: o paciente é capaz de elevar o braço contra a gravidade por aproximadamente 45 graus, com o cotovelo estendido? ▪ Não = 0 ▪ Sim = 1
Mobilidade no leito Pontuação máxima = 6	Supino para sentado: ▪ Não avaliado OU assistência total (< 25%) = 0 ▪ Máxima assistência (25-50%) = 1 ▪ Moderada assistência (50-75%) = 2 ▪ Mínima assistência (> 75%) OU supervisão = 3
	Equilíbrio estático uma vez estabelecida a posição sentado à beira do leito: ▪ Não avaliado OU assistência total (< 25%) = 0 ▪ Máxima assistência (25-50%) = 1 ▪ Moderada assistência (50-75%) = 2 ▪ Mínima assistência (> 75%) OU supervisão = 3
Transferências Pontuação máxima = 9	Sentado para em pé: ▪ Não avaliado OU assistência total (< 25%) = 0 ▪ Máxima assistência (25-50%) = 1 ▪ Moderada assistência (50-75%) = 2 ▪ Mínima assistência (> 75%) OU supervisão = 3
	Equilíbrio estático uma vez estabelecida a posição em pé: ▪ Não avaliado OU assistência total (< 25%) = 0 ▪ Máxima assistência (25-50%) = 1 ▪ Moderada assistência (50-75%) = 2 ▪ Mínima assistência (> 75%) OU supervisão = 3

(continua)

TABELA 3 Classificação do escore de mobilidade em UTI de Perme (*continuação*)

Transferências Pontuação máxima = 9	Transferência do leito para a cadeira OU da cadeira para o leito: ▪ Não avaliado OU assistência total (75%) OU supervisão = 3 ▪ Máxima assistência (25-50%) = 1 ▪ Moderada assistência (50-75%) = 2 ▪ Mínima assistência (> 75%) OU supervisão = 3
Marcha Pontuação máxima = 3	Marcha: ▪ Não avaliado OU assistência total (< 25%) = 0 ▪ Máxima assistência (25-50%) = 1 ▪ Moderada assistência (50-75%) = 2 ▪ Mínima assistência (> 75%) OU supervisão = 3
Endurance Pontuação máxima = 3	*Endurance* (distância percorrida em 2 minutos, independentemente do nível de assistência exigido, incluindo períodos de descanso [em pé ou sentado], com ou sem uso de dispositivo de auxílio): ▪ Não avaliado = 0 ▪ Distância percorrida entre 1-15 m = 1 ▪ Distância percorrida entre 15-30 m = 2 ▪ Distância percorrida ≥ 30 m = 3
Pontuação máxima 32	Pontuação total =

* No momento do contato inicial com o paciente ou a qualquer momento durante as intervenções de mobilidade.
BIA: balão intra-aórtico; CCIP: cateter central inserido perifericamente; DAVE: dispositivos de assistência ventricular esquerda; PCA: cateter epidural (*patient controlled analgesia*); SGP: sonda de gastrostomia percutânea; SJP: sonda de jejunostomia percutânea; TOT: tubo orotraqueal; TSRC: terapia de substituição renal contínua; UTI: unidade de terapia intensiva; VAC: curativo a vácuo para feridas.

- Teste de velocidade de marcha: nos pacientes que são capazes de deambular, outra avaliação é e mensuração da velocidade de marcha, uma medida de desempenho físico na qual valores abaixo de 0,8 m/segundo (m/s) sugerem fraco desempenho físico. Uma das formas de realização desse é com uma marcação no chão da unidade com cerca de 10 m, excluindo-se os 2 m iniciais (aceleração) e os 2 m (desaceleração), sendo mensurado o tempo para realização dos 6 m intermediários O cálculo da velocidade será obtido pela divisão da distância (6 m) pelo tempo necessário para percorrer essa distância. Quanto maior a velocidade de marcha, melhor o desempenho. Uma equação que pode ser usada para achar a velocidade de marcha predita é 1,466 – (idade × 0,004) – (IMC × 0,008).[10-12]

- Teste de sentar-levantar – cinco repetições: é um teste no qual se solicita que o paciente realize cinco repetições de sentar-levantar, sendo mensurado o tempo para realização dessas tarefas. Quanto maior o tempo, pior o desempenho. Uma equação predita que pode ser utilizada para encontrar valores de referência é 2,711 + (idade × 0,064) + (IMC × 0,132).[12]
- *Timed up and go* (TUG): é um teste no qual se solicita que o paciente, a partir da posição sentada em uma cadeira com encosto, levante-se, deambule 3 m, faça o giro de 180 graus e retorne até a posição sentada, sendo mensurado o tempo para execução dessas tarefas. Valores elevados sugerem maior risco de queda em idosos. Uma equação que pode ser usada para achar o tempo predito para o TUG é 8,615 + (idade × 0,032) + (IMC × 0,102) – (altura × 0,026).[12]
- *Physical function ICU test* (PFIT): compreende a avaliação de quatro categorias (transferência de sentado para ortostase; cadência; força em flexores de ombro e em extensores de joelho). Cada categoria tem uma pontuação que ao final é somada em um escore total de 0 a 12, que pode ser convertido para um escore de 0 a 10.[13]
- *Chelsea critical care physical assessment tool* (CPAx): compreende a avaliação de vários aspectos relacionados à funcionalidade dos pacientes críticos (função respiratória, tosse, mobilidade no leito, transferência de supino para sentado, sedestação dinâmica à beira-leito, equilíbrio durante ortostatismo, transferência

da posição sentada para ortostase, transferência da cama para a poltrona, marcha e porcentagem da força de preensão palmar), com um escore total que varia de 0 a 50.[14]

- Teste de caminhada de 50 metros: é um teste desenvolvido para ser realizado em pacientes com síndromes coronarianas agudas, com o intuito de garantir segurança na realização das estratégias de mobilização inicial, bem como na progressão da reabilitação cardíaca na fase 1. O teste compreende medir as variáveis cardiovasculares (pressão arterial, frequência cardíaca, escala de Borg e saturação periférica de oxigênio) em decúbito dorsal para avaliar a condição basal. Posteriormente se realiza a sedestação com membros inferiores pendentes e se reavaliam as mesmas variáveis, no intuito de compreender se o sistema cardiovascular está conseguindo suprir as demandas energéticas desse primeiro estresse gravitacional. Caso as variáveis se mantenham satisfatórias, progride-se para ortostase por três minutos e reavaliam-se as variáveis, sendo esse o segundo estresse gravitacional. Caso as variáveis se mantenham satisfatórias, progride-se para deambulação de 50 m e ao final se reavaliam as variáveis. Caso o paciente apresente alterações nas variáveis cardiovasculares, interrompe-se o teste e avalia-se o melhor momento para refazê-lo, após discussão com a equipe multiprofissional.[15]
- Teste de caminhada de 6 minutos (TC 6 minutos): é um teste submáximo para estimar a capacidade aeróbica. Para sua realização, solicita-se que o paciente percorra a maior distância possível durante o período de seis minutos. Quanto maior a distância percorrida, melhor o seu desempenho. Não é a medida mais comum realizada no ambiente de terapia intensiva, porém, em algumas situações específicas e com a monitorização adequada, é possível sua realização. Para saber se o valor percorrido está normal, deve-se comparar com alguma fórmula predita de distância percorrida.[4]

CONCLUSÃO

A avaliação funcional é o elemento inicial para que haja subsídios para construção do diagnóstico fisioterapêutico e posterior definição dos objetivos do tratamento fisioterapêutico. Além disso, servirá para quantificar a evolução do prognóstico do paciente (melhora, manutenção e piora).

Cabe ao fisioterapeuta utilizar instrumentos de boa qualidade diagnóstica de modo a gerar informações precisas, com foco em gerar valor em saúde. Importante destacar que a avaliação funcional é progressiva ao longo da internação na UTI, ou seja, na admissão não é possível aplicar todos os instrumentos de avaliação. Entretanto, conforme o paciente apresenta maior estabilidade, torna-se possível e necessária a inclusão de instrumentos cuja realização é viável pelo paciente.

REFERÊNCIAS BIBLIOGRÁFICAS

1. World Health Organization (WHO). International classification of functioning, disability and health. Genebra: World Health Organization; 2001.
2. Martinez BP. Diagnóstico fisioterapêutico na unidade de terapia intensiva. In: Associação Brasileira de Fisioterapia Cardiorrespiratória e Fisioterapia em Terapia Intensiva; Martins JA, Andrade FMD, Dias CM (orgs.). Profisio – Programa de Atualização em Fisioterapia em Terapia Intensiva Adulto: Ciclo 5. Porto Alegre: Artmed Panamericana; 2014. p.9-35 (Sistema de Educação Continuada a Distância, v.1).
3. França EET, Ferrari F, Fernandes P, Cavalcanti R, Duarte A, Martinez BP, et al. Fisioterapia em pacientes críticos adultos: recomendações do Departamento de Fisioterapia da Associação de Medicina Intensiva Brasileira. Rev Bras Ter Intensiva. 2012;24(1):6-22.
4. Parry SM, Granger CL, Berney S, Jones J, Beach L, El-Ansary D, et al. Assessment of impairment and activity limitations in the critically ill: a systematic review of measurement instruments and their clinimetric properties. Intensive care medicine. May 2015;41(5):744-62.

5. Vanpee G, Hermans G, Segers J, Gosselink R. Assessment of limb muscle strength in critically ill patients: a systematic review. Crit Care Med. 2014 Mar;42(3):701-11.
6. Hermans G, Van den Berghe G. Clinical review: intensive care unit acquired weakness. Critical care. 2015 Aug;19:274.
7. Martinez BP, Batista AKMS, Gomes IB, Olivieri FM, Camelier FWR, Camelier AA. Frequence of sarcopenia and associated factors among hospitalized elderly patients. BMC Musculoskelet Disord. 2015 May;16(108):1-7.
8. Silva VZ, Araújo JA Neto, Cipriano G Jr, Pinedo M, Needham DM, Zanni JM, et al. Brazilian version of the Functional Status Score for the ICU: translation and cross-cultural adaptation. Rev Bras Ter Intensiva. 2017;29(1):34-8.
9. Kawaguchi YMF, Nawa RK, Figueiredo TB, Martins L, Pires-Neto RC. Perme Intensive Care Unit Mobility Score e ICU Mobility Scale: tradução e adaptação cultural para a língua portuguesa falada no Brasil. J Bras Pneumol. 2016;42(6):429-34.
10. Denehy L, Morton NA, Skinner EH, Edbrooke L, Haines K, Warrilow S, et al. Utility of the physical function ICU test (scored) care unit: validity, responsiveness, and predictive a physical function test for use in the intensive. Phys Ther. 2013;93:1636-45.
11. Stacy F, Lusardi M. White paper: "Walking speed: the sixth vital sign". Journal of Geriatric Physical Therapy. 2009;32(2):46-9.
12. Martinez BP, Batista AKMS, Ramos IR, Dantas JC, Gomes IB, Júnior LAF, et al. Viabilidade do teste de velocidade de marcha em idosos hospitalizados. J Bras Pneumol. 2016;42(3):1-7.
13. Furlanetto KC, Correia NS, Mesquita R, Morita AA, Amaral DP, Mont'Alverne DGB, et al. Reference values for 7 different protocols of simple functional tests: a multicenter study. Arch Phys Med Rehabil. 2022 Jan;103(1):20-28.e5.
14. Corner EJ,Wood H, Englebretsen C, Thomas A, Grant RL, Nikoletou D, et al. The Chelsea critical care physical assessment tool (CPAx): validation of an innovative new tool to measure physical morbidity in the general adult critical care population; an observational proof-of-concept pilot study. Physiotherapy. 2013;99(1):33-41.
15. Dias CM, Maiato AC, Baqueira KM, Figueiredo AM, Rosa FW, Pitanga JO, et al. Resposta cicrculatória à caminhada de 50 m na unidade coronariana, na síndrome coronariana aguda. Arq Bras Cardiol. 2009;92(2):135-42.

3 Utilização de escalas funcionais na unidade de terapia intensiva

Giovani Assunção de Azevedo Alves

O DOENTE NA UNIDADE DE TERAPIA INTENSIVA

O desenvolvimento da polineuromiopatia surge como uma das maiores complicações em sobreviventes da doença crítica e está associado com o prolongamento da ventilação mecânica, o aumento do número de dias de internamento na unidade de terapia intensiva (UTI) e hospitalar, além de elevadas taxas de mortalidade.[1-2]

Essa fraqueza muscular reflete na capacidade dos doentes para a realização de atividades de vida diária, inclusive atividades básicas como transferências e deambulação.[3] Dessa forma, a utilização de escalas funcionais na UTI possibilita a avaliação desse nível de mobilidade, e assim se consegue uma descrição da capacidade física de cada doente de forma mais ampla, pois tem associação com diversos componentes da função neuromioarticular (força e resistência muscular, coordenação, equilíbrio, sensibilidade, controle motor, flexibilidade, entre outras) e até mesmo cardiorrespiratória.[4-5]

A funcionalidade é descrita na Classificação Internacional de Funcionalidade (CIF) como um termo abrangente para funções e estruturas do corpo, atividades e participação, sendo que um dos domínios da funcionalidade é a mobilidade.[5] Esta última representa o movimento com mudança de posição corporal, e nesse aspecto estão incluídos: mover-se no leito, transferir-se para sedestração e ortostase e deambulação. No ambiente hospitalar a imobilidade dos pacientes ao leito ainda é muito comum, e como consequências são observados aumento da incapacidade, dos custos em saúde e da mortalidade, principalmente associados a fraqueza muscular adquirida na UTI.[4]

Ao longo do tempo houve um avanço no desenvolvimento e na aplicação de escalas funcionais para o ambiente de terapia intensiva. A princípio utilizavam-se adaptações para esse ambiente, e na última década foram desenvolvidas escalas com características específicas, permitindo uma análise mais próxima da condição funcional de cada doente, condizente com a gravidade clínica e o declínio funcional.[4-6]

Clinimetria: metodologia para testar as escalas funcionais

Toda escala funcional desenvolvida deve passar por testes, a fim de garantir a segurança para aplicação na prática clínica. Esse processo ocorre com base em uma metodologia e denomina-se análise de clinimetria. Os componentes testados para as escalas são:[7-9]

1. Validade do construto/preditiva/convergente.
2. Confiabilidade dos avaliadores.
3. Consistência interna.
4. Responsividade.
5. Efeito de teto e piso.
6. Tradução e adaptação transcultural.
7. Concordância (erro-padrão da medida e diferença mínima detectável).

PRINCIPAIS ESCALAS FUNCIONAIS

Destacam-se as seguintes escalas como as mais adequadas para avaliação funcional no ambiente de UTI:[10]

- *Short Physical Performance Battery* (SPPB).
- *Physical Function in Intensive Care Test scored* (PFIT-s).
- *Functional Status Score Intensive Care Unit* (FSS-ICU).
- *SICU Optimal Mobilisation Score* (SOMS).
- *Chelsea Critical Care Physical Assessment Tool* (CPAx).
- *ICU Mobility Scale* (IMS).
- *Perme Intensive Care Unit Mobility Score* (*Perme Score*).
- *Manchester Mobility Score* (MMS).
- *De Morton Mobility Index* (DEMMI).
- *Acute Care Index of Function* (ACIF).
- *Critical Care Functional Rehabilitation Outcome Measure* (CcFROM).
- *Johns Hopkins Highest Level of Mobility Scale* (JH-HLM).
- *Activity measure for post-acute care "6-Clicks"* (*6-Clicks*).

Short Physical Performance Battery

Objetivo

Avaliar os membros inferiores em tarefas que simulam atividades diárias: equilíbrio estático, teste de velocidade da marcha e teste de sentar e levantar da cadeira. Seu sistema de pontuação varia de 0 a 4, sendo 0 incapaz de completar a tarefa e 4 alta performance.[11]

Pontuação

- 0 a 3: grave limitação.
- 4 a 6: moderada limitação.
- 7 a 9: leve limitação.
- 10 a 12: mínima limitação.

Prática

Teste de equilíbrio			
Posição	Em pé, com os pés juntos 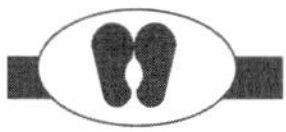	Em pé, com um pé parcialmente à frente 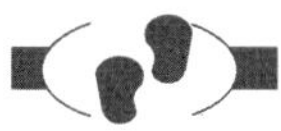	Em pé, com um pé à frente 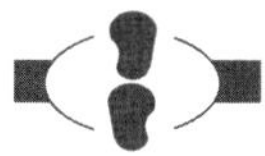
Pista de 4 metros			

Teste de velocidade de marcha		
	1ª tentativa	2ª tentativa
Não realizou a caminhada	Pontuar 0 e seguir para o teste da cadeira	Pontuar 0
Tempo em segundos		
Repetir 5x		

Teste de sentar levantar da cadeira

Observação

Já passou por tradução e adaptação transcultural para o português.[12]

Physical Function in Intensive Care Test scored

Objetivo

Avaliar a execução de quatro tarefas pelos participantes.[13]

Pontuação

Cada tarefa é avaliada de 0 a 3, com pontuação máxima de 12.[14]

Prática

Ficar sentado	Marcha estática Cadência (passos/minuto)	Força do flexor de ombro	Força do extensor de joelho
0 = incapaz	0 = incapaz	0 = grau 0, 1 ou 2	0 = grau 0, 1 ou 2
1 = assistência de 2 pessoas	1 = de 0 a 49	1 = grau 3	1 = grau 3
2 = assistência de 1 pessoa	2 = 50 a 80	2 = grau 4	2 = grau 4
3 = sem assistência	3 = acima de 80	3 = grau 5	3 = grau 5

Fonte: adaptado de Denehy et al., 2013.[14]

Functional Status Score Intensive Care Unit

Objetivo

Graduar o desempenho físico do paciente.[15]

Pontuação

Deverá ser atribuída uma pontuação entre 0 e 7, assim a pontuação total varia de 0 a 35, sendo 0 a dependência completa e 35 a independência completa.[15]

Prática

Pontuação da FSS-ICU	
Transferências (rolar, supino para sentado, sentado para em pé, sentar na beira da cama)	Deambulação
0 = incapaz de tentar ou completar a tarefa por fraqueza	0 = incapaz de tentar ou completar a tarefa por fraqueza
1 = dependência completa	1 = anda < 15 m com 2 pessoas
2 = assistência máxima (paciente realiza ≤ 25% do trabalho)	2 = anda pelo menos 15 m com 1 pessoa
3 = assistência moderada (paciente realiza 26 a 74% do trabalho)	3 = anda 45 m com assistência moderada de 1 pessoa (paciente realiza 50 a 74% do trabalho)
4 = assistência mínima (paciente realiza ≥ 75% do trabalho)	4 = anda 45 m com assistência mínima de 1 pessoa (paciente realiza ≥ 75% do trabalho)
5 = supervisão e/ou orientação	5 = anda 45 m sem ajuda física (paciente necessita de supervisão ou incentivo verbal)
6 = independência modificada	6 = anda 45 m com equipamento de assistência (bengala, andador, muletas ou próteses)
7 = completa independência	7 = anda 45 m sem equipamento de assistência

Fonte: adaptado de Maldaner et al., 2017.[16]

Observação

Já passou por tradução e adaptação transcultural para o português.[17]

SICU Optimal Mobilisation Score

Objetivo

Quantificar a capacidade de mobilização precoce em pacientes cirúrgicos.[18]

Pontuação

A pontuação varia de 0 a 4.[18]

Prática

0 = sem mobilidade
1 = exercícios passivos no leito
2 = capacidade para sentar na cama (> 45°) ou numa cadeira
3 = capacidade de se levantar, com ou sem assistência
4 = capacidade de deambular

Fonte: adaptado de Meyer et al., 2013.[18]

Chelsea Critical Care Physical Assessment Tool

Objetivo

Avaliar dez componentes da função física.[19]

Pontuação

Deverá ser atribuída uma nota para cada tarefa entre 0 (dependência completa) e 5 (independência), assim a pontuação máxima será de 50.[19]

Prática

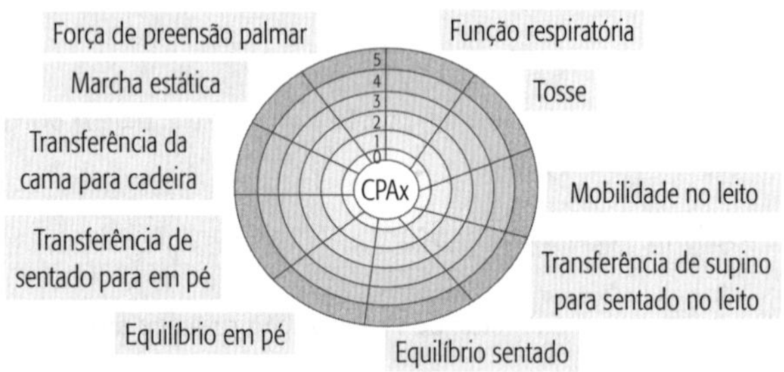

Chelsea Critical Care Physical Assessment Tool

	Nível 0	Nível 1	Nível 2	Nível 3	Nível 4	Nível 5
Função respiratória	Ventilação mecânica controlada	Ventilação mecânica assistido-controlada. Esforços respiratórios	PSV ou VNI	PSV ou VNI ou alto fluxo (15 L/min)	Respiração espontânea (< 15 L/min)	Respiração espontânea (ar ambiente)
Tosse	Ausência de tosse, sedado ou com bloqueador	Tosse reflexa e aspiração	Tosse voluntária ineficaz (aspiração)	Parcialmente efetiva (aspiração)	Tosse efetiva (técnicas de higiene brônquica)	Tosse efetiva
Mobilidade no leito	Incapaz	Requer assistência máxima (inicia movimento)	Requer assistência moderada (inicia movimento)	Requer assistência mínima (inicia movimento)	Independente > 3 s	Independente < 3 s
Transferência de supino para sentado no leito	Incapaz	Requer assistência máxima (inicia movimento)	Requer assistência moderada (inicia movimento)	Requer assistência mínima (inicia movimento)	Independente > 3 s	Independente < 3 s
Equilíbrio sentado	Incapaz	Requer assistência máxima (2 ou mais pessoas)	Requer assistência moderada (1 pessoa)	Requer assistência mínima (1 pessoa)	Independente (mantém controle de tronco com base de suporte)	Independente
Equilíbrio em pé	Incapaz	Mesa ortostática	Guindaste	Dependente (p. ex., muletas)	Independente	Independente (total equilíbrio dinâmico)

(continua)

Chelsea Critical Care Physical Assessment Tool (*continuação*)

	Nível 0	Nível 1	Nível 2	Nível 3	Nível 4	Nível 5
Transferência de sentado para em pé	Incapaz	Requer assistência máxima	Requer assistência moderada	Requer assistência mínima (1 pessoa)	Independente (apoio nos braços da cadeira)	Independente
Transferência da cama para cadeira	Incapaz	Auxílio completo de um guindaste	Guindaste ou similar	Transferência em pivô	Necessita de ajuda física	Independente
Marcha estática	Incapaz	Auxílio de guindaste	Requer assistência moderada e dispositivos de apoio	Requer assistência mínima (1 pessoa)	Requer assistência moderada ou dispositivos de apoio	Independente
Força de preensão palmar (predita para idade e sexo)	Incapaz	< 20%	< 40%	< 60%	< 80%	≥ 80%

PSV: ventilação com pressão de suporte; VNI: ventilação não invasiva.

Fonte: adaptado de Corner et al., 2013.[20]

ICU Mobility Scale

Objetivo

Quantificar o *status* de mobilidade durante o internamento na UTI.[21]

Pontuação + prática

0 – Nada (exercícios passivos no leito)
1 – Sentado no leito (transferências no leito, cicloergômetro e exercícios ativos)
2 – Transferência para cadeira (transferência passiva)
3 – Sentado na cama (exercício de controle de tronco)
4 – Ortostase (com ou sem assistência)
5 – Transferência do leito para a cadeira (transferência ativa)
6 – Marcha estática (com ou sem assistência)
7 – Marcha com assistência (com 2 ou mais pessoas e menos de 5 metros)
8 – Marcha com assistência (com 1 pessoa e menos de 5 metros)
9 – Marcha com dispositivo de marcha (menos de 5 metros e com dispositivo)
10 – Marcha independente (menos de 5 metros)

Fonte: adaptado de Hodgson et al., 2014.[21]

Observação

Já existe versão com tradução e adaptação transcultural para o português.[22]

Perme Intensive Care Unit Mobility Score

Objetivo

Avaliar a mobilidade do paciente na UTI.[23]

Pontuação

Cada um dos quinze itens é pontuado usando um intervalo de 0 a 1 ponto ou de 0 a 3 pontos. O escore final varia de 0 a 32, com uma pontuação alta indicando poucas barreiras de mobilidade em potencial e menor necessidade de assistência.[23]

Prática

Estado mental	Barreiras para mobilidade	Força funcional	Mobilidade no leito	Transferências	Marcha	Resistência
1. Alerta 2. Atende 2 ou 3 comandos? (piscar olhos, mostrar língua e mover a cabeça)	3. Paciente está em VM? 4. Dor 5. Tem 2 ou mais dos seguintes itens: tubo, cateter etc.? 6. Medicação? (vasopressor, inotrópico, insulina, sedação etc.)	7. MMII (tem flexão de quadril > 20º deitado no leito?) 8. MMSS (tem flexão de ombro > 45º deitado no leito?)	9. Supino para sentado 10. Equilíbrio sentado	11. Sentado para em pé 12. Equilíbrio estático 13. Transferência da cama para cadeira	14. Sozinho ou com dispositivos	15. Tolera andar por 2 minutos?

MMSS: membros superiores; MMII: membros inferiores.

Fonte: adaptado de Perme et al., 2014.[23]

Observação

Já existe versão com tradução e adaptação transcultural para o português.[22]

Manchester Mobility Score

Objetivo

Descrever o nível de mobilidade de um paciente na UTI.[24]

Pontuação

A mobilidade é avaliada em uma escala ordinal de sete pontos descrevendo a atividade máxima completada por um paciente em cada dia.[24]

Prática

1. Intervenções no leito – movimentos passivos, exercícios ativos, transferências no leito
2. Sentar na beira do leito
3. Transferência para a cadeira (passiva)
4. Ortostase
5. Transferências com assistência
6. Mobilização com ou sem assistência
7. Marcha por pelo menos 30 metros

Fonte: adaptado de Mcwilliams et al., 2015.[24]

De Morton Mobility Index

Consiste em quinze tarefas de mobilidade hierárquica, incluindo atividades no leito (ponte, rolar para o lado, deitado para sentado), sentar sem apoio na cadeira, transferência de sentado na cadeira para ortostase, sentar para levantar da cadeira sem usar os braços, ficar em pé sem apoio, em pé com os pés juntos, em pé na ponta dos pés, um pé à frente do outro com os olhos fechados, distância percorrida na marcha, independência durante a deambulação, pegar uma caneta no chão, andar quatro passos para trás e saltar.[25]

	Pontuação		
Atividade	0	1	2
Leito			
1. Ponte	Incapaz	Capaz	
2. Rolar para o lado	Incapaz	Capaz	
3. Deitado para sentado	Incapaz	Mínima assistência supervisão	Independente
Cadeira			
4. Sentar sem apoio na cadeira	Incapaz	10 segundos	
5. Sentar para em pé da cadeira	Incapaz	Mínima assistência supervisão	Independente
6. Sentado para em pé sem apoio dos braços	Incapaz	Capaz	
Equilíbrio estático			
7. Em pé sem suporte	Incapaz	10 segundos	
8. Em pé com os pés juntos	Incapaz	10 segundos	
9. Em pé na ponta dos pés	Incapaz	10 segundos	
10. Em pé com um pé à frente do outro	Incapaz	10 segundos	
Marcha			
11. Distância percorrida	Incapaz 5 metros	10 metros 20 metros	50 metros
Marcha			

(continua)

(*continuação*)

Atividade	Pontuação 0	1	2
12. Independência para marcha	Incapaz Mínima Assistência Supervisão	Marcha com auxílio	Independente
Equilíbrio dinâmico			
13. Pegar uma caneta no chão	Incapaz	Capaz	
14. Andar quatro passos para trás	Incapaz	Capaz	
15. Pular	Incapaz	Capaz	

A pontuação total varia de 0 (mobilidade muito limitada) até 100 (mobilidade independente). A DEMMI já foi traduzida para o português brasileiro e apresenta adequadas confiabilidade, validade, interpretabilidade e responsividade em pacientes idosos hospitalizados.[25]

Acute Care Index of Function

Mensura a mobilidade em pacientes com déficits neurológicos agudos. É composta por vinte itens que são divididos em quatro subescalas: estado mental, mobilidade no leito, transferências e mobilidade.[26]

Estado mental	Mobilidade no leito	Transferência	Mobilidade
1. Comando verbal	1. Rolar de supino para a direita	Cadeira de rodas para a cama	Marcha com dispositivo
2. Comando	2. Rolar de supino para a esquerda	Cama para a cadeira de rodas	Marcha sem dispositivo
3. Aprendendo	3. Supino para sentado	Sentado para em pé	Subir escadas

(*continua*)

(*continuação*)

Estado mental	Mobilidade no leito	Transferência	Mobilidade
4. Consciência de segurança	4. Sentado para supino	Em pé para sentado	Descer escadas
		Equilíbrio sentado	Propulsão em cadeira de rodas
		Equilíbrio em pé	Transferências a partir da cadeira de rodas

A pontuação da escala é aferida desta forma: os itens das três subescalas (mobilidade no leito, transferências e mobilidade) são categorizados pelos graus de assistência necessário para executar as tarefas:

- Incapaz de realizar = 0.
- Dependente (necessita de assistência física ou verbal) = 4 a 21.
- Independente (não necessita de ajuda) = 10 a 30.

O estado mental é classificado como *sim* (indica presente) ou *não* (indica ausente). As pontuações totais da subescala são determinadas somando o número total de pontos marcados e dividindo pelo número de pontos possíveis. A pontuação geral é calculada usando uma equação ponderada.[26]

Critical Care Functional Rehabilitation Outcome Measure

É um instrumento utilizado para mensurar a mobilidade que consiste em nove tarefas funcionais: elevação da perna esticada, rolar no leito (esquerda ou direita), deitado para sentado, equilíbrio sentado (sentar na beirada da cama por no mínimo dez segundos), sentado para em pé, ficar em pé (mínimo dez segundos), marchando no local (mínimo dez passos), transferir-se da cama para a cadeira e caminhada (mínimo dez passos).[27]

Os códigos a seguir representam as pontuações para cada tarefa:
7: Independência completa.
6: Independência modificada (p. ex., tempo extra).
5: Supervisão (máximo um terapeuta).
4: Assistência mínima (assistência de um terapeuta).
3: Assistência moderada (assistência de dois terapeutas).
2: Assistência máxima (assistência de três terapeutas).
1: Assistência total (assistência de quatro ou mais terapeutas).
0: Incapaz / não testado.

A pontuação total é a soma de cada pontuação da tarefa funcional com um máximo de 63 pontos. As pontuações mais altas representam maior independência e mobilidade.[27]

Johns Hopkins Highest Level of Mobility Scale

A escala de mobilidade Johns Hopkins (JH-HLM) é usada para documentar a mobilidade observada do paciente.[28]

Atividade	Descrição	Pontuação
Deambulação	≥ 75 metros	8
	≥ 7,5 metros	7
	≥ 10 passos	6
Ortostatismo	≥ 1 minuto	5
Sedestração	Transferência para a poltrona	4
Leito	Sedestração à beira-leito	3
	Atividades no leito	2
	Repouso no leito	1

O fisioterapeuta deve pontuar o maior nível alcançado durante a sessão de fisioterapia.[28]

Activity measure for post-acute care "6-Clicks"

Este instrumento é composto por seis perguntas que avaliam a necessidade de uma pessoa obter assistência na conclusão de diferentes atividades de mobilidade.[29]

Perguntas Quão difícil é...?	Pontuação 1 Incapaz	 2 Muito	 3 Pouco	 4 Nenhuma
1. Virar no leito				
2. Sentar e levantar de uma cadeira com braços				
3. Passar de deitado para sentado na cama				
Quantas pessoas precisam ajudar você para...?				
4. Mover-se da cama para uma cadeira				
5. Caminhar				
6. Subir 3 a 5 degraus com corrimão				

A pontuação mínima será de 6 e máxima de 24. Pontuações mais altas indicam menores limitações funcionais.[29]

COMO ESCOLHER A MELHOR ESCALA PARA UTILIZAÇÃO NA PRÁTICA CLÍNICA?

Devem ser levados em consideração quatro pontos:[10]

1. Proposta do instrumento (avaliação detalhada ou geral da capacidade funcional?).

2. Avaliação de propriedades das escalas (validade, confiabilidade, responsividade, tradução etc.).
3. Utilidade clínica (necessita de treinamento e/ou aquisição de equipamento?).
4. Capacidade do paciente.

REFERÊNCIAS BIBLIOGRÁFICAS

1. Hermans G, de Jonghe B, Bruyninckx F, Berghe G. Clinical review: critical illness polyneuropathy and myopathy. Critical Care. 2008;12(6):238.
2. Solverson KJ, Grant C, Doig CJ. Assessment and predictors of physical functioning post-hospital discharge in survivors of critical illness. Annals of Intensive Care. 2016 Dec 20;6(1):92.
3. Nordon-Craft A, Moss M, Quan D, Schenkman M. Intensive care unit-acquired weakness: implications for physical therapist management. Physical Therapy. 2012 Dec 1;92(12):1494-506.
4. Parry SM, Granger CL, Berney S, Jones J, Beach L, El-Ansary D, et al. Assessment of impairment and activity limitations in the critically ill: a systematic review of measurement instruments and their clinimetric properties. Intensive Care Medicine. 2015 May 5;41(5):744-62.
5. World Health Organization (WHO). International Classification of Functioning, Disability and Health; 2001.
6. Elliott D, Denehy L, Berney S, Alison JA. Assessing physical function and activity for survivors of a critical illness: a review of instruments. Australian Critical Care. 2011 Aug;24(3):155-66.
7. de Vet HCW TC MLKD. Measurement in medicine. US: Cambridge University Press; 2011.
8. Mokkink LB, Prinsen CAC, Bouter LM, Vet HCW de, Terwee CB. The COnsensus-based Standards for the selection of health Measurement INstruments (Cosmin) and how to select an outcome measurement instrument. Brazilian Journal of Physical Therapy. 2016 Apr;20(2):105-13.
9. Terwee CB, Bot SDM, de Boer MR, van der Windt DAWM, Knol DL, Dekker J, et al. Quality criteria were proposed for measurement properties of health status questionnaires. Journal of Clinical Epidemiology. 2007 Jan;60(1):34-42.
10. Parry SM, Huang M, Needham DM. Evaluating physical functioning in critical care: considerations for clinical practice and research. Critical Care. 2017 Dec 4;21(1):249.

11. Puthoff ML. Outcome measures in cardiopulmonary physical therapy: short physical performance battery. Cardiopulmonary Physical Therapy Journal. 2008 Mar;19(1):17-22.
12. Rocco LLG, Fernandes TG. Validity of the short physical performance battery for screening for frailty syndrome among older people in the Brazilian Amazon region: a cross-sectional study. Sao Paulo Medical Journal. 2020 Dec;138(6):537-44.
13. Skinner EH, Berney S, Warrillow S, Denehy L. Development of a physical function outcome measure (PFIT) and a pilot exercise training protocol for use in intensive care: critical care and resuscitation. Journal of the Australasian Academy of Critical Care Medicine. 2009 Jun;11(2):110-5.
14. Denehy L, de Morton NA, Skinner EH, Edbrooke L, Haines K, Warrillow S, et al. A physical function test for use in the intensive care unit: validity, responsiveness, and predictive utility of the Physical Function ICU Test (Scored) [Internet]. 2013. Disponível em: https://academic.oup.com/ptj/article/93/12/1636/2735343.
15. Zanni JM, Korupolu R, Fan E, Pradhan P, Janjua K, Palmer JB, et al. Rehabilitation therapy and outcomes in acute respiratory failure: an observational pilot project. Journal of Critical Care. 2010 Jun;25(2):254-62.
16. Maldaner Silva VZ, Neto JA, Cipriano Junior G, Pinedo M, Needham DM, Zanni JM, et al. Versão brasileira da Escala de Estado Funcional em UTI: tradução e adaptação transcultural. Rev Bras Ter Intensiva. 2017;29(1):34-8.
17. Silva VZM da, Araújo JA de, Cipriano G, Pinedo M, Needham DM, Zanni JM, et al. Brazilian version of the Functional Status Score for the ICU: translation and cross-cultural adaptation. Revista Brasileira de Terapia Intensiva. 29(1):34-8.
18. Meyer MJ, Stanislaus AB, Lee J, Waak K, Ryan C, Saxena R, et al. Surgical Intensive Care Unit Optimal Mobilisation Score (SOMS) trial: a protocol for an international, multicentre, randomised controlled trial focused on goal-directed early mobilisation of surgical ICU patients. BMJ Open. 2013 Aug;3(8):e003262.
19. Corner EJ, Soni N, Handy JM, Brett SJ. Construct validity of the Chelsea critical care physical assessment tool: an observational study of recovery from critical illness. Critical Care. 2014 Mar 27;18(2).
20. Corner EJ, Wood H, Englebretsen C, Thomas A, Grant RL, Nikoletu D, Soni N. The Chelsea critical care physical assessment tool (CPAx): validation of innovative new tool to measure physical morbidity in the general adult criti-

cal care population; an observational proof-of-concept pilot study. Physioterapy. 2013;99(1):33-41.

21. Hodgson C, Needham D, Haines K, Bailey M, Ward A, Harrold M, et al. Feasibility and inter-rater reliability of the ICU Mobility Scale. Heart & Lung. 2014 Jan;43(1):19-24.
22. Kawaguchi YMF, Nawa RK, Figueiredo TB, Martins L, Pires-Neto RC. Perme Intensive Care Unit Mobility Score and ICU Mobility Scale: translation into Portuguese and cross-cultural adaptation for use in Brazil. Jornal Brasileiro de Pneumologia. 2016 Dec;42(6):429-34.
23. Perme C, Nawa RK, Winkelman C, Masud F. A tool to assess mobility status in critically ill patients: the Perme Intensive Care Unit Mobility Score. Methodist DeBakey Cardiovascular Journal. 2014 Jan 1;10(1):41.
24. Mcwilliams D, Atkins G, Hodson J, Boyers M, Lea T, Snelson C. Is the Manchester Mobility Score a valid and reliable measure of physical function within the intensive care unit?. Intensive Care Med Exp. 2015 Dec;3(Suppl 1):A553.
25. Tavares LS, Moreno NA, de Aquino BG, Costa LF, Giacomassi IWS, Simões M, Lunardi AC. Reliability, validity, interpretability and responsiveness of the DEMMI mobility index for Brazilian older hospitalized patients. PloS One. 2020;15(3):e0230047.
26. Roach KE, van Dillen LR. Development of an acute care index of functional status for patients with neurologic impairment. Physical Therapy. 1988 Jul;68(7):1102-8.
27. Twose PW, Wise MP, Enright S. Critical care functional rehabilitation outcome measure: developing a validated measure. Physiotherapy Theory and Practice. 2015;31(7):474-82.
28. Hiser S, Chung CR, Toonstra A, Friedman LA, Colantuoni E, Hoyer E, et al. Inter-rater reliability of the Johns Hopkins Highest Level of Mobility Scale (JH-HLM) in the intensive care unit. Brazilian Journal of Physical Therapy. 2021 May;25(3):352-5.
29. Hiser S, Toonstra A, Friedman LA, Colantuoni E, Needham DM. Inter-rater reliability of activity measure for post-acute care "6-Clicks" in patient mobility short form in the intensive care unit. Physiotherapy Research International. 2020 Oct 24;25(4).

4 Barreiras e limitações para a mobilização precoce na UTI

Ingrid Correia Nogueira Gurgel
João Batista Raposo Mazullo Filho
Fabrício Farias da Fontoura
Márcia Cardinalle Correia Viana

INTRODUÇÃO

A imobilidade proveniente da restrição ao leito, comumente encontrada em pacientes críticos internados em unidades de terapia intensiva (UTI), pode acarretar disfunção severa nos diferentes sistemas orgânicos, ocasionando impacto negativo na funcionalidade, e está diretamente relacionada à diminuição da qualidade de vida e à morbimortalidade aumentada nesse grupo de pacientes. Intervir precocemente é de grande importância visando à redução dos efeitos deletérios decorrentes do imobilismo.[1,2]

A mobilização precoce (MP) é uma terapêutica realizada na UTI e constitui-se como terapia segura, eficaz, viável e com benefícios comprovados na melhora da força muscular, funcionalidade, reduções da incidência de *delirium* e do tempo de internação na UTI.[2-5]

Um estudo multicêntrico mostrou que 25%[6] dos pacientes internados em UTI apresentam fraqueza muscular. Essa incidência atinge 60% quando se trata de indivíduos com síndrome do desconforto respiratório.[7] Estimativas apontam que mais de 1 milhão de pacientes no mundo apresentam a polineuropatia adquirida na UTI.[8]

Apesar da segurança e viabilidade da mobilização precoce, muitos pacientes em UTI ainda permanecem imobilizados por longos períodos de tempo. Nesse contexto, a implementação efetiva da MP ainda representa um desafio para a prática clínica, principalmente devido a algumas barreiras que precisam ser mais bem compreendidas, com o intuito de modificar concepções e de facilitar a inclusão de protocolos nas UTI.[2,9]

Para favorecer a compreensão desse assunto, a Tabela 1 reúne os quatro grupos de barreiras:

1. Relacionadas ao paciente (sintomas e condição clínica).
2. Estruturais (recursos humanos e tecnologia).
3. Culturais (hábitos, atitudes e contextos institucionais).
4. Processuais (execução de serviços).[2]

TABELA 1 Grupos de barreiras para a mobilização precoce

Barreiras	Descrição
Relacionadas aos pacientes	Aspectos físicos ▪ Gravidade da doença, instabilidade hemodinâmica, arritmia, insuficiência respiratória, assincronia em ventilação mecânica, dor (analgesia inadequada), estado nutricional deficiente, disfunção intestinal, obesidade, nova restrição ao leito, instabilidade neurológica (p. ex., dificuldade em controlar a hipertensão intracraniana)
	Limitações neuropsicológicas ▪ Nível de sedação, paralisia, delirium, agitação, ansiedade, negação do paciente, fadiga, sonolência, cuidados paliativos
	Dispositivos e equipamentos ▪ Monitor, acesso central, sonda vesical, sonda nasoenteral
Estruturais	▪ Limitações no tempo e na quantidade de membros da equipe ▪ Falta do protocolo de mobilização precoce (incluindo critérios de elegibilidade inadequados) ▪ Carência de equipamentos

(continua)

TABELA 1 Grupos de barreiras para a mobilização precoce (*continuação*)

Barreiras	Descrição
Culturais	▪ Ausência de cultura voltada à mobilização ▪ Desconhecimento da equipe, do paciente e da família sobre os riscos/benefícios da mobilização precoce ▪ Não priorizar o protocolo de mobilização precoce
Processuais	▪ Falha no planejamento e coordenação ▪ Expectativas, regras e responsabilidades sem clareza nas determinações ▪ Falta de triagem e acompanhamento dos pacientes submetidos ao protocolo ▪ Riscos laborais para a equipe envolvida na execução do protocolo de mobilização precoce

Portanto, para minimizar os efeitos dessas barreiras, evidências sugerem inúmeras estratégias para o sucesso na construção e viabilidade do protocolo de MP. Tais propostas englobam sessões e visitas multiprofissionais, educação continuada, treinamento apropriado da equipe e dos equipamentos a serem utilizados, padronização dos protocolos, constante avaliação e acompanhamento dos pacientes para detectar ajustes necessários à execução do protocolo.

BARREIRAS RELACIONADAS AO PACIENTE

Este grupo de barreiras para mobilização precoce está intimamente ligado aos sintomas e às condições clínicas dos diversos sistemas orgânicos – neurológico, cardiovascular e respiratório –, além de outros itens, tais como pós-operatório com fratura instável, cirurgias muito extensas, sangramento ativo, hemodiálise, presença de dispositivos invasivos (p. ex., acesso venoso central).[10,11] A Tabela 2 mostra os critérios para indicar ou contraindicar a mobilização precoce na UTI com base nas barreiras da condição clínica dos pa-

TABELA 2 Critérios para mobilização precoce com base nas barreiras relacionadas ao paciente

Mobilização indicada	Mobilização indicada com restrições
Via aérea artificial bem fixa e posicionada	$FiO_2 \geq 60\%$
$FiO_2 < 60\%$	$SpO_2 \leq 90\%$
$SpO_2 > 90\%$	FR > 30 ipm
FR < 30 ipm	PEEP ≥ 10 cmH_2O
PEEP < 10 cmH_2O	Assincronias em ventilação mecânica
Portador de marca-passo (estável)	Uso de óxido nítrico e/ou prostaciclina
Taquicardia < 120 bpm	PAM baixa (em uso de drogas vasoativas em baixas ou moderadas doses)
Dispositivo de assistência ventricular	Balão intraórtico
ECMO	Hipertensão pulmonar
Monitoração contínua do débito cardíaco	Bradicardia (sem tratamento farmacológico)
RASS –1 a +1	Portador de marca-passo (ritmo dependente)
Avaliação de *delirum* (–)	Taquicardia 120 a 150 bpm
Hemodiálise	ECMO
Cateter femoral (venoso ou arterial)	Choque cardiogênico com lactato > 4 mmol/L
	TVP ou TEP
	Estenose aórtica grave
	RASS –2 ou +2
	Avaliação de *delirum* (+)
	Fraturas instáveis
	Cirurgia de grande porte (torácica/abdominal)
	Febre/hipotermia

FiO_2: fração inspirada de oxigênio; SpO_2: saturação periférica de oxigênio capilar; FR: frequência respiratória; PEEP: pressão positiva expiratória final; RASS: registro das ações ambulatoriais de saúde; PAM: pressão arterial média; ECMO: oxigenação extracorpórea por membrana; TVP: trombose venosa profunda; TEP: embolia pulmonar.

cientes. No entanto, esses critérios e os pontos de corte devem ser discutidos com a equipe multiprofissional e adaptados à especificidade de cada UTI. O uso de escalas avaliativas funcionais pode auxiliar na elegibilidade dos pacientes.[12]

É consenso que a presença de via aérea artificial (tubos orotraqueal ou nasotraqueal e traqueóstomo) não deve ser uma barreira para mobilização precoce, desde que esteja corretamente posicionada e fixada adequadamente. Caso o paciente esteja apresentando queda da saturação periférica de oxigênio capilar (SpO_2), sendo ventilado com níveis elevados de fração inspirada de oxigênio (FiO_2) e pressão positiva expiratória final (PEEP), deve-se analisar a real necessidade da mobilização.[10]

A instabilidade hemodinâmica dever ser um critério bem avaliado na tomada de decisão sobre o benefício da mobilização precoce, todavia em apenas 0,8% dos casos é motivo para interromper a terapia. Além disso, não é consensual qual dose ou quais combinações de fármacos vasoativos devem ser considerados barreiras à mobilização. Essa questão deve ser discutida entre a equipe multidisciplinar, considerando a condição clínica do paciente.[10-11]

O nível de consciência é uma grande barreira. A sedação excessiva influencia na participação e na melhora do desempenho do paciente durante a MP.

Em síntese, principalmente quando se trata de questões sobre a clínica apresentada pelo paciente, são fundamentais o engajamento e a participação de todos da equipe multiprofissional durante os plantões para discutir as reais limitações para MP. Isso ajudará a esclarecer se as barreiras relacionadas ao paciente são realmente limitadoras. O mais importante é sempre seguir os critérios de segurança e considerar, com base em uma avaliação criteriosa, quão benéfica será a MP.

BARREIRAS ESTRUTURAIS

As barreiras estruturais (Tabela 1) incluem formação inadequada, número reduzido de profissionais (recursos humanos) e a ausência de protocolos definidos para MP (recursos técnicos), assim como equipamentos limitados e treinamento inadequado da equipe multidisciplinar.[2]

BARREIRAS PROCESSUAIS

As barreiras processuais mais comuns (Tabela 1) são: a falta de coordenação e de planejamento (que também engloba a ausência de discussão multidisciplinar consistente ou de coordenação entre a mobilização e os procedimentos do paciente); atraso ou mesmo não identificação de pacientes candidatos à mobilização; e a falta de definição clara de tarefas, papéis e responsabilidades juntamente com a equipe multiprofissional.[2]

BARREIRAS CULTURAIS E ESTRATÉGIAS DE MOBILIZAÇÃO

Barreiras relacionadas à cultura da UTI são questões sistemáticas que podem consumir tempo e ser desafiadoras.[13] Algumas UTI não incorporam a MP como ação prioritária.[11] No entanto, a mudança bem-sucedida na cultura (comportamental) da UTI tem sido estimulada há muitos anos; o uso das evidências científicas e o compartilhamento de histórias de sucesso têm melhorado a motivação e a priorização da MP.[14]

As estratégias mais comuns para abordar essas barreiras culturais incluem educação multiprofissional, protocolos de mobilidade, criação de líderes de mobilização, discussão em *rounds* diários interdisciplinares e registros precisos que permitam a continuidade e a avaliação da intervenção.[2,15]

Conforme mencionado anteriormente, barreiras comuns relacionadas ao processo incluem a falta de comunicação e clareza na delimitação das funções dos profissionais para a mobilização do paciente.[2,16] No entanto, a sustentabilidade desses programas pode ser prejudicada por mudanças organizacionais, tais como a rotatividade de funcionários e a mudança na liderança e na equipe de chefia.[17]

A identificação das barreiras é um passo inicial importante para a implementação da mudança. Todos os pacientes da UTI devem ser mobilizados, ao menos que exista uma razão/condição específica para não mobilizar.[2,13]

Algumas barreiras podem ser modificáveis e outras não modificáveis. Nesse contexto, é fundamental que a equipe multidisciplinar consiga reduzir as barreiras modificáveis com capacitação continuada da equipe com o objetivo de expandir a implementação da MP de forma segura nas UTI brasileiras. As barreiras modificáveis incluem dispositivos de acesso vascular (femoral), o uso de sedativos e a presença de *delirium*. As barreiras consideradas não modificáveis são: instabilidades hemodinâmica, respiratória e neurológica (dificuldade de controle da hipertensão intracraniana), bem como outros direcionamentos clínicos para não mobilizar (p. ex., fraturas instáveis).[18]

Ainda existem muitas barreiras que podem ser superadas na UTI. Na Tabela 3 são apresentados os grupos de barreiras para a MP e o desenvolvimento de estratégias para superá-las, auxiliando a gestão e os profissionais na prática clínica, com o objetivo de implementar a MP de forma segura e efetiva.[19]

TABELA 3 Grupos de barreiras e estratégias para mobilização precoce (MP)

Barreiras	Descrição
Relacionadas aos pacientes	Aspectos físicos ▪ Observação constante das mudanças no quadro clínico do paciente com equipe multidisciplinar ▪ Estabelecimento de critérios de passo a passo para: segurança, mobilidade e escolha do paciente ▪ Ajuste prévio da VM (FiO_2, PEEP ou suporte ventilatório para a MP) ▪ Avaliação e manejo da dor antes da MP ▪ Avaliação do perfil nutricional (reserva ou obesidade) ▪ Nos casos de fraqueza prévia, iniciar a mobilização com 24 horas de admissão com reavaliações diárias e acompanhamento neurológico
	Limitações neuropsicológicas ▪ Avaliação diária da sedação com pausa, metas mais leves de sedação ▪ Evitar sedativos com meia-vida longa ▪ Avaliar incidência de *delirium*, uso de antipsicóticos, diminuir o uso de benzodiazepínicos ▪ Ajustar a MP de acordo com o crescimento da participação do paciente, educando-o e encorajando-o ▪ Critérios para fadiga, descanso e otimização do sono ▪ Nos casos paliativos, observar os objetivos voltados à qualidade de vida
	Dispositivos e equipamentos ▪ Uso de monitores portáteis ▪ Uso seguro dos dispositivos de auxílio, com treinamento prévio e plano passo a passo discutido com a equipe multidisciplinar ▪ Segurança dos acessos, drenos e tubos ▪ Escolha estratégica do local da inserção do cateter ▪ Definição prévia das responsabilidades de cada profissional

(continua)

TABELA 3 Grupos de barreiras e estratégias para mobilização precoce *(continuação)*

Barreiras	Descrição
Estruturais	▪ Treinamento tipo *hands-on* com os membros da equipe ▪ Protocolo de MP ▪ Planejamento multidisciplinar com divisão de tarefas e responsabilidades (criação de uma força tarefa) ▪ Equipamentos apropriados ▪ Tempo integral 24 horas com equipe dedicada a MP ▪ Análise de custo-efetividade ▪ Planejamento e coordenação da alta do paciente ▪ Aumento do número de funcionários de apoio e fisioterapeuta/terapeuta ocupacional
Culturais	▪ Sessões educativas, informativo da UTI ▪ Educação da equipe, do paciente e da família sobre os riscos/benefícios da mobilização precoce ▪ Padronizar os níveis de atividade
Processuais	▪ Planejamento multidisciplinar com elaboração de protocolos ▪ Aumentar o número de auxiliares para a MP ▪ Criação de uma equipe responsável com um líder central e líderes representantes de cada profissional da UTI ▪ Triagem por plantão (turno) e acompanhamento dos pacientes submetidos ao protocolo ▪ Treinamento regular da equipe envolvida na execução do protocolo de mobilização precoce e demais membros

REFERÊNCIAS BIBLIOGRÁFICAS

1. Zhang L, Hu W, Cai Z, Liu J, Wu J, Deng Y, et al. Early mobilization of critically ill patients in the intensive care unit: a systematic review and meta-analysis. PLoS One. 2019;14(10):e0223185.
2. Dubb R, Nydahl P, Hermes C, Schwabbauer N, Toonstra A, Parker AM, et al. Barriers and strategies for early mobilization of patients in intensive care units. Annals of the American Thoracic Society. 2016;13(5):724-30.

3. França EÉTd, Ferrari F, Fernandes P, Cavalcanti R, Duarte A, Martinez BP, et al. Fisioterapia em pacientes críticos adultos: recomendações do Departamento de Fisioterapia da Associação de Medicina Intensiva Brasileira. Revista Brasileira de Terapia Intensiva. 2010;24(1):6-22.
4. Hashem MD, Nelliot A, Needham DM. Early mobilization and rehabilitation in the ICU: moving back to the future. Respiratory Care. 2016;61(7):971-9.
5. Hodgson CL, Bailey M, Bellomo R, Berney S, Buhr H, Denehy L, et al. A binational multicenter pilot feasibility randomized controlled trial of early goal--directed mobilization in the ICU. Critical Care Medicine. 2016;44(6):1145-52.
6. De Jonghe B, Sharshar T, Lefaucheur J-P, Authier F-J, Durand-Zaleski I, Boussarsar M, et al. Paresis acquired in the intensive care unit: a prospective multicenter study. Jama. 2002;288(22):2859-67.
7. Bercker S, Weber-Carstens S, Deja M, Grimm C, Wolf S, Behse F, et al. Critical illness polyneuropathy and myopathy in patients with acute respiratory distress syndrome. Critical Care Medicine. 2005;33(4):711-5.
8. Fan E, Cheek F, Chlan L, Gosselink R, Hart N, Herridge MS, et al. An official American Thoracic Society Clinical Practice guideline: the diagnosis of intensive care unit-acquired weakness in adults. American Journal of Respiratory and Critical Care Medicine. 2014;190(12):1437-46.
9. Hodgson CL, Capell E, Tipping CJ. Early mobilization of patients in intensive care: organization, communication and safety factors that influence translation into clinical practice. Critical Care. 2018;22(1):77.
10. Hodgson CL, Stiller K, Needham DM, Tipping CJ, Harrold M, Baldwin CE, et al. Expert consensus and recommendations on safety criteria for active mobilization of mechanically ventilated critically ill adults. Critical Care. 2014;18(6):658.
11. Rocha AM, Martinez B, da Silva VM, Junior LF. Early mobilization: why, what for and how? Medicina intensiva. 2017;41(7):429-36.
12. Luna ECW, Perme C, Gastaldi AC. Relationship between potential barriers to early mobilization in adult patients during intensive care stay using the Perme ICU Mobility score. Can J Respir Ther. 2021;57:148-53.
13. Dafoe S, Chapman M, Edwards S, Stiller K. Overcoming barriers to the mobilisation of patients in an intensive care unit. Anaesthesia & Intensive Care. 2015;43(6).
14. Conceição TMAd, Gonzáles AI, Figueiredo FCXSd, Vieira DSR, Bündchen DC. Safety criteria to start early mobilization in intensive care units: systematic review. Revista Brasileira de Terapia Intensiva. 2017;29(4):509-19.

15. Green M, Marzano V, Leditschke IA, Mitchell I, Bissett B. Mobilization of intensive care patients: a multidisciplinary practical guide for clinicians. Journal of Multidisciplinary Healthcare. 2016;9:247.
16. Leditschke IA, Green M, Irvine J, Bissett B, Mitchell IA. What are the barriers to mobilizing intensive care patients? Cardiopulmonary Physical Therapy Journal. 2012;23(1):26.
17. Winkelman C, Peereboom K. Staff-perceived barriers and facilitators. Critical Care Nurse. 2010;30(2):S13-S6.
18. Leditschke AI, Green J. Irvine B. Bissett, Mitchell IA. What are the barriers to mobilizing intensive care patients?. Cardiopulmonary Physical Therapy Journal. 2012;23(1):26-9.
19. Alaparthi GK, Gatty A, Samuel SR, Amaravadi SK. Effectiveness, safety, and barriers to early mobilization in the intensive care unit. Crit Care Res Pract. 2020 Nov.

Diagnóstico fisioterapêutico em terapia intensiva

5

Saint-Clair G. Bernardes Neto
Debora Stripari Schujmann

INTRODUÇÃO

A unidade de terapia intensiva (UTI) tem como seus dois principais objetivos: (1) preservar a vida humana quando ameaçada por alguma doença grave ou tratamento e (2) fornecer reabilitação especializada a essa população.[1] Para atender ao objetivo de fornecer reabilitação especializada, a atuação do fisioterapeuta no campo da terapia intensiva configura uma necessidade primária para a saúde do paciente internado nesse setor. Como integrante da equipe multiprofissional, o fisioterapeuta deve estar preparado para contribuir, com seu domínio de conhecimento, para a manutenção da vida desse doente, além de atuar na preservação, na prevenção e na promoção da independência funcional e da autonomia do paciente.

Nessa perspectiva, o profissional deve estar atento aos conceitos atuais de saúde e compreender bem o seu papel dentro da equipe. Dessa forma ele será capaz de somar esforços com outros profissionais envolvidos nos cuidados para que o paciente crítico possa receber a assistência adequada, conforme sua necessidade.

A Organização Mundial de Saúde (OMS), em 2001, propôs um modelo de classificação da condição de saúde dos indivíduos de uma forma mais completa diante de seu estado de saúde, correlacionando-o com a capacidade funcional e a sociedade.[2] Esse modelo foi denominado Classificação Internacional de Funcionalidade, Incapacidade e Saúde (CIF), que extrapola o olhar limitado das alterações estruturais do corpo nas doenças e integra domínios tais como estrutura, função, atividade e participação. Nesse contexto, fatores ambientais e pessoais interferem positiva ou negativamente na participação do indivíduo na sociedade, podendo ser descritos como barreiras ou facilitadores.

Um passo fundamental nesse cenário e que será discutido nesse capítulo com mais detalhes é o entendimento acerca do diagnóstico fisioterapêutico dos pacientes na terapia intensiva, sua importância clínica e como fazer.

O QUE É DIAGNÓSTICO FISIOTERAPÊUTICO?

O diagnostico fisioterapêutico é o resultado de um processo pelo qual, por meio de métodos de avaliação fisioterapêutica, os distúrbios cinéticos funcionais serão analisados, com base na avaliação de estruturas/funções/atividade/participação, e os dados consolidados por meio de um raciocínio clínico específico.[3]

O diagnóstico fisioterapêutico, portanto, é a conclusão sobre quais alterações encontradas no paciente na UTI estão sendo responsáveis pelo impacto negativo na saúde do indivíduo e quais são suas origens e fatores associados. Trata-se, portanto, de um raciocínio clínico sobre o estado de saúde do indivíduo, com um estudo aprofundado das relações entre as alterações cinéticas funcionais, os componentes da incapacidade e fatores contextuais.

QUAL A IMPORTÂNCIA DO DIAGNÓSTICO FISIOTERAPÊUTICO?

Consolidar informações sobre as avaliações realizadas e indicar o caminho do plano terapêutico a ser construído, apontando as melhores estratégias e prescrições de intervenções e dando base ao prognóstico e melhores desfechos funcionais.

Para que o processo de reabilitação possa acontecer de forma efetiva e alcançando melhores desfechos, é necessário que um diagnóstico fisioterapêutico seja elaborado e esteja claro para cada paciente de modo individualizado.[4] A elaboração deste está prevista e amparada por uma resolução do Coffito (Resolução n. 80, publicada no *DOU* n. 93, de 21.05.1987, Seção I, p.7.609) que descreve ser "de competência do fisioterapeuta elaborar o diagnóstico fisioterapêutico".[5]

O diagnóstico tem importância fundamental na rotina do fisioterapeuta intensivista e visa detectar e quantificar (ou qualificar) as alterações apresentadas pelos pacientes nesse ambiente. Ele será imprescindível para a prescrição terapêutica, que se baseará nos achados que levaram ao diagnóstico; além disso, será essencial para o desenho da linha de cuidado desse paciente durante a internação hospitalar e, por fim, auxiliará no processo de alta da fisioterapia ou do hospital.

Uma vez que o diagnóstico realiza uma caracterização e classificação da funcionalidade do indivíduo, permitindo também uma visão do prognóstico,[3] é por meio dele que serão definidos os planos de tratamento e os meios que serão usados para atingir os objetivos finais.[6]

Todas as intervenções realizadas pelos fisioterapeutas na UTI devem ser apoiadas e baseadas no diagnóstico que foi encontrado, evitando, assim, que intervenções desnecessárias, sem critérios ou que não sejam adequadas sejam realizadas. Também encontramos no diagnóstico fisioterapêutico a possibilidade de organizar e detalhar os dados mensurados na avaliação inicial. Isso será inserido no plano terapêutico e revisto em reavaliações sucessivas, fazendo o acompanhamento do prognóstico até a alta.

Portanto, a realização do diagnóstico fisioterapêutico de forma precisa é o único meio para um plano terapêutico completo, com prescrição adequada das intervenções, para alcançar a maior funcionalidade no momento da alta hospitalar.

RACIOCÍNIO CLÍNICO E MODO DE ELABORAÇÃO DO DIAGNÓSTICO FISIOTERAPÊUTICO NA TERAPIA INTENSIVA

A UTI é o local direcionado para pacientes com quadros críticos que necessitam de internação para cuidados e terapias específicas, como medicações, tratamentos e exames.[7] Assim, a principal particularidade do diagnóstico fisioterapêutico na UTI é que precisa ser considerado o contexto multifatorial para sua conclusão.

Devem ser considerados fatores como: condições prévias, patologia da internação e suas consequências, terapêuticas empregadas no tratamento e suporte à vida, o ambiente específico e suas interações e fatores pessoais do indivíduo.[8] Enfatiza-se, então, que o diagnóstico não é baseado na doença, mas nas alterações cinético-funcionais causadas pela soma desses componentes relevantes para a internação no ambiente de terapia intensiva.

Diante disso, percebemos a importância de esses componentes serem de conhecimento teórico e prático dos profissionais, bem como de haver completo entendimento em relação a sua repercussão na funcionalidade, sendo reconhecidos quanto a seu provável impacto nas disfunções.[9] Assim, eles serão caracterizados e farão parte do raciocínio para formar o diagnóstico fisioterapêutico. Apesar de o produto do diagnóstico da fisioterapia ter como ênfase as alterações cinético-funcionais, é importante incluir no raciocínio clínico do diagnóstico quais fatores estão associados a ele.

Resumindo, como particularidade do diagnóstico fisioterapêutico na terapia intensiva temos a necessidade de atentar para todos os fatores contextuais inerentes à internação na UTI: patologia, terapêuticas, fatores externos (ambiente) e pessoais.

O raciocínio clínico para a formação do diagnóstico tem como finalidade principal o entendimento e a conclusão das alterações de condição de saúde desse indivíduo. Para tanto, ele passa pela estruturação e cruzamento dos dados obtidos na avaliação, história do paciente e fatores contextuais da UTI que estão associados.

Em um contexto de UTI temos diversos *fatores* que podem se associar de forma negativa em diferentes *momentos* para levar a alterações físicas.

- **Fatores:** podem ser a própria patologia e causa da internação, bem como as terapêuticas utilizadas, o ambiente e fatores pessoais.
- **Momento:** os fatores podem já ter agido em um momento, levando a uma alteração já instalada, bem como podem ser fatores de risco para um momento futuro, levando a uma futura alteração.

Todos esses pontos devem ser considerados ao se fazer o diagnóstico fisioterapêutico do paciente na UTI. Os exemplos a seguir facilitarão o entendimento e ajudarão treinar o conteúdo visto.

O diagnóstico pode incluir uma situação de risco, como nas situações a seguir:

- Paciente com risco aumentado de desenvolver fraqueza muscular na UTI e regressão dos marcos posturais por uso de altas doses de uso de corticoide e diminuição no nível de atividade devido a quadro de delirium hipoativo.

- Paciente jovem com risco de perda de condicionamento cardiopulmonar por contraindicação de ortostatismo por duas semanas devido a amputação aberta.

E o diagnóstico pode ser de uma alteração já instalada, como nestes exemplos:

- Incapacidade de adoção do ortostatismo por fraqueza muscular adquirida na UTI por tempo prolongado de imobilismo por uso de sedação contínua e uso de bloqueador neuromuscular.
- Diminuição da tolerância a curtas distâncias na deambulação por fraqueza muscular periférica por doença pulmonar obstrutiva crônica (DPOC) somada a perda muscular pelo tempo de inatividade na internação, uso de corticoide e sedativos. Essa diminuição de tolerância também se dá devido a alterações pulmonares prévias que levam a obstrução do fluxo aéreo, alterações de volumes pulmonares com diminuição de reserva pulmonar para o exercício prévia pela patologia e exacerbada pela clínica de agudização do DPOC que levou à internação.

Pode-se notar nos exemplos que eles ilustram a composição do diagnóstico fisioterapêutico na UTI com as seguintes informações:

- Qual alteração cinético funcional encontramos.
- Os achados da avaliação física.
- O momento.
- Os fatores associados aos achados.

É importante que esses pontos estejam claros no diagnóstico porque ajudarão a pensar sobre o prognóstico, bem como acompanhar a evolução do quadro. Eles também nos manterão atentos à atualização do diagnóstico e a mudanças de condutas. Isso porque ajudam a observar e analisar possíveis mudanças do conjunto de fatores que estavam levando ao diagnóstico. Por exemplo, após a resolução da amputação aberta e retorno da possibilidade de saída do leito, esse paciente jovem pode não ter mais o risco de perda de condicionamento pelo fato de já aumentar seu nível de atividade, então agora o diagnóstico pode ser: paciente com alteração de biomecânica da marcha e necessidade de reabilitação da capacidade de deambulação por amputação. O enfoque maior passa a ser no treino de marcha, de equilíbrio, de adequação e no treino dos dispositivos auxiliares.

Um ponto de grande atenção, como visto no caso clínico acima, é a importância da necessidade de reavaliação com constante atualização do diagnóstico. Pacientes na terapia intensiva são dinâmicos em relação ao quadro clínico, podendo evoluir para estabilização ou instabilidade em curto prazo, bem como para melhora ou deterioração clínica. Além disso, as terapêuticas são constantemente readequadas, tanto em relação a medicações quanto a terapias de suporte à vida. Todo esse cenário provoca a necessidade de reavaliação e redefinição do diagnóstico para que as condutas sejam sempre adequadas e otimizadas diante desse cenário dinâmico. Portanto, recomenda-se que o raciocínio clínico acerca do diagnóstico de pacientes na terapia intensiva seja sempre dinâmico e não estático. Não é recomendado que esse processo seja feito uma única vez, por exemplo, na admissão do paciente, e não seja revisto com frequência. Ele deve ser atualizado sempre que ocorrerem mudanças no quadro do paciente. O fisioterapeuta deve estar atento a isso diariamente, dentro de sua rotina de cuidados.

Ao darmos o diagnóstico fisioterapêutico, indicaremos a incapacidade, o que ela impede de realizar e a que ela está ligada. Assim, são passos para compor o diagnóstico:

- A identificação dos problemas e necessidades do indivíduo.

- O relacionamento dos transtornos com os fatores relevantes do indivíduo e do ambiente.[3]

Para identificar os problemas e necessidades, deve-se olhar para estruturas, funções e atividades, mas ampliar o horizonte olhando para o individuo, a família e a sociedade. Pensar e avaliar as limitações físicas por meio de estruturas e funções e a limitação funcional com base nas atividades. Em seguida, deve-se relacionar as alterações relevantes encontradas e contextualizar com a internação na UTI, a patologia, as terapêuticas e o ambiente. Na prática clínica, devemos contemplar as etapas de avaliar e identificar os problemas das estruturas e funções corporais, limitações das capacidades e restrições de desempenho decorrentes da condição de saúde e concluir em um diagnóstico fisioterapêutico para então definir metas de reabilitação.[3]

São elementos fundamentais para a estruturação e a formulação do diagnóstico:

- Realizar testes e avaliações.
- Ter senso crítico e raciocínio clínico.
- Ter conhecimento amplo da literatura científica.
- Organizar as informações.

Para identificar as disfunções, o fisioterapeuta se baseará nas informações obtidas a partir da história patológica, exames e testes. Diante da necessidade fundamental de chegarmos ao diagnóstico do indivíduo, precisamos avaliar e diagnosticar alterações físicas que juntas se somarão para esse fim. Por meio de testes específicos e de escalas, a avaliação física ajudará a pontuar quais alterações de estruturas, funções e atividades estão impactando na incapacidade física para, assim, construir o diagnóstico fisioterapêutico. Portanto, a composição do diagnóstico será possível detectando alterações físicas e funcionais com base em avaliações físicas específicas, voltadas para a demanda específica do paciente, tendo como resultado a geração de diagnósticos individualizados.

A seguir será visto mais especificamente o componente avaliação, essencial para a conclusão diagnóstica.

AVALIAÇÃO DA FORÇA MUSCULAR PERIFÉRICA

A avaliação da força de preensão palmar, por meio do uso de um dinamômetro de preensão palmar, é uma medida amplamente descrita na literatura para diagnóstico e caracterização da força muscular.

Fried et al. utilizam tal ferramenta para caracterizar a fraqueza muscular em indivíduos com síndrome da fragilidade clínica quando o valor obtido na avaliação encontra-se 20% abaixo do valor previsto como normalidade para o gênero e o índice de massa corpórea (IMC), conforme a Tabela 1.[10]

TABELA 1 Critério para fraqueza muscular em indivíduos com fragilidade pela avaliação da força de preensão palmar

Homens		Mulheres	
IMC	Corte para diagnóstico de fraqueza (kg)	IMC	Corte para diagnóstico de fraqueza (kg)
≤ 24	≤ 29	≤ 23	≤ 17
24,1-26	≤ 30	23,1-26	≤ 17,3
26,1-28	≤ 30	26,1-29	≤ 18
> 28	≤ 32	> 29	≤ 21

IMC: índice de massa corpórea.
Fonte: adaptada de Fried et al., 2001.[10]

No ambiente da terapia intensiva a medida da força muscular periférica global é bem relatada e estimada pelo valor percebido na avaliação da força de preensão palmar.

A avaliação da força de preensão palmar, segundo a American Society of Hand Therapists, deve ser realizada preferencialmente com o paciente sentado, com o ombro em posição neutra e o cotovelo em flexão de noventa graus. A avaliação é feita em três medidas consecutivas (com intervalo de quinze segundos entre elas), e o valor final deve ser o maior obtido.[11]

O diagnóstico de fraqueza muscular adquirida na UTI (FMA-UTI) é clinicamente detectado e carece da identificação de redução da força muscular periférica, com predomínio de articulações proximais, com apresentação simétrica e durante o curso clínico de tratamento de uma condição crítica na UTI, sem associação plausível do diagnóstico com a fraqueza.[12] Tal diagnóstico pode ser determinado com a redução da força global, medida pela dinamometria de preensão palmar, em valores < 11 kg de força para homens e < 7 kg de força para mulheres.[13]

Outra caracterização da fraqueza muscular por dinamometria é a análise, para pessoas brasileiras de meia-idade e idosos, da força prevista para esses indivíduos, proposta por Novaes et al. (2009), conforme as fórmulas descritas a seguir.[14]

Força de preensão manual – membro dominante (FPM-D)

$$\text{FPM-D} = 39{,}996 - (0{,}382 \times \text{idade}_{\text{anos}}) + (0{,}174 \times \text{peso}_{\text{kg}}) + (13{,}628 \times \text{sexo}_{\text{homens}} = 1;\ _{\text{mulheres}} = 0)$$

Força de preensão manual – membro não dominante (FPM-ND)

$$\text{FPM-ND} = 44{,}968 - (0{,}420 \times \text{idade}_{\text{anos}}) + (0{,}110 \times \text{peso}_{\text{kg}}) + (9{,}274 \times \text{sexo}_{\text{homens}} = 1;\ _{\text{mulheres}} = 0)$$

Outra forma de avaliação e diagnóstico da fraqueza muscular no ambiente hospitalar e da terapia intensiva é a aplicação da escala *Medical Research Council*, que avalia grupos musculares responsáveis pela realização de seis movimentos funcionais (três em membros superiores e três em membros inferiores). Os movimentos são apresentados na Figura 1.[15]

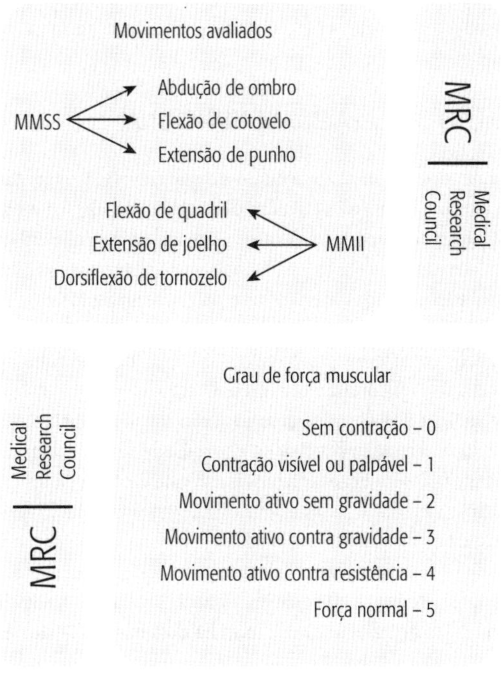

FIGURA 1 Escala de força muscular – MRC (*Medical Research Council*).
MMII: membros inferiores; MMSS: membros superiores.
Fonte: adaptada de De Jonghe et al., 2002.[15]

Cada movimento tem a força quantificada pela graduação de força entre 0 (incapaz de realizar o movimento) e 5 (força muscular normal). Após a análise performática dos seis movimentos em cada hemicorpo, um total de 60 pontos pode ser alcançado em força muscular totalmente preservada.

O diagnóstico de fraqueza muscular é caracterizado quando a MRC total é menor que 48 (fraqueza significativa) ou menor que 36 (fraqueza severa).

AVALIAÇÃO DA CAPACIDADE FUNCIONAL

Um detalhe importante é o fato de que a avaliação das deficiências do sistema osteomioarticular, desenvolvida pelo fisioterapeuta, deve abranger não apenas a detecção dos sinais de imobilidade, distúrbios do equilíbrio, força, resistência muscular, mas também alterações na execução das atividades e da capacidade funcional, além de marcha e transferências de postura.[16] Nesse âmbito, a utilização de testes físicos específicos pode ser considerada uma ferramenta fundamental para o fisioterapeuta intensivista.

Porém, um dos grandes desafios para o fisioterapeuta na UTI é realizar uma avaliação precisa da capacidade funcional, pois, diferentemente do teste ergoespirométrico, que é conhecidamente um teste padrão outro, os testes a serem utilizados nesse ambiente precisam suprir as limitações impostas pelo ambiente e pelas condições clínicas dos pacientes. Dessa forma, alguns testes específicos podem ser utilizados, de forma alternativa, para tal avaliação. A seguir serão descritos: teste de velocidade de marcha de 4 metros; teste de sentar e levantar; *timed up and go*.

TESTE DE VELOCIDADE DE MARCHA DE 4 METROS

Deve ser realizado em uma superfície plana e sem obstáculos, com a distância de 4 m demarcada com fita adesiva no chão. Uma caminhada é demonstrada para o paciente, antes de iniciar o teste, e então ele é posicionado com os dedos dos pés tocando a linha de partida. É dada a instrução padrão: "Este é o nosso percurso de caminhada. Quero que você caminhe até o outro lado do percurso em sua velocidade habitual, como se estivesse andando na rua para ir às lojas. Caminhe até a outra extremidade da fita antes de parar. Pronto... comece". O tempo deve ser cronometrado quando o paciente começar a se mover após o comando e deve ser interrompido quando o primeiro pé do paciente cruzar a linha de 4 m. O resultado é expresso em metros por segundo e o paciente pode utilizar dispositivos de auxílio de marcha e/ou suplementação de oxigênio, conforme sua necessidade. O teste é repetido em sequência, por duas vezes, e o resultado com maior velocidade é adotado.[17]

O resultado do teste de velocidade da marcha de 4 metros correlaciona-se com medidas de capacidade de exercício, estado de saúde e dispneia. A velocidade "lenta" no teste indica prejuízo significativo da capacidade de exercício e má qualidade de vida relacionada à saúde. A velocidade "lenta" é classificada como $\leq$ 0,8 m/s. Existem evidências[18] de que o incremento na velocidade se relaciona com aumento da expectativa de vida e de que o valor de 0,8 m/s corresponde à expectativa de vida mediana para maioria das idades.

TESTE DE SENTAR E LEVANTAR

A atividade de sentar e levantar é comum na vida diária e depende, parcialmente, do equilíbrio e da função muscular dos membros inferiores. Diversas variações da atividade foram adaptadas para mensurar o desempenho funcional, tais como o tempo para determinado número de manobras ou o número máximo de manobras em determinado tempo, geralmente 30 segundos ou 1 minuto.

Os resultados encontrados no teste de sentar e levantar têm boa relação com desfechos também observados em outros testes, como *timed up and go* ou teste de velocidade de marcha.

O teste de sentar e levantar de cinco repetições busca identificar o tempo necessário para realizar o movimento de ficar de pé cinco vezes, partindo da posição sentada, o mais rápido possível, e é bem descrito na população idosa. Ele se relaciona com medidas de capacidade de exercício, força dos membros inferiores, qualidade de vida relacionada à saúde e dispneia. A não conclusão do teste indica prejuízo significativo na capacidade de exercício e fraqueza muscular profunda do quadríceps. E programas de reabilitação pulmonar, em pacientes com DPOC, favorecem a redução do tempo do teste.

O teste é realizado em uma cadeira de apoio reto, sem braços e com assento duro, podendo esta ser estabilizada ao ser colocada contra a parede. A altura do assento para o chão deve ser de aproximadamente 48 cm. O paciente é colocado sentado com os pés apoiados no chão e cruza os braços sobre o peito. É instruído a se levantar completamente, sem utilizar o membro superior, e depois se sentar. Quando o paciente é capaz de executar a manobra, ele é solicitado a repetir, o mais rápido possível, cinco vezes, enquanto o tempo é cronometrado ao comando inicial e interrompido ao final da quinta manobra.[19]

A variação do teste, que mede o número de repetições realizadas em 1 minuto, é uma avaliação que exige mais desempenho físico e funcional do paciente, podendo não ser a medida mais ideal para realização no ambiente hospitalar, principalmente dentro da Unidade de Terapia Intensiva.

TIMED UP AND GO

O TUG é um teste de habilidades básicas de mobilidade, bem descrito para pacientes idosos frágeis, podendo avaliar e medir equilíbrio, velocidade de marcha e capacidade funcional, além de valor prognóstico clínico ao longo do tempo.

O paciente é solicitado a levantar-se de uma cadeira com braços de apoio (altura do assento para o chão de aproximadamente 46 cm). O início se dá com o paciente com as costas e os braços apoiados. Ao comando ele deve caminhar em linha reta por uma distância de 3 m, fazer a volta, retornar e se sentar novamente. O resultado é dado pelo tempo necessário (em segundos) para completar o teste. Durante o teste o paciente é encorajado a utilizar dispositivos de marcha caso já faça uso e a realizar o teste sem assistência física.[20]

O resultado considerado normal do TUG é de até 10 segundos para sua realização, totalmente relacionado com independência. Pacientes com TUG realizado em menos de 20 segundos apresentam independência para transferências básicas mas não total para atividades de maior demanda, como banheira e chuveiro, mas têm boa relação com capacidade de subir degraus. Os que o realizam em menos de 30 segundos são mais dependentes, com necessidade de auxílio para transferências de cadeiras ou ao vaso sanitário, além de não conseguir subir degraus.[20]

REFERÊNCIAS BIBLIOGRÁFICAS

1. Nates JL, Nunnally M, Kleinpell R, Blosser S, Goldner J, Birriel B, et al. ICU admission, discharge, and triage guidelines: a framework to enhance clinical operations, development of institutional policies, and further research. Crit Care Med. 2016;44(8):1553-602.
2. Talo SA, Rytökoskib UM. BPS-ICF model, a tool to measure biopsychosocial functioning and disability within ICF concepts: theory and practice updated. International Journal of Rehabilitation Research. 2016;39(1).

3. Allan CM, Campbell WN, Guptill CA, Stephenson FF, Campbell KE. A conceptual model for interprofessional education: the international classification of functioning, disability and health (ICF). J Interprof Care. 2006;20(3):235-45.
4. Hanekom SD, Louw Q, Coetzee A. The way in which a physiotherapy service is structured can improve patient outcome from a surgical intensive care: a controlled clinical trial. Crit Care. 2012;16(6):R230.
5. Coffito (Conselho Federal de Fisioterapia e Terapia Ocupacional). Resolução n. 80, de 9 de maio de 1987 (DOU n. 93, de 21.05.1987, Seção I, p.7609).
6. Amidei C. Mobilisation in critical care: a concept analysis. Intensive Crit Care Nurs. 2012;28(2):73-81.
7. Sprung CL, Danis M, Iapichino G, Artigas A, Kesecioglu J, Moreno R, et al. Triage of intensive care patients: identifying agreement and controversy. Intensive Care Med. 2013;39(11):1916-24.
8. Vollman KM. Introduction to progressive mobility. Critical Care Nurse. 2010;30(2):S3-S5.
9. Bryant SE, McNabb K. Postintensive care syndrome. Crit Care Nurs Clin North Am. 2019;31(4):507-16.
10. Fried LP, Tangen CM, Walston J, Newman AB, Hirsch C, Gottdiener J, et al. Frailty in older adults: evidence for a phenotype. Journals Gerontol Ser A Biol Sci Med Sci. 2001;56(3):M146-57.
11. Figueiredo IM, Sampaio RF, Mancini MC, Silva FCM, Souza MAP. Teste de força de preensão utilizando o dinamômetro. JAMA. Acta Fisiatr. 2007;14(2):104-10.
12. Griffiths RD, Hall JB. Intensive care unit-acquired weakness. Crit Care Med. 2010 March;38(3):779-87.
13. Latronico N, Gosselink R. Abordagem dirigida para o diagnóstico de fraqueza muscular grave na unidade de terapia intensiva. Rev Bras Ter Intensiva. 2015;27(3):199-201.
14. Novaes RD, Miranda AS, Silva JO, Tavares BVF, Dourado VZ. Equações de referência para a predição da força de preensão manual em brasileiros de meia-idade e idosos. Fisioter Pesqui. [online]. 2009:16(3):217-22.
15. De Jonghe B, Sharshar T, Lefaucheur JP, Authier FJ, Durand-Zaleski I, Boussarsar M, et al. Paresis acquired in the intensive care unit: a prospective multicenter study. JAMA. 2002;288:2859-67.
16. Cunha FCM, Cintra MTG, Cunha LCM, Couto EAB, Giacomin KC. Fatores que predispõem ao declínio funcional em idosos hospitalizados. Rev Bras Geriatr Gerontol. 2009;12(3):475-87.

17. Kon SS, Patel MS, Canavan JL, Clark AL, Jones SE, Nolan CM, et al. Reliability and validity of 4-metre gait speed in COPD. The European Respiratory Journal. 2013;42(2):333-40.
18. Studenski S, Perera S, Patel K, et al. Gait speed and survival in older adults. JAMA. 2011;305:50-8.
19. Jones SE, Kon SSC, Canavan JL, Patel MS, Clark AL, Nolan CM, et al. The five-repetition sit-to-stand test as a functional outcome measure in COPD. Thorax. 2013;68:1015-20.
20. Podsiadlo D, Richardson S. The timed "Up & Go": a test of basic functional mobility for frail elderly persons. 1991(0002-8614 – print).

6 Prescrição de exercício físico na unidade de terapia intensiva

Luiz Alberto Forgiarini Junior
Luiza Martins Faria

INTRODUÇÃO

O aumento da sobrevida dos pacientes internados em unidade de terapia intensiva (UTI), em consequência do avanço técnico e científico na área, resultou em uma mudança de paradigmas na abordagem desses pacientes. Essa mudança ocorreu em função do melhor reconhecimento das consequências do processo de internação, as quais incluem alterações neuromusculares e neuropsicológicas.

Considerando o manejo multiprofissional ao paciente crítico, pode-se citar alguns dos aspectos mais relevantes em discussão atualmente, incluídos no *Bundle* ABCDEF da terapia intensiva: estratégias na pouca utilização ou ausência de sedativos (prática dos protocolos de interrupção diária de sedação); boa condução do desmame da ventilação mecânica (VM) com a utilização de protocolos e busca ativa do teste de respiração espontânea (TER); discussão diária entre a equipe sobre os aspectos citados anteriormente e a escolha de adequados sedativos e analgésicos; avaliação, prevenção e manejo do *delirium*; implementação da mobilização precoce/exercícios e engajamento familiar.

A mobilização precoce (MP) por meio da prescrição de exercício físico tem se destacado tanto na prevenção quanto no tratamento das complicações resultantes do imobilismo na UTI. As intervenções precoces, consideradas a base para a recuperação do paciente, devem ser realizadas após uma avaliação e prescrição individualizada do exercício, além de seguir critérios de segurança para sua aplicação. Ratifica-se ainda o conhecimento das principais barreiras associadas a essa prática para que sua implementação ocorra de forma adequada.

MOBILIZAÇÃO PRECOCE/EXERCÍCIO FÍSICO NA UTI

A mobilização precoce pode ser definida como a aplicação intensa e precoce da fisioterapia ao paciente criticamente enfermo e internado em UTI, mesmo nos pacientes em ventilação mecânica. O Quadro 1 apresenta os principais benefícios da MP.

QUADRO 1 Principais benefícios da mobilização precoce em UTI

- Redução da imobilidade
- Redução da fraqueza muscular adquirida na UTI
- Melhora da função física
- Melhora da funcionalidade
- Redução no tempo de desmame do suporte ventilatório mecânico
- Redução do tempo de internação na UTI
- Redução do tempo de internação hospitalar

Sua aplicação pode ser iniciada nos primeiros dias de internação, desde que sejam considerados os aspectos relacionados à estabilidade do paciente e os critérios de segurança para a sua realização.[1,2] Além das recomendações para sua realização, com o objetivo de otimizar seus resultados e minimizar os riscos de efeitos adversos, destaca-se também a escolha do protocolo a ser utilizado, as características da população a ser incluída nesse processo, a severidade do quadro clínico do paciente e as barreiras encontradas para a implementação da mobilização, que podem influenciar os resultados do tratamento.

MÉTODOS DE AVALIAÇÃO E PRESCRIÇÃO

A utilização de exercício físico na UTI tem demonstrado ser fundamental na reabilitação de doentes críticos, entretanto ainda se apresenta como atividade desafiadora. O principal fator a ser desvendado é a adequação da relação dose e resposta da intervenção utilizada nessa população.

Inicialmente, deve-se realizar uma avaliação adequada desses pacientes, a qual deve utilizar escalas funcionais e avaliação de força muscular periférica.

A avaliação funcional é um fator determinante para a adequada prescrição de exercício no âmbito da terapia intensiva. Isso fica evidente no estudo realizado por Denehy et al.,[3] que se caracterizou por um ensaio clínico randomizado que utilizou a escala *Physical function for intensive care unit* (PFIT) como ferramenta avaliativa que determinou a prescrição de atividade. Os autores utilizaram como base o tempo de marcha estacionária encontrado durante a avaliação da PFIT e determinaram que os pacientes realizariam três séries de 70% do tempo máximo obtido. Caso a marcha não fosse possível, era solicitado aos pacientes que realizassem o treino de sentar e levantar pelo período de 20 minutos; ainda em caso de impossibilidade, eram realizados exercícios de flexão de ombro durante 15 minutos. O protocolo foi realizado seis vezes por semana, uma vez ao dia para pacientes ventilados mecanicamente e duas vezes ao dia quando os pacientes não estivessem utilizando suporte ventilatório. Já o tempo de exercício inicial era de 30 minutos, progredindo posteriormente para 60 minutos. A aplicação desse protocolo resultou em um aumento no número de passos, tempo total de marcha e ainda o valor obtido na escala PFIT após a intervenção.

O estudo realizado por Hodgson et al.[4] prescreveu atividade física com base na ferramenta avaliativa *ICU mobility scale* (IMS), recentemente traduzida e adaptada para a língua portuguesa. Quando o paciente apresentava valor de IMS 0, os exercícios eram realizados no leito pelo período de 15 a 30 minutos; quando os valores obtidos ficavam entre 1 e 2 eram realizados exercícios ativos no leito pelo tempo máximo suportado pelo paciente; com IMS igual a 3 era iniciado controle de equilíbrio sentado com e sem apoio pelo tempo máximo, não ultrapassando 30 minutos; quando o IMS era 4 a 6, o paciente era colocado em ortostase pelo máximo de tempo possível associado de treino de sentar e levantar e equilíbrio estático (plano terapêutico atingido 45 minutos); quando os valores de IMS prévios à mobilização estavam entre 7 e 10 o treino era deambular o máximo possível dentro do tempo planejado de 45 minutos. Esse protocolo reduziu o tempo para o paciente ficar em pé e aprimorou o percentual de pacientes que conseguiram ficar em pé durante a internação na UTI.

Destaca-se um estudo recente realizado por Schaller et al.[5] que desenvolveu uma ferramenta específica para pacientes cirúrgicos em período pós-operatório denominada SOMS (*Surgical ICU optimal mobilization score*), que é dividida nos níveis 0 a 4, sendo 0 para pacientes não realizam nenhuma atividade, 1 para pacientes mobilizados passivamente, 2 para pacientes que sentam e apresentam controle de tronco, 3 para aqueles que mantêm ortostatismo sem assistência e 4 para os que deambulam sem auxílio. O resultado demonstrou que a utilização da SOMS reduziu o tempo de internação e melhorou a capacidade funcional quando comparada ao grupo controle.

A prescrição do exercício físico na UTI deve levar em consideração a avaliação adequada dos pacientes e o tipo de protocolo a ser utilizado. As alternativas para sua implementação são diversas e podem estar associadas a ferramentas, como eletroestimulação, cicloergômetro ativo e passivo, prancha ortostática, entre outros, além do tempo de início do protocolo de exercícios.

Para um adequado controle da relação dose/intensidade, alguns critérios podem ser utilizados durante a prática do exercício no ambiente de UTI. Denehy et al.[3] estabeleceram os seguintes critérios:

- Escala modificada de Borg (0 a 10) para avaliação subjetiva do esforço, que deveria estar entre 3 e 5.
- FC entre 50 e 70% da máxima predita pela idade (FCmáx = 220 – idade) ou com valor mínimo de 40 bpm e valor máximo de 140 bpm.
- Pressão arterial média (PAM) entre 60 e 90 mmHg.

Quanto ao treino de força muscular na UTI, deve-se utilizar a carga máxima com a qual o paciente consiga realizar entre 8 e 12 repetições de determinado exercício para grandes grupos musculares, podendo essa carga ser gerada pelo próprio peso do corpo, por resistência elástica ou por pesos livres.

MÉTODOS DE APLICAÇÃO E PROTOCOLOS

A idealização de protocolo de mobilização precoce é um fator importante e que resultará em melhores resultados. Em pacientes em ventilação mecânica por insuficiência respiratória aguda, pode-se dividir o protocolo em cinco estágios desde a admissão do paciente até a alta hospitalar (Figura 1). No estágio 1, o paciente encontra-se sedado e inconsciente, e nesse momento deve-se priorizar alongamentos passivos e mobilizações passivas dos quatro membros. Quando o paciente abrir os olhos, conseguir direcionar o olhar e ter grau II de força para membros superiores, ele poderá ingressar no segundo estágio, no qual serão acrescentados exercícios ativoassistidos para os quatro membros, assim como a transferência de deitado para sentado.

Estágio 1 (inconsciente)	Estágio 2 (consciente)	Estágio 3 (consciente)	Estágio 4 (consciente)	Estágio 5 (consciente)
AP dos 4MM	AP dos 4MM	AP dos 4MM	AP dos 4MM	AP dos 4MM
MP das articulações dos 4MM (10x)	EAA de flexoextensão dos 4MM (10x)	EAR para MMSS (contra a gravidade e auxílio de peso)	EAR para MMSS (contra a gravidade e auxílio de peso)	EAR para MMSS (auxílio de peso)
PA	TDpS no leito por, no mínimo, 20 min	TDpS à beira do leito	Ciclo MMII por 3, 5 e 10 min com escala de Borg entre 12 e 13	Ciclo MMII por 3, 5 e 10 min com escala de Borg entre 12 e 13
Abrir os olhos, direcionar olhar e grau II de força em MMSS		Ciclo MMII por 3, 5 e 10 min com escala de Borg entre 12 e 13	TSpC	Treinamento de equilíbrio
→	Força > III para MMSS (MRC)		PO	Deambulação
	→	Força no quadríceps > III (MRC)		
		→		

FIGURA 1 Protocolo para mobilização precoce em pacientes críticos em ventilação mecânica.

UTI: unidade de terapia intensiva; AP: alongamento passivo; 4MM: 4 membros; MP: mobilização passiva; PA: posicionamento articular; MMSS: membros superiores; EAA: exercício ativoassistido; TDpS: transferência de deitado para sentado; MRC: *Medical Research Council*; EAR: exercício ativoassistido; MMII: membros inferiores; CicloMMII: cicloergômetro de membros inferiores; TSpC: transferência de sentado para cadeira; PO: postura ortostática; ECR: exercício contrarresistido.

Fonte: adaptada de Morris PE, Goad A, Thompson C, Taylor K, Harry B, Passmore L, et al. Early intensive care unit mobility therapy in the treatment of acute respiratory failure. Crit Care Med. 2008;36(8):2238-43.

Assim que o paciente apresentar grau de força maior ou igual a III, poderá ingressar na próxima etapa. Já no estágio 3, os exercícios de membros serão ativorresistidos e haverá adição de cicloergômetro para membros inferiores ajustados pela escala de Borg, quando reavaliado. Se o paciente apresentar força muscular grau III, estará apto para o quarto estágio. Nesse momento será acrescida a transferência para a cadeira e a posição ortostática, quando no quinto estágio se inicia o treino de equilíbrio e deambulação.

CRITÉRIOS DE SEGURANÇA PARA A REALIZAÇÃO DA MOBILIZAÇÃO PRECOCE/EXERCÍCIO FÍSICO NA UTI

A mobilização precoce pode reduzir os efeitos deletérios associados à internação dos pacientes em UTI. Estudos demostram que sua aplicação é viável, segura e que o número de ventos adversos é baixo (caracterizados como mínimos ou transitórios). Dessa forma, sua realização deve estar apoiada em critérios de segurança, tanto para o início quanto para sua interrupção. Os critérios incluem considerações respiratórias, cardiovasculares, neurológicas, ortopédicas, médicas/clínicas, entre outras.

As Figuras 2 a 5 demostram essas considerações, publicadas por meio de um consenso desenvolvido por Hodgson et al.,[6] caracterizadas por um sistema de formatos – o círculo significa baixo risco de eventos adversos; o triângulo sinaliza que a mobilização é possível (após discussão com a equipe multidisciplinar); o octógono indica alto risco de eventos adversos. Já a Tabela 1 demostra os critérios e parâmetros de segurança mais utilizados para a iniciação da MP.

Considerações respiratórias	Exercícios no leito	Exercícios fora do leito
Tubo orotraqueal	●	●
Cânula endotraqueal	●	●
$FiO_2 < 0,6$	●	●
$FiO_2 > 0,6$	△	△
$SpO_2 > 90\%$	●	●
$SpO_2 < 90\%$	△	⯃
FR < 30 irpm	●	●
FR > 30 irpm	△	△
PEEP < 10 cmH_2O	●	●
PEEP > 10 cmH_2O	△	△
Assincronia paciente-ventilador	△	△
Posição prona	⯃	⯃
Óxido nítrico	△	△

FIGURA 2 Considerações respiratórias avaliadas antes da mobilização precoce.
Fonte: adaptada de Hodgson et al., 2014.

Considerações cardiovasculares	Exercícios no leito	Exercícios fora do leito
Terapia anti-hipertensiva em emergência hipertensiva	⯃	⯃
PAM abaixo do valor sugerido e causando sintomas	△	⯃
PAM abaixo do valor sugerido com drogas vasoativas	△	⯃
PAM maior que o limite inferior sugerido com baixa dose de drogas	●	●
PAM maior que o limite inferior sugerido com moderada dose de drogas	△	△
PAM maior que o limite inferior sugerido com alta dose de drogas	△	⯃
Hipertensão pulmonar grave	△	△
Bradicardia aguardando colocação de marca-passo	⯃	⯃
Bradicardia que não necessita de colocação de marca-passo	△	△
Marca-passo transvenoso ou epicárdico ritmo dependente	△	⯃
Marca-passo transvenoso ou epicárdico ritmo não dependente estável	●	●
Taquiarritmia ventricular > 150 bpm	△	⯃

(continua)

FIGURA 3 Considerações cardiovasculares antes da realização da mobilização precoce.

ECMO: membrana de oxigenação extracorpórea; PAM: pressão arterial média.

Considerações cardiovasculares	Exercícios no leito	Exercícios fora do leito
Taquiarritmia ventricular entre 120 e 150 bpm	△	△
Taquiarritmia ventricular < 120 bpm	●	●
Balão intra-aórtico femoral	●	⯃
ECMO femoral ou subclávia	●	⯃
ECMO bicaval ou em vaso central	△	△
Dispositivo de assistência ventricular	●	●
Cateter de Swan Guanz	●	△
Lactato acima de 4 mmol	△	△
Estenose aórtica (suspeita ou já diagnosticada)	●	△
Isquemia cardíaca com ou sem dor torácica típica	△	⯃

FIGURA 3 Considerações cardiovasculares antes da realização da mobilização precoce. (*continuação*)

ECMO: membrana de oxigenação extracorpórea; PAM: pressão arterial média.

Considerações neurológicas	Exercícios no leito	Exercícios fora do leito
Paciente sonolento, calmo e em repouso	●	●
Paciente levemente agitado ou sedado	△	△
Paciente muito sedado (RASS < -2)	△	⯃
Paciente agitado ou combativo	⯃	⯃
Hipertensão intracraniana fora do valor-alvo desejado	⯃	⯃
Paciente com monitoração da pressão intracraniana	●	△
Craniectomia	●	△
Dreno lombar aberto não clampeado	●	⯃
Dreno subgaleal	●	△
Lesão da coluna sem a devida fixação	⯃	⯃
Hemorragia subaracnoide com aneurisma não clampeado	△	⯃
Vasoespasmo após clipagem de aneurisma	⯃	⯃
Tonturas e síncopes não controladas	⯃	⯃

FIGURA 4 Considerações neurológicas antes da realização da mobilização precoce.
Fonte: adaptada de Hodgson et al., 2014.

Considerações	Exercícios no leito	Exercícios fora do leito
Fratura instável de pelve, ossos longos do membro inferior e coluna	△	⯃
Grande ferida cirúrgica aberta	●	⯃
Sangramento ativo não controlado	⯃	⯃
Suspeita ou risco de sangramento ativo	●	△
Paciente febril	△	△
Fraqueza muscular adquirida na UTI	●	●
Cateter femoral arterial ou venoso	●	●
Cateter dialítico	●	●
Outros tipos de drenos e cateteres Dreno torácico Sonda nasoenteral ou gástrica Sonda vesical Dreno intercostal Dreno de ferida extensa	●	●

FIGURA 5 Considerações médicas e clínicas antes da realização da mobilização precoce.

Fonte: adaptada de Hodgson et al., 2014.

TABELA 1 Critérios e parâmetros de segurança para iniciação da MP

Critério	Variáveis	Parâmetros
Cardiovasculares	Frequência cardíaca	> 40 bpm e < 130 bpm
	Pressão arterial sistólica	> 90 mmHg < 200 mmHg
	Pressão arterial média	> 60 mmHg < 110 mmHg
	Estabilidade hemodinâmica	-
	Ausência de droga vasoativa	-
	Ausência de aumento de dose vasopressora nas últimas 2 horas	-
	Ausência de isquemia miocárdica	-
	Ausência de arritmia	-
	Ausência de cateter na artéria femoral	-
	Ausência de nova administração de agente antiarrítmico	-
Respiratórios	Frequência respiratória	> 5 rpm e/ou < 40 rpm
	Saturação periférica de oxigênio	> 88%
	Parâmetros da ventilação mecânica	FiO_2 < 60 e/ou PEEP < 10 cmH_2O
	Proteger vias aéreas	-
Neurológicos	Pressão intracraniana	Não elevada
	Nível de consciência	Entender e cumprir comandos adequadamente/abertura ocular/responder a estímulo verbal
	Ausência de diagnóstico de doenças neurológias e/ou neuromusculares que impeçam a realização da mobilização	-
Ortopédicos	Ausência de fraturas instáveis	-

(continua)

TABELA 1 Critérios e parâmetros de segurança para iniciação da MP *(continuação)*

Critério	Variáveis	Parâmetros
	Ausência de instabilidade óssea	-
Ortopédicos	Ausência de contraindicações ortopédicas que impossibilitem a mobilização	-
Outros	Ausência de BNM	-
	Não estar em hemodiálise contínua	-
	Temperatura corporal	< 38°C
	Ausência de hemorragia gastrointestinal ativa	-
	Ausência de hemorragia ativa	-

FiO_2: fração inspirada de oxigênio; PEEP: pressão positiva expiratória final; BNM: bloqueador neuromuscular.
Fonte: adaptada de Conceição et al., 2017.

BARREIRAS PARA REALIZAÇÃO DA MOBILIZAÇÃO PRECOCE/EXERCÍCIO FÍSICO NA UTI

Há na literatura evidências quanto aos benefícios, viabilidade e segurança da MP. A implementação e a realização podem ser desafiadoras devido à presença de diversas barreiras. A razão pode estar relacionada ao fato de que a UTI é vista como um ambiente de difícil atuação sobre o paciente em função dos dispositivos e equipamentos, além de outros fatores.

A identificação das barreiras que são modificáveis, principalmente aquelas que podem ser melhoradas com o treinamento da equipe e/ou educação continuada, sugere um grande potencial de sistematização de estratégias para modificação cultural na UTI com o objetivo de priorizar a MP aliada à abordagem multiprofissional.

São muitas as barreiras identificadas na literatura. Podem ser classificadas em quatro categorias: barreiras relacionadas ao paciente, estruturais, culturais e relacionadas ao processo de mobilização precoce. A Tabela 2 demonstra as principais barreiras citadas na literatura.

TABELA 2 Barreiras para a mobilização precoce em UTI

Barreiras relacionadas ao paciente	▪ Gravidade da doença ▪ Instabilidade hemodinâmica e arritmias ▪ Instabilidade respiratória e assincronia paciente/ventilador mecânico ▪ Dor ▪ Condição nutricional precária e obesidade ▪ Imobilidade e fraqueza prévia ou nova condição ▪ Sedação profunda ou paralisia ▪ *Delirium* e agitação ▪ Recusa do paciente, desmotivação ou ansiedade ▪ Fadiga, necessidade de descanso e sonolência ▪ Cuidados paliativos ▪ Presença de dispositivos relacionados à UTI ▪ Equipamento adequado para monitoração hemodinâmica
Barreiras estruturais	▪ Número limitado de profissionais e tempo ▪ Ausência de programas e protocolos de MP, existência de muitos protocolos, diretrizes limitadas e falta de critério de elegibilidade ▪ Treinamento inadequado da equipe ▪ Equipamentos limitados ▪ Alta precoce da UTI (antes de iniciar a mobilização)
Barreiras culturais	▪ Ausência de uma cultura relacionada à MP ▪ Falta de conhecimento e treinamento da equipe sobre os benefícios e riscos da MP ▪ Caracterização da MP como não prioridade ▪ Falta de aceitação ou apoio dos profissionais envolvidos no cuidado do paciente ▪ Falta de conhecimento do paciente e familiares

(continua)

TABELA 2 Barreiras para a mobilização precoce em UTI (*continuação*)

Barreiras relacionadas ao processo de MP	▪ Falta de planejamento e coordenação ▪ Incerteza quanto a papéis e responsabilidades de cada profissional ▪ Falta, perda ou atraso na triagem diária de elegibilidade para a MP ▪ Risco aos profissionais envolvidos no processo de MP (estresse, lesões etc.)

UTI: unidade de terapia intensiva; MP: mobilização precoce.
Fonte: adaptada de Dubb et al., 2016.

REFERÊNCIAS BIBLIOGRÁFICAS

1. Hodgson CL, Stiller K, Needham DM, Tipping CJ, Harrold M, Baldwin CE, et al. Expert consensus and recommendations on safety criteria for active mobilization of mechanically ventilated critically ill adults. Crit Care. 2014;18(6):658.
2. Conceição TMA, Gonzáles, AI, Figueiredo FCXS, Vieira DSR, Bündchen DC. Critérios de segurança para iniciar a mobilização precoce em unidades de terapia intensiva: revisão sistemática. Rev Bras Ter Intensiva. 2017;29(4):509-19.
3. Denehy L, de Morton NA, Skinner EH, Edbrooke L, Haines K, Warrillow S, et al. A physical function test for use in the intensive care unit: validity, responsiveness, and predictive utility of the physical function ICU test (scored). Phys Ther. 2013 Dec;93(12):1636-45.
4. Hodgson CL, Bailey M, Bellomo R, Berney S, Buhr H, Denehy L, et al. A binational multicenter pilot feasibility randomized controlled trial of early goal-directed mobilization in the ICU. Crit Care Med. 2016 Jun;44(6):1145-52.
5. Schaller SJ, Anstey M, Blobner M, Edrich T, Grabitz SD, Gradwohl-Matis I, et al. Early, goal-directed mobilisation in the surgical intensive care unit: a randomised controlled trial. Lancet. 2016 Oct;388(10052):1377-88.
6. Hodgson CL, Berney S, Harrold M, Saxena M, Bellomo R. Clinical review: early patient mobilization in the ICU. Critical Care. 2013;17:207.
7. Bailey P, Thomsen GE, Spuhler VJ, Blair R, Jewkes J, Bezdjian L, et al. Early activity is feasible and safe in respiratory failure patients. Crit Cre Med. 2007;35(1):139-45.

8. Buttiganol M, Pires Neto RC, Annoni R. Protocolos de mobilização precoce no paciente crítico: up-to-date. In: Associação Brasileira de Fisioterapia Cardiorrespiratória e Fisioterapia em Terapia Intensiva. Profisio: Ciclo 7. Porto Alegre: Artmed Panamericana; 2016. p.61-101.
9. Connolly BA, O'Neill B, Salisbury L, Blackwood B; Enhanced Recovery After Critical Ilness Programme Group. Physical rehabilitation interventions for adult patients during critical illness:an overview of systematic reviews. Thorax. 2016;71(10):881-90.
10. Dubb R, Nydahl P, Hermes C, Schwabbauer N, Toonstra A, Parker AM, et al. Barries and strategies for early mobilization of patients in intensive care units. Ann Am Thorac Soc. 2016;13(5):724-30.
11. Hickmann CE, Castanares-Zapatero D, Bialais E, Dugernier J, Tordeur A, Colmant L, et al. Teamwork enables high level of early mobilization in critically ill patients. Ann Intensive Care. 2016 Dec;6(1):80.
12. Hodgson CL, Tipping CJ. Physiotherapy management of intensive care unit--acquired weakness. J Physiother. 2017 Jan;63(1):4-10.
13. Kawaguchi YM, Nawa RK, Figueiredo TB, Martins L, Pires-Neto RC. Perme intensive care unit mobility score and ICU mobility scale: translation into Portuguese and cross-cultural adaptation for use in Brazil. J Bras Pneumol. 2016 Nov/Dec;42(6):429-34.
14. Marra A, Ely EW, Pandharipande PP, Patel MB. The ABCDEF Bundle in Critical Care. Crit Care Clin. 2017;33(2):225-43.
15. Miranda Rocha AR, Martinez BP, Maldaner da Silva VZ, Forgiarini Júnior LA. Early mobilization: why, what for and how? Med Intensiva. 2017;41(7):429-36.
16. Pires-Neto RC, Lima NP, Cardim GM, Park M, Denehy L. Early mobilization practice in a single Brazilian intensive care unit. J Crit Care. 2015 Oct;30(5):896-900.
17. Taito S, Shime N, Ota K, Yasuda H. Early mobilization of mechanically ventilated patients in the intensive care unit. J Intensive Care. 2016;4:50-7.

7 Protocolos de mobilização aplicados ao paciente crítico

André Luiz Lisboa Cordeiro
Felipe Campos Ferreira
Patrícia Forestieri

PROTOCOLOS DE MORRIS E SCHWEICKERT

Os efeitos adversos do imobilismo já estavam bem reconhecidos no início da década de 2000-2010, havendo constatação de que processos atróficos começam dentro das primeiras 72 horas de internação em unidade de terapia intensiva (UTI) e de que mesmo indivíduos previamente saudáveis e bem nutridos podem apresentar perda de massa muscular e força em dez dias de repouso no leito. Além disso, a perda de funcionalidade durante a internação hospitalar aguda pode ser profunda, mesmo na ausência de doença crítica.

Consequentemente, a mobilização é prescrita para maximizar o retorno à independência e evitar complicações de atelectasia, feridas de pressão, cateteres internos e delírio. No entanto, a ventilação mecânica (VM) e a sedação deslocam essas terapias da prática de rotina nos primeiros dias de doença crítica. Neste estudo, implementamos diariamente interrupção da sedação combinada com mobilização feito dentro de 48 horas do início dos cuidados intensivos; esse método é diferente de estudos anteriores de mobilização. O estudo mostra a segurança dessa intervenção precoce e quantifica o benefício clínico.

Atualmente, com base em protocolos de mobilização precoce (MP) propostos por autores em momentos anteriores, os profissionais que atuam em UTI conseguem estabelecer melhor os critérios de segurança para o início da MP e, a partir daí, elaborar o planejamento terapêutico, buscando avançar o grau de dificuldade das atividades a serem treinadas.

Em um estudo de coorte prospectivo não randomizado, Morris et al., em 2008, mostraram que um programa de mobilização de início precoce pode reduzir o tempo de permanência na UTI e no hospital. Apesar de esse protocolo de Morris et al. ter sido publicado em 2008, tem extrema relevância para ser usado como base para o planejamento terapêutico em diversas UTI ao redor do mundo por trazer segurança diante das tantas barreiras comumente encontradas ao iniciarmos a MP em uma UTI, tais como o deslocamento de aparelhos, a necessidade de sedação, a redução do número de profissionais que limita o tempo de terapia, entre outras.

Nesse contexto, o objetivo desse estudo foi usar um protocolo de MP criando um time de mobilização (TM) composto pela equipe de enfermagem, que estaria isenta de outros cuidados à beira-leito com esses pacientes, estando realmente disponível apenas para a MP em associação ao trabalho de fisioterapeutas para incentivar o início da mobilização dos pacientes e garantir a entrega de MP diariamente, propondo progressão da mobilidade.

O protocolo é dividido em quatro níveis de abordagem de atividades progressivas de MP, estruturados na avaliação completa do paciente, determinando progressão a partir do nível de consciência do paciente (ver Figura 1) inicialmente e, posteriormente somada a isso, a própria condição funcional do paciente avaliada pela escala *Medical Research Council* (MRC).

Para os pacientes que estão inconscientes, apenas a terapia com movimentos passivos (TPM) é proposta, sendo aplicada três vezes ao dia para todas as articulações, tanto proximais como distais de membros superiores (MMSS) e membros inferiores (MMII) pelo TM (nível I do protocolo). Devem ser executadas entre 1 e 5 repetições de cada movimento para cada articulação.

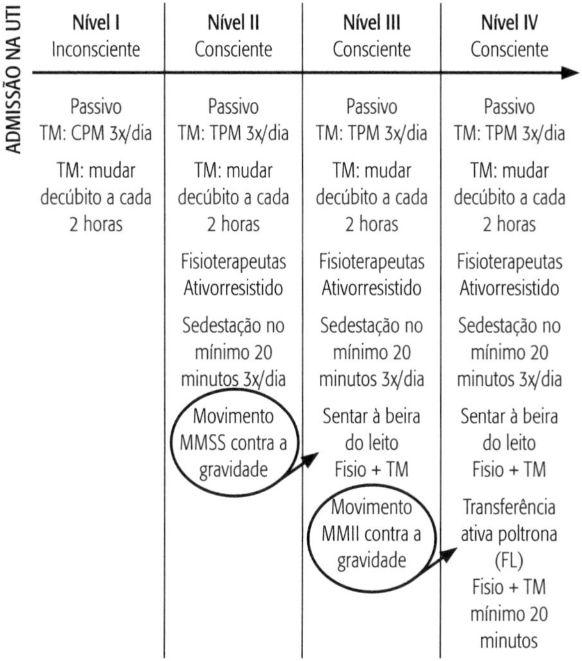

FIGURA 1 Protocolo adaptado proposto por Morris et al. contendo quatro níveis de atividades terapêuticas.

FL: fora do leito; MMSS: membros superiores; TM: time de mobilização; TPM: terapia passiva de amplitude de movimento; UTI: unidade de terapia intensiva.

Para as MMSS deve-se realizar:

- Flexão e extensão de dedo.
- Flexão, extensão do punho e ulnar e radial desvio.
- Flexão, extensão, supinação e pronação do cotovelo.

- Flexão do ombro, abdução e rotação interna e externa e extensão de ombro caso o posicionamento da cama permita.

Da mesma forma, é proposto realizar em MMII:

- Flexão e extensão dos dedos do pé.
- Dorsiflexão do tornozelo, flexão plantar, inversão e eversão.
- Flexão e extensão do joelho.
- Quadril flexão, abdução, adução, rotação interna e externa.
- Extensão do quadril, caso seja possível.

No nível II do protocolo dá-se início à fisioterapia com a realização de exercícios ativoassitidos e sedestação realizada pelo TM no minimo três vezes ao dia por vinte minutos. Deve ser avaliada a capacidade do paciente para interagir com o fisioterapeuta por meio de respostas dadas a comandos verbais específicos (Quadro 1). O paciente deve responder corretamente a três dos cinco comandos para ser considerado suficientemente alerta para participar da fisioterapia.

QUADRO 1 Sequência de comandos a serem usados para avaliar capacidade de interação de pacientes críticos proposta por De Jonghe et al.

1. Abra (feche) os olhos.
2. Olhe para mim.
3. Abra a boca e coloque a língua para fora.
4. Acene com a cabeça.
5. Levante as sobrancelhas quando eu contar até cinco.

Fonte: adaptado de De Jonghe et al., 2002.

A partir daí, com os pacientes alertas o suficiente para responder a comandos simples, é possível avançar para o próximo nível. Esse avanço deve ser feito conforme a avaliação da força muscular com base na escala MRC (Quadro 2). Nessa etapa são feitas cinco repetições por exercício. A progressão não é feita com o uso de pesos e sim com atividades cada vez mais focadas na funcionalidade, como transferência de deitado para sentado à beira do leito; transferências do leito para a poltrona; treino de atividades de equilíbrio em posição sentada; atividades preestabelecidas em ortostatismo (deslocamento de peso para a frente e lateral, marchando no local); e deambulação.

QUADRO 2 Avanço no nível de protocolo conforme a avaliação da força muscular com base na escala *Medical Research Council* (MRC)

- MRC bíceps braquiais entre 2 e 3 = avançar do nível II para o nível III.
- MRC quadríceps entre 3 e 4 = avançar do nível III para o nível IV.

A maioria dos pacientes em VM recebe medicamentos sedativos e analgésicos para reduzir a angústia e o consumo de oxigênio. Contudo, essa abordagem pode resultar em longos períodos de inconsciência e imobilidade. Protocolos voltados para manter a sedação ao mínimo, com interrupção diária da sedação e mobilização de pacientes ventilados por meio de fisioterapia, pode resultar em melhores resultados na funcionalidade do paciente no momento da alta hospitalar. A necessidade de VM, que geralmente está associada ao uso de sedação contínua, geralmente impede, porém, o início precoce do processo de reabilitação, fazendo com que a abordagem fisioterapêutica – principalmente a fisioterapia motora visando à recuperação da funcionalidade – seja iniciada tardiamente, após 96 horas ou até mesmo após a retirada da VM.

Visando deslocar a prática dessas terapias como rotina desde os primeiros dias de doença crítica, William D. Schweickert et al., em 2009, em ensaio clínico controlado e randomizado, propuseram a implementação de um protocolo conjunto em que há a interrupção diária da sedação combinada com MP dentro das primeiras 48 horas dos cuidados intensivos. Esse estudo tornou-se também uma referência de importância extrema para profissionais intensivistas, pois até o ano de sua publicação consistia em um método inédito em face de estudos anteriores de mobilização.

O protocolo então proposto consiste em, todas as manhãs, interromper os sedativos e realizar mobilização passiva nos pacientes que não mostravam interação com os fisioterapeutas. Conforme os pacientes tornam-se mais despertos, as sessões fisioterapêuticas têm progressão das atividades, indo desde os exercícios ativoassistidos na posição supina até o treino para a mobilidade no leito, a transferência para sentar-se, o treino de atividades de vida diária (AVD) e exercícios em ortostatismo e treino de deambulação (Figura 2). A progressão das atividades depende da tolerância e estabilidade do paciente. A intervenção terapêutica deve continuar diariamente durante todo o período de internação hospitalar até que o paciente tenha alta ou tenha recuperado o máximo de independência funcional.

Os seguintes critérios (ver Tabela 1) indicaram paciente que se apresenta instável e podem ser condições que impeçam o início ou continuação de fisioterapia e da terapia ocupacional.

TABELA 1 Critérios de segurança adotados no protocolo

PAM ou PAS (mmHg)	< 65 ou > 110
FC (bpm)	< 40 ou > 130
FR (bpm)	< 5 ou > 40
SpO_2	88

FC: frequência cardíaca (batimentos por minuto); FR: frequência respiratória (respirações por minuto); PAM: pressão arterial média; PAS: pressão arterial sistólica (ambas em milímetros de mercúrio); SpO_2: saturação arterial periférica de oxigênio.

Paciente sedado (ou sem interação)	Paciente iniciando interação	Paciente interagindo	Paciente interagindo	Paciente interagindo
Interrupção da sedação. Exercícios passivos (manutenção ADM) todos os membros (10 repetições cada).	Exercícios ativoassistidos (assistência manual) e exercícios ativos na posição supina. Se esses exercícios foram tolerados.	Atividades de mobilidade no leito incluindo a transferência para sentar-se à beira do leito. Sentado em atividades de equilíbrio + treino AVD. Se esses exercícios foram tolerados.	Treinamento de transferência da cama para a cadeira. Se esses exercícios foram tolerados.	Exercícios em ortostatismo (marcha estacionária). Treino de marcha e deambulação.

FIGURA 2 Protocolo adaptado proposto por Schweickert et al., 2009.

ADM: amplitude de movimento; AVD: atividades de vida diária.

Além disso, algumas contraindicações foram levantadas tanto para o início como para a continuação da terapia:

- Pressão intracraniana elevada.
- Hemorragia gastrointestinal ativa.
- Isquemia miocárdica ativa.
- Procedimentos contínuos incluindo hemodiálise intermitente (mas não incluindo ultrafiltração contínua ou hemodiálise).
- Paciente com agitação psicomotora que necessitou de maior administração de sedativos nos últimos trinta minutos.
- Assincronia do ventilador.
- Angústia do paciente (evidenciado por pistas não verbais, gestos).
- Via aérea insegura.

De acordo com a literatura publicada previamente, William D. Schweickert et al. estabeleceram como eventos adversos graves: queda de joelhos, remoção do tubo endotraqueal, PAS > 200 ou PAS < 90 mmHg e SpO_2 < 80%.

Esse protocolo, além de mostrar que a implementação de um programa de MP em paciente em VM é viável e pode trazer melhores desfechos funcionais para o paciente no momento da alta hospitalar, traz à tona outro aspecto muito relevante até então pouco conhecido, que é a definição de critérios de segurança para início e também para progressão e interrupção da MP, oferecendo à prática clínica maiores possibilidades de aplicação desse tipo de protocolos para nossos pacientes.

PROTOCOLO DENEHY

A provisão de reabilitação de exercícios tem sido defendida para abordar a fraqueza e a limitação funcional observadas em sobreviventes de UTI. Apesar disso, apenas alguns ensaios controlados de intervenção quantificaram sua eficácia além da alta hospitalar.

O estudo de Denehy et al. foi o primeiro ensaio documentando os resultados de reabilitação australianos que incluem intervenção intra-hospitalar com doze meses de acompanhamento.

O objetivo principal do estudo foi avaliar a eficácia de um programa de reabilitação de exercícios de fisioterapia intensiva com início no dia 5 após a admissão na UTI, progredindo diariamente na enfermaria do hospital e administrado duas vezes por semana durante oito semanas no ambulatório, em comparação com os cuidados habituais. A função física foi medida pelo teste de caminhada de seis minutos (TC6) aos doze meses após a alta da UTI. Os objetivos secundários foram avaliar as diferenças na função usando o *timed up and go* (TUG), o teste de função física na UTI (PFIT) e a qualidade de vida relacionada à saúde (HRQoL) em doze meses usando a avaliação de qualidade de vida (AQoL).

Denehy et al. realizaram um estudo de grupo paralelo controlado, randomizado, de fase II, de centro único, com cegamento do avaliador em uma UTI terciária de vinte leitos em Melbourne, Austrália. A hipótese para o objetivo primário foi a de que, em comparação com os pacientes que recebem cuidados habituais, os pacientes submetidos a reabilitação intensiva em UTI, hospital e ambientes comunitários demonstrariam maior melhora na função física medida pelo TC6 em doze meses. Para serem elegíveis para inscrição, os participantes adultos tinham de residir em um raio de 50 km do hospital; não ter disfunção neurológica, espinhal ou musculoesquelética que impeça a participação na reabilitação física; e ter um tempo de permanência na UTI de pelo menos cinco dias. Uma permanência na UTI superior a cinco dias foi considerada prolongada. Dentro dos estratos, os participantes foram aleatoriamente designados para receber cuidados usuais mais reabilitação de exercícios ou apenas cuidados usuais. Fisioterapeutas, além daqueles que forneceram cuidados habituais, realizaram a intervenção do estudo em todo o *continuum* do estudo.

Cuidados usuais

Em ambos os grupos, os fisioterapeutas forneceram o manejo respiratório e de mobilidade com base na avaliação individual do paciente de acordo com os protocolos da unidade. A administração de sedação intravenosa na UTI foi titulada para atingir uma pontuação na escala de sedação de agitação de Richmond entre −1 e +1 para cada paciente. No braço de cuidados habituais, a mobilidade pode ter incluído exercícios ativos na cama, sentar-se fora da cama e/ou marchar ou caminhar. Os cuidados habituais estavam disponíveis sete dias por semana durante 12 horas por dia. Os serviços de fisioterapia da ala agudam enfatizaram a recuperação funcional e o planejamento de alta. As aulas de exercícios ambulatoriais para sobreviventes da UTI não foram incluídas na fisioterapia de cuidados habituais no hospital.

Braço de intervenção

A intervenção foi individualizada com base no nível do participante e nos resultados dos testes de função física de base. Os critérios de segurança e cessação da intervenção foram definidos *a priori* e publicados anteriormente no documento do protocolo. Uma visão geral da intervenção na UTI, na enfermaria de agudos e em pacientes ambulatoriais é fornecida na Tabela 2.

TABELA 2 Visão geral da intervenção na UTI, na enfermaria de agudos e em pacientes ambulatoriais

Unidade de terapia intensiva		
Frequência das sessões de exercícios	Ventilado mecanicamente	Desmamado
	15 minutos/dia	2 x 15 minutos/dia
Tipo de exercício	Marchando no lugar	
	Passando de sentado para em pé	
	Movimentos de resistência ativos de braço e perna	
Violação de protocolo	< 10 minutos/sessão	

(continua)

TABELA 2 Visão geral da intervenção na UTI, na enfermaria de agudos e em pacientes ambulatoriais (*continuação*)

Unidade de terapia intensiva	
Repetições	Prescrito a partir de PFIT de linha de base e escala de Borg modificada
Intensidade	Pontuação da escola de Borg modificada, alvo de 3 a 5
Ala	
Frequência das seções de exercícios	2 x 30 minutos/dia progrediu para 1 x 60 minutos/dia
Tipo de exercício	Cardiovascular, treinamento de força de resistência progressiva e exercício funcional
Violação de protocolo	< 20 minutos/sessão
Repetições	Prescrito a partir da linha de base 6MWT, cicloergômetro, 5RM
Intensidade	Escala de Borg modificada de 4 a 6
	Começou a 70% da velocidade máxima de caminhada
Pacientes ambulatoriais	
Frequência das sessões de exercícios	60 minutos duas vezes por semana durante oito semanas
Tipo de exercício	Cardiovascular, treinamento de força de resistência progressiva e exercício funcional
Violação de protocolo	
Repetições	Prescrito a partir de pré-ambulatório 6MWT, cicloergômetro, 5RM
Intensidade	Escala de Borg modificada de 4 a 6
	Começou a 70% da velocidade máxima de caminhada

PFIT: teste de função física na UTI; RM: repetição máxima utilizada para treinamento de força; TC6: teste de caminhada de 6 minutos UTI: unidade de terapia intensiva.
Desmamado significa desmamado com sucesso da ventilação mecânica ou capaz de ser desconectado da ventilação mecânica por mais de 4 horas/dia. O desmame da ventilação mecânica foi realizado usando um protocolo padronizado de desmame da unidade.

A taxa de readmissão hospitalar aguda foi de 41% em ambos os grupos em doze meses. Vinte e três (23%) foram encaminhados para reabilitação hospitalar, e esta foi distribuída uniformemente entre os grupos. Do subgrupo (estrato) que incluiu participantes que permaneceram ventilados no dia 5 após a admissão na UTI, 20 (38%) de 53 preencheram os critérios para ICUAW em comparação com 9 (17%) dos 53 participantes que não foram ventilados no dia 5 pós-internação na UTI, e essa diferença foi significativa (P = 0,017). No entanto, não houve diferenças significativas entre os grupos na incidência de ICUAW (definido como pontuação do *Medical Research Council* inferior a 48 de 60). Não houve outras diferenças significativas entre os grupos em nenhuma das variáveis do paciente.

Não houve eventos adversos importantes durante a intervenção de exercício de acordo com nossos critérios de segurança *a priori*, e a mortalidade geral em 12 meses foi de 32 participantes (21%). Outros 36 participantes (24%) desistiram ou foram perdidos no acompanhamento em 12 meses, 20 (13%) no período de 3 meses.

Observe que a média populacional calculada para essa amostra (60 a 69 anos) é de 539 m. A inclinação mais acentuada da linha do grupo de intervenção, particularmente entre a alta para casa e a visita de estudo de três meses após a alta da UTI, indica maior taxa de melhora na distância do teste de caminhada de seis minutos (TC6).

Em conclusão do estudo realizado de centro único medindo a reabilitação de exercícios liderada por terapeutas em três fases, desde a UTI até as aulas ambulatoriais, a recuperação da função física medida pelo TC6 em doze meses não foi diferente entre as coortes de cuidados usuais e de intervenção. Além disso, a qualidade de vida relacionada à saúde (QVRS) não foi diferente entre os grupos em nenhum momento após a randomização.

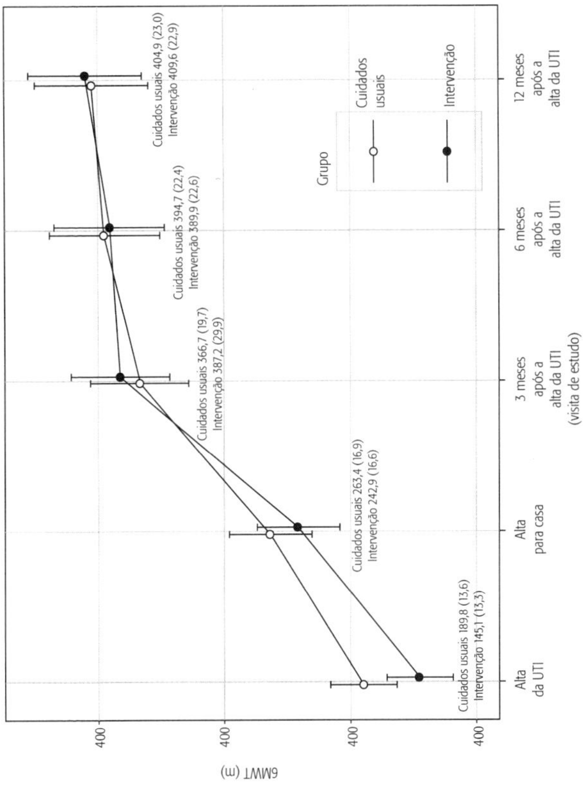

FIGURA 3 Distância percorrida em relação tempo após a alta.

PROTOCOLO DE MOSS

Participaram deste estudo pacientes sob ventilação mecânica por mais de quatro dias, divididos em grupo intervenção (aqueles que receberam atendimento fisioterapêutico guiado pelo protocolo descrito a seguir) e grupo controle (pacientes que receberam sessões de fisioterapia convencional).

No grupo intervenção as sessões se iniciavam assim que o paciente respondesse a 3 de 5 comandos de alerta, em dois momentos diferentes dentro de um intervalo de 6 horas. Após o início dos atendimentos o paciente seguia o protocolo de mobilização por 4 semanas, aplicado 7 dias por semana. As sessões tinham duração de 30 minutos na UTI e de 60 minutos na enfermaria. Após a alta hospitalar, o programa era realizado 3 vezes por semana em sessões de 60 minutos.

Esse protocolo de mobilização consiste em cinco componentes oferecidos de maneira gradual (Figura 4).

Exercícios respiratórios

Os exercícios aqui propostos contemplam as técnicas de respiração diafragmática e de expansão torácica. Esses exercícios eram aplicados tanto em repouso como ao longo da terapia (especialmente durante simulações de atividades de vida diária).

Exercícios de amplitude de movimento

Esses exercícios tinham por objetivo atingir a maior amplitude de movimento possível tanto nos MMSS quanto nos MMII. Incluíam mobilização passiva progredindo para ativa tanto em supino quanto sentado à beira-leito.

Exercícios de fortalecimento muscular

Os exercícios de fortalecimento muscular eram realizados em MMSS e em MMII com a utilização de cintas elásticas de resistên-

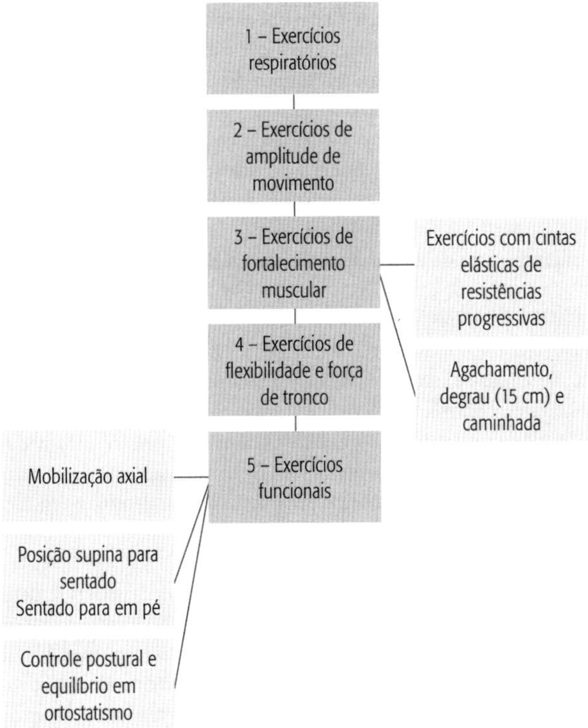

FIGURA 4 Esquema representando o protocolo de Moss et al. (2016) em grau de hierarquia dos exercícios.

cia progressiva. O paciente iniciava com a cinta de menor resistência, realizando 1 séries de 6 a 8 repetições e, assim que fosse capaz de completar 3 séries de 6 a 8 repetições, progredia para uma cinta elástica de maior resistência. Esses exercícios eram realizados inicialmente na posição supina, evoluindo para a posição sentada. Tão logo o paciente conseguisse realizar 3 series de 10 repetições sem sinais de fadiga, seguia-se para a segunda etapa dessa fase, composta por exercícios de fortalecimento em ortostatismo (agachamentos, subir e descer um degrau de aproximadamente 15 cm e deambulação em superfícies planas). A cada sessão o paciente era estimulado a aumentar cerca de 25% a distância caminhada.

Exercícios de flexibilidade e força do tronco

O treino de controle postural iniciava assim que o paciente fosse capaz de sentar-se sem apoio de forma independente. Primeiramente exercícios de controle estático eram propostos, progredindo para atividades de controle dinâmico, que consistiam basicamente em atividades de alcance de objetos dentro e fora da base de suporte do paciente, evoluindo para os mesmos exercícios em ortostatismo.

Exercícios funcionais

Nessa etapa, atividades como transferências no leito e fora dele, marcha e equilíbrio eram realizados. Na primeira fase, iniciava-se na posição supina com exercícios de mobilização axial (mover os MMII de um lado para outro, mover os MMSS até o limite do alcance e rolar no leito). Assim que o paciente fosse capaz de realizar 3 séries de 10 repetições. seguia-se para a etapa seguinte.

Na segunda fase eram realizados exercícios de transferências (posição supina para sentado e de sentado para em pé). A progressão dos exercícios era realizada alterando a altura da poltrona (ou leito) em que o paciente estava sentado, e ele deveria ficar em pé ou transferir-se para uma cadeira de altura padrão. A última etapa ocorria quando o paciente era capaz de ficar em pé sem assistência e incluía exercícios de controle postural, equilíbrio, deambular carregando objetos, parar e mudar de direção e caminhar entre obstáculos.

Não houve diferença estatística entre os grupos controle e intervenção quanto ao desfecho primário (função física avaliada após 28 dias). Acredita-se que isso se deva ao pequeno tamanho da amostra (39 pacientes) avaliada nesse período. Além disso, o grupo intervenção era composto de indivíduos mais idosos no início do estudo, o que pode ter contribuído para a inexistência de diferença entre os grupos.

PROTOCOLO OLKOWSKI

A hemorragia subaracnóidea aneurismática (HSA) pode ser um evento catastrófico e incapacitante. A mortalidade esperada oscila entre 10 a 15% antes de chegar ao hospital e até 40% no primeiro mês. Avanços recentes no manejo da HAS aneurismática aumentaram a taxa de sobrevida e reduziram a incapacidade, mas ainda se estima que 50% dos pacientes podem apresentar comprometimento físico ou cognitivo permanente. O custo vitalício para cuidar de pacientes com HSA aneurismática pode chegar a duas vezes em relação ao AVC isquêmico.

Os sobreviventes de HAS aneurismática cursam com uma recuperação complicada, que normalmente inclui cirurgia, monitoramento prolongado na UTI e tratamento com foco na prevenção de complicações. As complicações neurológicas incluem novo evento de sangramento, hidrocefalia, convulsão e isquemia cerebral tardia. As complicações extracranianas após HSA aneurismática incluem hiponatremia, diminuição de volume intravascular e disfunção cardíaca. Junto com as complicações específicas da HSA aneurismática, esses pacientes também correm risco de complicações pulmonares, cardiovasculares e neuromusculares associadas à imobilidade da doença crítica que levam a piora cognitiva, psicológica, neuromuscular e funcional.

A mobilização precoce, que é por definição uma abordagem multidisciplinar para aumentar a participação do paciente na atividade funcional, foi determinada para reduzir as complicações associadas à doença crítica. Os programas de mobilização precoce para pacientes em ventilação mecânica foram considerados seguros, reduziram o tempo de internação na UTI e no hospital, melhoraram os resultados funcionais e potencialmente reduziram as complicações da doença crítica. Da mesma forma, o *Avert* (*A very early rehabilitation trial*) avaliou os efeitos da mobilização precoce em pacientes com todos os tipos de AVC que não foram admitidos na UTI. A mobilização precoce dentro de 24 horas do início do AVC foi viável e não aumentou a mortalidade em 3 meses. Os pacientes voltaram a andar 2,5 dias mais rápido, melhoraram a função aos 3 e aos 12 meses e ficaram menos deprimidos 7 dias após o acidente vascular cerebral. Além disso, o custo é menor ao cuidar de pacientes que recebem mobilização precoce em comparação com aqueles que recebem atendimento convencional.

Os pacientes geralmente estavam imóveis e com prescrição de repouso no leito após o tratamento do aneurisma para reduzir as complicações neurológicas associadas à HSA aneurismática. Ciente dessas complicações, a equipe multidisciplinar de cuidados neurocríticos levantou a hipótese de que os benefícios associados à mobilização precoce de pacientes com HSA aneurismática podem superar os riscos desconhecidos. O objetivo do estudo de Olkowski et al. foi determinar a segurança e a viabilidade de um programa de mobilização precoce projetado para pacientes com HSA aneurismática.

Foi realizado um estudo retrospectivo com o objetivo de avaliar a segurança e a viabilidade de um programa de mobilização precoce para pacientes com HSA aneurismática.

Foram incluídos no estudo pacientes admitidos na UTI neurocirúrgica do Centro Médico Regional Capital Health entre janeiro de 2011 e maio de 2011 com diagnóstico de HAS. O diagnóstico de HAS foi confirmado por tomografia computadorizada ou xantocromia do líquido cefalorraquidiano. Foram excluídos os pacientes com idade inferior a 18 anos, internados há mais de catorze dias após o início da HAS, retirada de cuidados ou HAS causada por trauma ou malformação arteriovenosa. A HSA aneurismática foi confirmada por angiografia de subtração digital intra-arterial.

Os pacientes incluídos no estudo receberam ultrassonografia com Doppler transcraniano (TCD) pelo menos diariamente. A velocidade média de fluxo (VMF) da artéria cerebral média (ACM) e a razão de Lindegaard (velocidade média da ACM / velocidade média da artéria carótida interna) foram calculadas a partir da ultrassonografia do TCD e utilizadas como preditor para o desenvolvimento de DCI. A eletroencefalografia contínua foi realizada nos pacientes do estudo, mas não impediu a participação no programa de mobilização precoce, a menos que houvesse evidência de isquemia ou convulsão. Da mesma forma, ventilação mecânica, drenos ventriculares externos ou lombares e linhas arteriais não impediram a participação dos pacientes no estudo.

PROGRAMA DE MOBILIZAÇÃO ANTECIPADA

Os critérios para participação no programa de mobilização precoce foram derivados de um protocolo de mobilização precoce para pacientes em ventilação mecânica na UTI e modificados para pacientes com HAS aneurismática (Quadro 3).

Os critérios se concentraram em garantir a estabilidade neurológica e fisiológica antes do início das sessões do programa de mobilização precoce. Prevenir a pressão intracraniana cerebral (PIC) elevada, mantendo a pressão de perfusão cerebral (PCC) adequada, é um

QUADRO 3 Critérios para participar das sessões do programa de mobilização antecipada

- Aneurisma protegido ou nenhum aneurisma subjacente identificado.
- Razão de Lindegaard ≤ 3 ou MCA MFV ≤ 120 cm/segundo.
- Pressão arterial média ≥ 80 e ≤ 110 mmHg.
- Frequência cardíaca ≥ 40 e ≤ 130 bpm.
- Frequência respiratória ≤ 40 respirações/minuto.
- Oximetria de pulso ≥ 88%.
- Pressão intracraniana ≤ 15 mmHg.
- Sem evidência de atividade convulsiva.
- Exame neurológico estável.
- Capaz de abrir os olhos em resposta à voz.
- Capacidade de mover uma extremidade no comando.

componente importante no manejo de pacientes com HSA aneurismática. Como os efeitos da mobilização precoce em pacientes com HSA aneurismática eram desconhecidos, a participação no programa de mobilização precoce foi limitada a pacientes com menor risco de desenvolvimento de complicações. Os pacientes que atenderam aos critérios de participação apresentaram menor risco de isquemia cerebral tardia, PPC adequada (pressão arterial média [PAM] ≥ 80 e ≤ 110 mmHg) e PIC normal (≤ 15 mmHg).

As sessões do programa de mobilização precoce foram gerenciadas pelo fisioterapeuta ou terapeuta ocupacional e duraram de 30 a 60 minutos, dependendo da tolerância do paciente. A participação do paciente no programa de mobilização precoce foi discutida diariamente com a equipe multidisciplinar de cuidados neurocríticos, composta por neurocirurgiões, intensivistas, enfermeiros, fisioterapeutas, fisioterapeutas e terapeutas ocupacionais. A apresentação neurológica e a estabilidade fisiológica foram monitoradas durante as sessões do programa de mobilização precoce. Eventos adversos (Quadro 4) foram semelhantes aos critérios de participação, com a exceção de que o limite da PAM foi estabelecido em 10 mmHg acima e abaixo da faixa dos critérios de participação devido à variabilidade da PAM associada à atividade e às mudanças de posição. Se um evento adverso ocorreu durante a sessão, esta foi encerrada.

QUADRO 4 Eventos adversos durante as sessões do programa de mobilização precoce

- Pressão arterial média < 70 e > 120 mmHg.
- Frequência cardíaca < 40 ou > 130 bpm.
- Frequência respiratória < 5 ou > 40 respirações/minuto.
- Oximetria de pulso < 88%.
- Pressão intracraniana > 15 mmHg.
- Outono.
- Mudança aguda na apresentação neurológica.

Sessões do programa de mobilização precoce focadas em posicionamento, educação, treinamento funcional e exercícios terapêuticos nas posições supina, sentada, em pé e andando (Tabela 3). Inicialmente, o treinamento funcional na posição supina consistia no treinamento de mobilidade no leito e na transição da posição do paciente de decúbito dorsal com a cabeceira elevada 30 graus. Quando a estabilidade fisiológica e a tolerância do paciente foram alcançadas na posição de 30 graus da cabeceira da cama, o paciente passou a sentar na beirada da cama. Uma vez que a estabilidade fisiológica e a tolerância do paciente foram alcançadas na posição sentada, o paciente realizou treinamento de transferência, equilíbrio, postura e atividade da vida diária (AVD), conforme determinado pelo fisioterapeuta ou terapeuta ocupacional. Durante as fases de decúbito dorsal e sentado do programa de mobilização precoce, os pacientes receberam amplitude de movimento ativa ou passiva, ou ambos, para as articulações e movimentos vistos na Tabela 3, conforme determinados pelo fisioterapeuta ou pelo terapeuta ocupacional.

TABELA 3 Intervenções do programa de mobilização precoce

Intervenção	Posição			
	Decúbito dorsal	Sentado	Em pé	Andando
Posicionamento	Prevenção de úlcera por pressão. Redução de edema. Proteção articular. Redução da dor.	Prevenção de úlcera por pressão. Proteção articular. Redução da dro.	Proteção conjunta.	Proteção conjunta.
Educação	Treinamento da família de segurança de posicionamento.	Treinamento da família de segurança de posicionamento.	Dispositivo auxiliar de segurança. Treinamento familiar.	Dispositivo auxiliar de segurança. Treinamento familiar.
Treino funcional	Transferência de mobilidade na cama.	Transferir peso deslocamento. Equilíbrio da postura. AVD.	Equilíbrio. AVD. Postura. Mudança de peso.	Marcha. Postura. Equilíbrio. AVD.
Exercício terapêutico	Respiração PROM. AROM.	PROM. AROM. Respiração Alcançando mudança de peso.	AROM. Respiração. Alcançando mudança de peso.	Equilíbrio de resistência respiratória.

AVD: atividades da vida diária; AROM: amplitude de movimento ativa; PROM: amplitude de movimento passiva.

Após a conclusão das atividades de treinamento sentado e enquanto o paciente permanecesse fisiologicamente estável e tolerante, o paciente era transferido para a posição em pé. Os pacientes incapazes de participar ativamente da transferência para a posição em pé foram transferidos para fora da cama com um elevador mecânico até que pudessem ajudar ativamente o terapeuta. Os pacientes capazes de participar da transferência para a posição em pé receberam treinamento de equilíbrio, postura e AVD, conforme determinado pelo fisioterapeuta ou terapeuta ocupacional. Depois que as atividades de treinamento em pé foram concluídas e enquanto o paciente permaneceu fisiologicamente estável e tolerante, ele foi transferido para uma cadeira de cabeceira usando uma técnica de pivô ou recebeu treinamento de marcha ou AVD do fisioterapeuta ou terapeuta ocupacional. O tempo gasto sentado fora da cama foi incentivado desde que o paciente permanecesse fisiologicamente estável e tolerante. Os pacientes eram transferidos de volta para a cama com assistência do fisioterapeuta, terapeuta ocupacional ou enfermeiro.

Os resultados primários do estudo foram a segurança e a viabilidade da participação do paciente no programa de mobilização precoce. A segurança foi medida pela quantidade e pelo tipo de eventos adversos que ocorreram durante as sessões do programa de mobilização precoce, com taxa de mortalidade em trinta dias. A viabilidade da participação do paciente foi medida da seguinte forma: tentativas de sessões do programa de mobilização precoce, sessões em que os critérios de participação foram atendidos, sessões em que os critérios de participação não foram atendidos e as razões pelas quais os pacientes não atenderam aos critérios de participação.

Os desfechos secundários incluíram o seguinte: tipos de intervenções utilizadas durante as sessões, número de sessões que incluíram atividade fora da cama e caminhada ≥ 15,24 m (50 pés), tempo médio da admissão à atividade fora da cama e caminhada ≥ 15,24 m, índice de Barthel (BI) na alta e destino da alta do hospital.

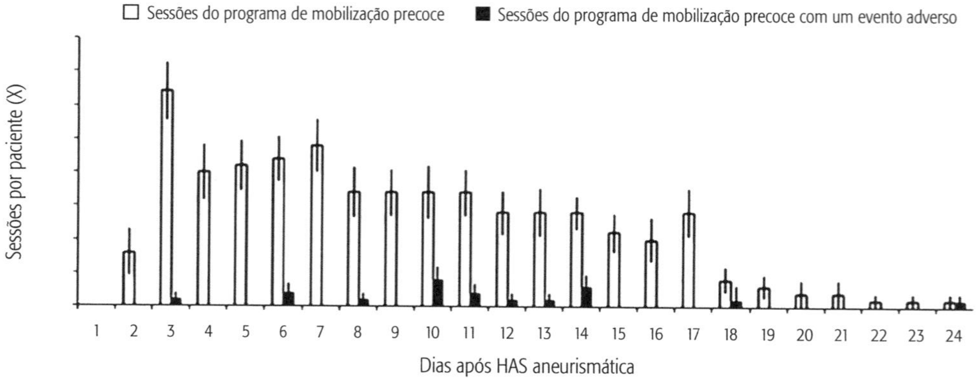

FIGURA 5 Distribuição temporal da ocorrência de sessões do programa de mobilização precoce e eventos adversos durante o programa de mobilização precoce.

HAS: hemorragia subaracnóidea.

Trezentas e trinta e duas sessões do programa de mobilização precoce foram avaliadas. Os pacientes preencheram os critérios para participar de 286 sessões (86,1%). Não preencheram os critérios para participar de 46 sessões (13,9%) pelos seguintes motivos: razão de Lindegaard > 3 ou MCA MFV > 120 cm/s (8,1%, 27 de 332), PAM < 80 mmHg (1,8%, 6 de 332), PIC > 15 (1,8%, 6 de 332), incapaz de abrir os olhos em resposta à voz (0,9%, 3 de 332), frequência respiratória > 40 respirações/min (0,6%, 2 de 332), PAM > 110 mmHg (0,3%, 1 em 332) e frequência cardíaca < 40 bpm (0,3%, 1 em 332). Os pacientes classificados como HAS de baixo grau preencheram os critérios para participar de 62,5% (25 de 40) das sessões do programa de mobilização precoce tentadas.

Eventos adversos ocorreram em 5,9% (17 de 286) das sessões de treinamento de mobilização precoce pelos seguintes motivos: PAM < 70 mmHg (3,1%, 9 de 286), PAM > 120 mmHg (2,4%, 7 de 286) e frequência cardíaca > 130 bpm (0,3%, 1 em 286). As tendências temporais de eventos adversos que ocorreram durante as sessões do programa de mobilização precoce são mostradas na Tabela 4. A taxa de mortalidade em trinta dias para todos os pacientes foi de 0%. Eventos adversos ocorreram em 5% (2 de 40) das sessões de mobilização precoce para pacientes classificados como HAS aneurismática de baixo grau.

TABELA 4 Resultados do programa de mobilização antecipada (n = 25)

Resultado	Valor
Sessões do programa de mobilização precoce	286 (100,0)
Sessões incluindo atividade fora da cama	167 (58,4)
Sessões incluindo caminhada ≥ 15,24 m (50 pés)	51 (17,8)
Sessões por paciente, $\bar{x}$ (SD)	11,4 (4,3)
Dias desde a hemorragia subaracnóidea até a sessão inicial do programa de mobilização precoce, $\bar{x}$ (SD)	3,2 (1,3)

(continua)

TABELA 4 Resultados do programa de mobilização antecipada (n = 25) (*continuação*)

Resultado	Valor
Dias desde a admissão até a saída da cama, $\bar{x}$ (SD)	5,4 (4,2)
Dias da admissão à caminhada ≥ 15,24 m, $\bar{x}$ (SD)	10,7 (6,2)
Pontuação da escala de Rankin modificada na alta, mediana (intervalo)	2 (1,5)
Índice de Barthel na alta, $\bar{x}$ (SD)	59,8 (35,5)
Pacientes liberados para casa	15 (60,0)
Pacientes liberados para uma unidade de reabilitação de pacientes internados	10 (40,0)

Em conclusão, os resultados desse estudo retrospectivo sugerem que um programa de mobilização precoce para pacientes com HAS é seguro e viável.

BIBLIOGRAFIA

1. Ali NA, O'Brien JM Jr, Hoffmann SP, Phillips G, Garland A, Finley JC, et al.; Midwest Critical Care Consortium. Acquired weakness, handgrip strength, and mortality in critically ill patients. Am J Respir Crit Care Med. 2008 Aug 1;178(3):261-8.
2. Bailey P, Thomsen GE, Spuhler VJ, Blair R, Jewkes J, Bezdjian L, et al. Early activity is feasible and safe in respiratory failure patients. Crit Care Med. 2007 Jan;35(1):139-45.
3. Bernhardt J, Dewey H, Thrift A, Collier J, Donnan G. A very early rehabilitation trial for stroke (Avert): phase II safety and feasibility. Stroke. 2008 Feb;39(2):390-6.
4. Batt J, Herridge M, Dos Santos C. Mechanism of ICU-acquired weakness: skeletal muscle loss in critical illness. Intensive Care Med. 2017 Dec;43(12):1844-6.
5. Berney S, Haines K, Skinner EH, Denehy L. Segurança e viabilidade de uma abordagem de prescrição de exercícios para reabilitação em todo o continuum de cuidados para sobreviventes de doenças críticas. Phys Ther. 2012;92:1524-35.

6. Burtin C, Clerckx B, Robbeets C, Ferdinande P, Langer D, Troosters T, et al. O exercício precoce em pacientes críticos melhora a recuperação funcional a curto prazo. Crit Care Med. 2009;37:2499-505.
7. Cumming TB, Collier J, Thrift AG, Bernhardt J. The effect of very early mobilisation after stroke on psychological well-being. J Rehabil Med. 2008 Aug;40(8):609-14.
8. Cumming TB, Thrift AG, Collier JM, Churilov L, Dewey HM, Donnan GA, Bernhardt J. Very early mobilization after stroke fast-tracks return to walking: further results from the phase II Avert randomized controlled trial. Stroke. 2011 Jan;42(1):153-8.
9. De Jonghe B, Sharshar T, Lefaucheur JP, Authier FJ, Durand-Zaleski I, Boussarsar M, et al.; Groupe de Réflexion et d'Etude des Neuromyopathies en Réanimation. Paresis acquired in the intensive care unit: a prospective multicenter study. JAMA. 2002 Dec 11;288(22):2859-67.
10. Denehy L, Berney S, Skinner E, Edbrooke L, Warrillow S, Hawthorne G, Morris M. Avaliação da reabilitação do exercício para sobreviventes de terapia intensiva: protocolo para um estudo controlado randomizado cego único. Open Crit Care Med J. 2008;1:39-47.
11. Denehy L, Skinner EH, Edbrooke L, Haines K, Warrilow S, Hawthorne G, et al. Reabilitação do exercício para pacientes com doença crítica: um estudo controlado randomizado com 12 meses de acompanhamento. Crit Care. 2013;17:R156.
12. Diringer MN. Management of aneurysmal subarachnoid hemorrhage. Crit Care Med. 2009 Feb;37(2):432-40.
13. Ely EW, Truman B, Shintani A, Thomason JWW, Wheeler AP, Gordon S, et al. Monitorando o status da sedação ao longo do tempo em pacientes de UTI: confiabilidade e validade da escala de agitação-sedação de Richmond (RASS). JAMA. 2003;289:2983-91.
14. Friedman JA, Pichelmann MA, Piepgras DG, McIver JI, Toussaint LG 3rd, McClelland RL, et al. Pulmonary complications of aneurysmal subarachnoid hemorrhage. Neurosurgery. 2003 May;52(5):1025-31.
15. Griffiths RD, Hall JB. Fraqueza adquirida na unidade de terapia intensiva. Crit Care Med. 2010;38:779-87.
16. Hop JW, Rinkel GJ, Algra A, van Gijn J. Quality of life in patients and partners after aneurysmal subarachnoid hemorrhage. Stroke. 1998 Apr;29(4):798-804.
17. Hopkins RO, Jackson JC. Long-term neurocognitive function after critical illness. Chest. 2006 Sep;130(3):869-78.

18. Ingall T, Asplund K, Mähönen M, Bonita R. A multinational comparison of subarachnoid hemorrhage epidemiology in the WHO Monica stroke study. Stroke. 2000 May;31(5):1054-61.
19. Lee JY, Lee MS, Whang K, Lee JM, Kim SH, Lee SS. Accuracy of transcranial Doppler sonography for predicting cerebral infarction in aneurysmal subarachnoid hemorrhage. J Clin Ultrasound. 2006 Oct;34(8):380-4.
20. Levine JM. Critical care management of subarachnoid hemorrhage. Curr Treat Options Neurol. 2009 Mar;11(2):126-36.
21. Morris PE, Goad A, Thompson C, Taylor K, Harry B, Passmore L, et al. Early intensive care unit mobility therapy in the treatment of acute respiratory failure. Crit Care Med. 2008 Aug;36(8):2238-43.
22. Moss M, Nordon-Craft A, Malone D, Van Pelt D, Frankel SK, Warner ML, et al. A randomized trial of an intensive physical therapy program for patients with acute respiratory failure. Am J Respir Crit Care Med. 2016;193(10):1101-10.
23. Naval NS, Thomas CE, Urrutia VC. Relative changes in flow velocities in vasospasm after subarachnoid hemorrhage: a transcranial Doppler study. Neurocrit Care. 2005;2(2):133-40.
24. Needham DM. Mobilizando pacientes na unidade de terapia intensiva: melhorando a fraqueza neuromuscular e a função física. JAMA. 2008;300: 1685-90.
25. Nieuwkamp DJ, Setz LE, Algra A, Linn FH, de Rooij NK, Rinkel GJ. Changes in case fatality of aneurysmal subarachnoid haemorrhage over time, according to age, sex, and region: a meta-analysis. Lancet Neurol. 2009 Jul;8(7):635-42.
26. Olkowski BF, Devine MA, Slotnick LE, Veznedaroglu E, Liebman KM, Arcaro ML, et al. Safety and feasibility of an early mobilization program for patients with aneurysmal subarachnoid hemorrhage. Phys Ther. 2013 Feb;93(2):208-15.
27. Quinn TJ, Langhorne P, Stott DJ. Barthel index for stroke trials: development, properties, and application. Stroke. 2011 Apr;42(4):1146-51.
28. Schweickert WD, Kress JP. Strategies to optimize analgesia and sedation. Crit Care. 2008;12 Suppl 3(Suppl 3):S6.
29. Schweickert WD, Pohlman MC, Pohlman AS, Nigos C, Pawlik AJ, Esbrook CL, et al. Early physical and occupational therapy in mechanically ventilated, critically ill patients: a randomised controlled trial. The Lancet. 2009; 373(9678):1874-82.
30. Seder DB, Mayer SA. Critical care management of subarachnoid hemorrhage and ischemic stroke. Clin Chest Med. 2009 Mar;30(1):103-22, viii-ix.
31. Taylor TN, Davis PH, Torner JC, Holmes J, Meyer JW, Jacobson MF. Lifetime cost of stroke in the United States. Stroke. 1996 Sep;27(9):1459-66.

32. Tay-Teo K, Moodie M, Bernhardt J, Thrift AG, Collier J, Donnan G, Dewey H. Economic evaluation alongside a phase II, multi-centre, randomised controlled trial of very early rehabilitation after stroke (Avert). Cerebrovasc Dis. 2008;26(5):475-81.
33. Thomsen GE, Snow GL, Rodriguez L, Hopkins RO. Patients with respiratory failure increase ambulation after transfer to an intensive care unit where early activity is a priority. Crit Care Med. 2008 Apr;36(4):1119-24.
34. Vanhorebeek I, Latronico N, Van den Berghe G. ICU-acquired weakness. Intensive Care Med. 2020 Apr;46(4):637-53.
35. Zhang L, Hu W, Cai Z, Liu J, Wu J, Deng Y, et al. Early mobilization of critically ill patients in the intensive care unit: a systematic review and meta-analysis. PLoS One. 2019 Oct 3;14(10):e0223185.

8 Treinamento muscular inspiratório em UTI

Mateus Souza Esquivel
Ivens Willians Silva Giacomassi
Pablo Calmon Alves Silva

INTRODUÇÃO

Com histórico de utilização em cardiopatas e pneumopatas, as primeiras descrições em unidades de terapia intensiva (UTI) tiveram início na década de 1980.

A ventilação mecânica invasiva (VMI) e a sedação são dois dos principais fatores que levam à redução da força dos músculos envolvidos na ventilação.

A redução da força diafragmática foi identificada em pacientes adultos admitidos na UTI após apenas seis horas do início da VMI com agravamento da função durante um período de seis dias.

Em alguns casos, a fraqueza dos músculos ventilatórios é um dos principais fatores para a dependência na ventilação mecânica invasiva. Em tempos de pandemia, há maior incidência de pacientes que sobrevivem ao quadro agudo, sobretudo aqueles que necessitaram de internamento em UTI e uso de oxigenoterapia e/ou ventilação mecânica invasiva e não invasiva. A doença causada pela Covid-19 apresenta, em alguns casos, fibrose diafragmática que culmina com fraqueza muscular ventilatória e com repercussão na fadiga observada no pós-alta.

Na Tabela 1, destacamos os principais fatores com elevado risco de ventilação mecânica prolongada (VMP) em pacientes em UTI e consequentemente indicados para treinamento muscular inspiratório.

TABELA 1 Fatores de risco para ventilação mecânica prolongada (VMP)

Idade > 60 anos	Cirurgias cardíaca e abdominal complicadas
DPOC	Insuficiência cardíaca crônica
Doenças neuromusculares	TRM em região cervical
Sobreviventes da SDRA	$PI_{máx}$ < -30 cmH_2O
Três falhas no teste de respiração espontânea (TOT ou TQT)	Obesidade (IMC > 32)

DPOC: doença pulmonar obstrutiva crônica; SDRA: síndrome do desconforto respiratório agudo; TOT: tubo orotraqueal; TQT: traqueostomia; TRM: trauma raquimedular; $PI_{máx}$: pressão inspiratória máxima; IMC: índice de massa corpórea.

AVALIAÇÃO DA FORÇA DOS MÚSCULOS INSPIRATÓRIOS

Comumente, utiliza-se a manovacuometria analógica associada ao método da válvula unidirecional. Com esse método, observa-se o valor da pressão inspiratória máxima ($PI_{máx}$), também conhecida como força inspiratória negativa (NIF), ou seja, a pressão negativa máxima gerada por pelo menos um segundo durante um esforço inspiratório máximo do volume residual durante uma manobra inspiratória forçada contra uma via aérea fechada. O método da válvula unidirecional foi um marco na avaliação de pacientes em terapia intensiva, principalmente pelo fato de não depender totalmente da cooperação do paciente.

Ao realizar a avaliação em indivíduos em ventilação espontânea (VE) com via aérea fisiológica, é necessário equipamento com orifício de fuga. Pesquisas recentes utilizam outros equipamentos acoplados ao manovacuômetro analógico para traduzir, graficamente, os valores e tornar a medida mais sensível. A utilização de dispositivos digitais tem ganhado notoriedade nos últimos anos, e dentre eles destacamos o uso do manovacuômetro digital. Outros autores utilizam avaliação invasiva da força muscular diafragmática, com base na pressão transdiafragmática. Trata-se de um método de alta sensibilidade e especificidade, porém pouco prático por necessitar de treinamento específico do examinador e de cateter.

Não há consenso sobre o valor que define fraqueza muscular dos músculos ventilatórios. Porém, evidências recentes nos levam a apontar que valores de $PI_{máx} < -30$ cmH_20 (em módulo) é altamente sensível para desmame ventilatório e apresenta baixa especificidade para predizer o desmame.

As evidências também consideram fraqueza muscular inspiratória (FMI) indivíduos com $PI_{máx} < -70\%$ (em módulo) do predito ou abaixo de -80 cmH_20 (em módulo). Importante salientar que esses dados foram utilizados em pacientes em ventilação espontânea.

De forma prática, são realizadas três manobras de oclusão da via aérea, sendo considerado o maior valor (em módulo). O tempo de oclusão de cada manobra varia entre 12 e 60 segundos. Estudos sugerem que, quanto maior o tempo de oclusão da via aérea, usando o método da válvula unidirecional, maior o valor (em módulo). Outros aspectos, tais como nível da cabeceira, hiperoxigenação antes da desconexão, pressão do balonete, medida de pico ou platô e equipamento utilizado, precisam ser considerados na elaboração do protocolo de avaliação da $PI_{máx}$.

Importante salientar que a padronização da avaliação de $PI_{máx}$ é essencial para aumentar a acurácia da avaliação. A Tabela 2 demonstra variáveis a serem consideradas ao avaliar a pressão inspiratória máxima em UTI.

TABELA 2 Variáveis inclusas no protocolo de avaliação da $PI_{máx}$

Variável	Aspectos relevantes
Tempo de oclusão	Quanto maior, mais acurada a medida Atenção: tempos elevados apresentam maior risco de instabilidades clínicas agudas
Número de repetições	3 a 6 repetições Atenção: considerar o maior valor
Tipo de equipamento	Equipamentos analógicos são mais acessíveis Equipamentos digitais são mais acurados
Posicionamento	Variações da cabeceira podem levar a valores discrepantes Atenção: alguns pacientes não ficarão confortáveis com CE a 90 graus
Hiperinsuflação do balonete (*cuff*)	A favor: evitar escape aéreo é fundamental pra uma mensuração fidedigna Atenção: risco de lesões traqueais
Hiperoxigenação previamente à avaliação	A favor: reduz risco de dessaturação durante a avaliação Atenção: pode alterar o real desempenho do teste
Pressão de pico ou pressão de platô	A pressão de pico é mais comumente observada na prática Atenção: há menor descrição da pressão de platô quando avaliamos pacientes em UTI

PRESCRIÇÃO E BENEFÍCIOS

Há relatos de que o ajuste da sensibilidade do ventilador mecânico aumenta a $PI_{máx}$, porém não recomendamos tal prática, pois não segue os princípios básicos da prescrição e periodização de exercícios. O treinamento muscular inspiratório pode ser realizado com dispositivos de carga alinear e linear. O aumento da $PI_{máx}$ ocorre com maior magnitude com dispositivos lineares. Os dispositivos alineares foram fabricados pra uso em via aérea fisiológica, tendo, assim, limitações no uso do paciente com via aérea artificial. O resistor linear pressórico é alvo de investigações clínicas e largamente utilizado em nossa prática.

Como já mencionado, é necessário considerar princípios da fisiologia do exercício no momento de prescrição do treinamento muscular inspiratório (TMI) com resistor de limiar pressórico (RLP). Intensidade, frequência diária e semanal, carga, momento de reavaliação e periodização. Evidências recentes sugerem que o uso de dispositivos eletrônicos é seguro e também apresenta desfechos positivos.

O TMI pode ser realizado também em pós-operatório de cirurgia cardiotorácica e abdominal, como descrito no início deste capítulo. Os benefícios do TMI vão desde aumento na $PI_{máx}$ e em alguns casos da $PE_{máx}$ (não cabe nesse momento esclarecer o mecanismo que leva esse efeito), aumento da *endurance* ventilatória, capacidade vital forçada (CVF), volume corrente (VC), pico de fluxo expiratório e, em alguns casos, aumento no desempenho do teste de caminhada de 6 minutos. Além disso, o TMI no pré-operatório de alguns procedimentos invasivos é capaz de reduzir atelectasias e pneumonia. Importante salientar que todo paciente elegível para o TMI deve ter, também, um protocolo de mobilização precoce. A combinação das terapêuticas é fundamental para o desfecho positivo.

As Tabelas 3 a 6 ilustram as variáveis a serem consideradas na elaboração de um protocolo de TMI em UTI.

Em caso de piora clínica e de necessidade de interromper o fluxo do TMI, é sugerida nova avaliação e início de carga a partir do novo valor de $PI_{máx}$. Um dos objetivos, se não o principal, é acelerar a saída da prótese ventilatória.

- É importante estratificar na admissão hospitalar os pacientes com múltiplos fatores de risco para evoluírem a ventilação mecânica prolongada (VMP).
- O TMI no pré-operatório, com adequada estratificação, tem benefícios similares àqueles encontrados apenas no pós-operatório.

TABELA 3 Fluxograma de um protocolo de TMI para pacientes em ventilação espontânea[1]

	Manhã	Tarde	Noite
Dia 1	TMI[2]	TMI[3]	Não[4]
Dia 2	TMI	TMI	Não
Dia 3	Reavaliação[5]+TMI	TMI	Não

1. Pacientes que apresentem fraqueza muscular respiratória ou tenham 2 ou mais fatores de risco para desenvolver na internação.
2. Valor alvo: 30 repetições. Passível de fracionamento.
3. Aumentar a carga no período seguinte se houver aumento no desempenho (autorrelato utilizando a escala de Borg ou necessidade de menor número de séries).
4. Na ausência de TMI nos turnos anteriores, é possível realizar no noturno.
5. Nesse momento, espera-se aumento da $PI_{máx}$ e/ou redução na percepção subjetiva do esforço (PSE) e/ou aumento tolerância ao exercício e maior tempo em ter e/ou desconexão da VM.

Observação: o treinamento pode se estender até a $PI_{máx}$ atingir o valor predito ou até alta hospitalar ou mesmo permanecer prescrito para o domicílio.

TABELA 4 TMI em pacientes em VE e traqueostomizados[1]

	Manhã	Tarde	Noite
Dia 1	TMI[2]	TMI[3]	Não[4]
Dia 2	TMI	TMI	Não
Dia 3	Reavaliação[5]+TMI	TMI	Não

1. Pacientes que permanecem fora da VM, porém apresentam fraqueza muscular ventilatória ou retenção de CO_2 com relevância ou diminuta capacidade de realizar exercícios. Manter protocolo de mobilização.
2. Valor alvo: 30 repetições. Passível de fracionamento.
3. Aumentar a carga no período seguinte, se houver aumento no desempenho (autorrelato utilizando a escala de Borg ou necessidade de menor número de séries).
4. Na ausência de TMI nos turnos anteriores, é possível realizar no noturno.
5 Nesse momento, espera-se aumento da $PI_{máx}$ e/ou redução na PSE e/ou aumento da tolerância ao exercício e maior tempo em ter e/ou desconexão da VM.

Observação: havendo necessidade de retorno para a VM, registrar o motivo e reiniciar o TMI assim que possível.

TABELA 5 Fluxograma para paciente em VM via traqueostomia

	Manhã	Tarde	Noite
Dia 1	TMI[2] + retorno a VM[3] + TRE[1]	TMI[4] + retorno a VM[3] + TRE	TRE[5]
Dia 2	TMI + retorno a VM + TRE	30 rep. + retorno a VM + TRE[1]	TRE
Dia 3	Reavaliação[6] + TMI + retorno a VM + TRE	TMI + retorno a VM + TRE[1]	TRE
Dia 4	TMI + retorno a VM + TRE	TMI + retorno a VM + TRE	TRE
Dia 5	TMI + retorno a VM + TRE	TMI + retorno a VM + TRE	TRE
Dia 6	Reavaliação + TMI + retorno a VM + TRE	TMI + retorno a VM + TRE	TRE

1. O teste de respiração espontânea (TRE) deve ser realizado alguns minutos após o TMI, 1 vez/período, por 30 a 120 minutos; em caso de incapacidade, registrar o motivo da falha, de preferência.
2. Valor alvo: 30 repetições. Passível de fracionamento.
3. O retorno a VM é necessário tanto para repouso entre as séries quanto para conforto, se o paciente não puder ser desconectado.
4. Aumentar a carga no período seguinte se houver aumento no desempenho (autorrelato utilizando a escala de Borg ou necessidade de menor número de séries).
5. Na ausência de TMI nos turnos anteriores, é possível realizar no noturno.
6. Nesse momento, espera-se melhora na $PI_{máx}$, redução na PSE, maior tolerância ao exercício e maior tempo no TRE e/ou desconexão da VM. Em paciente que permanece com FR < 35, SpO_2 95%, com FiO_2 < 45%, sem sinal de desconforto respiratório, deve-se considerar a desconexão do VM. Havendo necessidade de retorno, registrar o motivo.

- A desconexão da ventilação mecânica deve fazer parte do TMI. Porém, manter-se desconectado do ventilador mecânico não deverá receber a alcunha de treinamento, haja vista que o sujeito não está exposto a nenhum tipo de carga.
- A reconexão ao ventilador mecânico deve ser criteriosamente avaliada. Havendo qualquer outro motivo para reconexão, é interessante o registro de variáveis de mecânica ventilatória para fins de comparação com valores prévios de desconexão com a finalidade de emitir diagnóstico funcional responsável pelo retorno da ventilação.

TABELA 6 Fluxograma para paciente em VM via tubo orotraqueal[1]

	Manhã	Tarde	Noite
Dia 1	TMI[2] + TRE	TMI[3] + TRE	TRE[4]
Dia 2	TMI + TRE	30 rep + retorno a VM + TRE[1]	TRE
Dia 3	Reavaliação[5] + TMI + TRE	TMI +TRE	TRE
Dia 4	TMI + TRE	TMI + TRE	TRE
Dia 5	TMI + TRE	TMI + TRE	TRE
Dia 6	Reavaliação + TMI + TRE	TMI + TRE	TRE

1. Definir em protocolo os pacientes que merecem treinamento de acordo com fatores de risco para VMP.
2. Valor alvo: 30 repetições. Passível de fracionamento.
3. Aumentar a carga no período seguinte se houver aumento no desempenho (p. ex., autorrelato de "mais fácil" ou necessidade de menor número de séries).
4. Na ausência de TMI nos turnos anteriores, é possível realizar no noturno.
5. Nesse momento, espera-se melhora na $PI_{máx}$, redução na PSE, maior tolerância ao exercício e maior tempo de duração do TRE. Espera-se desmame precoce nesse perfil de pacientes.

- Importante registrar o diagnóstico funcional, para deixar claro o motivo pelo qual o paciente permanece em ventilação mecânica.
- Os protocolos de TMI têm efeitos maiores quando associado a mobilização precoce.
- Pacientes que sobrevivem à Covid-19 entram no mesmo protocolo de TMI em pacientes que usam VA artificial, descrito nesse capítulo. Não há nenhuma especificidade no desmame desses pacientes nem no protocolo de TMI.

BIBLIOGRAFIA

1. Aldrich TK, Karpel JP. Inspiratory muscle resistive training in respiratory failure. Am Rev Respir Dis. 1985 Mar;131(3):461-2.
2. Cader SA, Vale RG, Castro JC, Bacelar SC, Biehl C, Gomes MC, et al. Inspiratory muscle training improves maximal inspiratory pressure and may assist weaning in older intubated patients: a randomised trial. J Physiother. 2010;56(3):171-7.

3. Chang AT, Boots RJ, Brown MG, Paratz J, Hodges PW. Reduced inspiratory muscle endurance following successful weaning from prolonged mechanical ventilation. Chest. 2005;128(2):553-9.
4. Charususin N, Gosselink R, Decramer M, McConnell A, Saey D, Maltais F, et al. Inspiratory muscle training protocol for patients with chronic obstructive pulmonary disease (IMTCO study): a multicentre randomised controlled trial. BMJ Open. 2013;3(8) pii:e003101.
5. Condessa RL, Brauner JS, Saul AL, Baptista M, Silva AC, Vieira SR. Inspiratory muscle training did not accelerate weaning from mechanical ventilation but did improve tidal volume and maximal respiratory pressures: a randomised trial. J Physiother. 2013;59(2):101-7.
6. da Silva Guimarães B, de Souza LC, Cordeiro HF, Regis TL, Leite CA, Puga FP, et al. Inspiratory muscle training with an electronic resistive loading device improves prolonged weaning outcomes in a randomized controlled trial. Crit Care Med. 2021;49(4):589-97.
7. Grams ST, Kimoto KYM, Azevedo EMdO, Lança M, Albuquerque ALPd, Brito CMMd, et al. Unidirectional expiratory valve method to assess maximal inspiratory pressure in individuals without artificial airway. PLoS One. 2015;10(9):e0137825.
8. Hulzebos EH, Helders PJ, Favié NJ, De Bie RA, Brutel de la Riviere A, Van Meeteren NL. Preoperative intensive inspiratory muscle training to prevent postoperative pulmonary complications in high-risk patients undergoing CABG surgery: a randomized clinical trial. JAMA. 2006;296(15):1851-7.
9. Karakurt Z, Fanfulla F, Ceriana P, Carlucci A, Grassi M, Colombo R, et al. Physiologic determinants of prolonged mechanical ventilation in patients after major surgery. J Crit Care. 2012;27(2):221.e9-16.
10. Levine S, Nguyen T, Taylor N, Friscia ME, Budak MT, Rothenberg P, et al. Rapid disuse atrophy of diaphragm fibers in mechanically ventilated humans. N Engl J Med. 2008;358(13):1327-35.
11. Mans CM, Reeve JC, Elkins MR. Postoperative outcomes following preoperative inspiratory muscle training in patients undergoing cardiothoracic or upper abdominal surgery: a systematic review and meta analysis. Clin Rehabil. 2015;29(5):426-38.
12. Marini JJ, Smith TC, Lamb V. Estimation of inspiratory muscle strength in mechanically ventilated patients: the measurement of maximal inspiratory pressure. J Crit Care. 1986;1:32-8.
13. Montemezzo D, Fregonezi GA, Pereira DA, Britto RR, Reid WD. Influence of inspiratory muscle weakness on inspiratory muscle training responses in

chronic heart failure patients: a systematic review and meta-analysis. Arch Phys Med Rehabil. 2014;95(7):1398-407.

14. Moodie LH, Reeve JC, Vermeulen N, Elkins MR. Inspiratory muscle training to facilitate weaning from mechanical ventilation: protocol for a systematic review. BMC Research Notes. 2011;4:283.
15. Paiva DN, Assmann LB, Bordin DF, Gass R, Jost RT, Bernardo-Filho M, et al. Inspiratory muscle training with threshold or incentive spirometry: which is the most effective? Rev Port Pneumol. 2015;21(2):76-81.
16. Ribeiro JP, Chiappa GR, Callegaro CC. Contribuição da musculatura inspiratória na limitação ao exercício na insuficiência cardíaca: mecanismos fisiopatológicos. Rev Bras Fisioter. 2012;16(4):261-7.
17. Schellekens WJ, van Hees HW, Doorduin J, Roesthuis LH, Scheffer GJ, van der Hoeven JG, et al. Strategies to optimize respiratory muscle function in ICU patients. Crit Care. 2016;20(1):103.
18. Shi Z, Bogaards SJP, Conijn S, Onderwater Y, Espinosa P, Bink DI, et al. Covid-19 is associated with distinct myopathic features in the diaphragm of critically ill patients. BMJ Open Respir Res. 2021;8(1):e001052.
19. Silva PCA, Almeida MLO, Reis HFC. Força muscular respiratória em diferentes tempos de oclusão em pacientes com traumatismo cranioencefálico. Fisioterapia Brasil. 2016;17(1):10-6.
20. Silva PE. Inspiratory muscle training in mechanical ventilation: suitable protocols and endpoints, the key to clear results: a critical review. Assobrafir Ciência. 2015;6(1):21-30.

9 Realidade virtual na unidade de terapia intensiva

Lucas de Assis Pereira Cacau
Manoel Luiz Cerqueira Neto
Telma Cristina Fontes Cerqueira

INTRODUÇÃO

Os avanços técnicos e científicos nos cuidados ao doente crítico têm aumentado consideravelmente a sobrevivência, proporcionando, com isso, aumento no tempo de exposição a fatores que ocasionam impacto direto na função física e na qualidade de vida pós-alta hospitalar.

Apesar de todo esse avanço, sabe-se que a internação na unidade de terapia intensiva (UTI) é uma experiência estressante e muitas vezes traumática para pacientes e familiares. A imobilidade prolongada no leito e a sedação são comuns durante o tratamento e podem levar à fraqueza muscular adquirida na UTI, sono interrompido, estadias longas, períodos prolongados de dor, *delirium* e risco aumentado de declínio cognitivo a longo prazo, além de aumento dos custos de saúde.

As diretrizes de reabilitação ao doente crítico enfatizam estratégias como controle do *delirium*, dor, controle do ruído e luz e promoção de um bom sono. O tratamento fisioterapêutico, por meio de programas de exercícios regulares precoces e progressivos, é essencial ao processo de readaptação funcional, utilizando recursos cada vez mais tecnológicos.

Diante desse contexto, a realidade virtual (RV) é um recurso que conta com uma tecnologia promissora que pode suprir essa necessidade e fortalecer os cuidados à beira do leito para pacientes de UTI, sendo bem tolerada para hospitalizados quando empregada para reabilitação cognitiva e motora. A RV tem sido elogiada por mitigar algumas limitações das terapias tradicionais.

ASPECTOS CONCEITUAIS

Muitos estudos têm sido conduzidos utilizando a RV em diferentes condições e protocolos reabilitativos. Por se tratar de uma tecnologia de certa forma nova, o grande desafio é comprovar a aceitabilidade e a segurança das intervenções com esse recurso na UTI em pacientes graves e críticos.

A RV faz uso de avançadas tecnologias de interface por meio das quais o usuário não fica em frente ao monitor, mas imerso em um mundo tridimensional gerado pelo *software*. Para atingir seus objetivos no tratamento, o ambiente virtual trabalha com as funções pontuais que deseja recuperar, atuando principalmente na atenção, memória e força física e demandando estratégias de desafio, comuns aos jogos educacionais.

A tecnologia computadorizada tem a capacidade de criar um ambiente de exercício no qual a intensidade da prática e o *feedback* positivo podem ser consistentes e sistematicamente manipulados e aprimorados para criar a aprendizagem motora mais apropriada e individualizada. A adição de recursos de realidade virtual às atividades de aprendizagem motora fornece uma correspondência espacial tridimensional entre o grau de movimento no mundo real e o visto na tela do computador.

A fundamentação para a utilização de estratégias de tratamento com a RV baseia-se no preceito da adição de um fator motivacional que auxilie o paciente a realizar os movimentos pretendidos com o tratamento fisioterapêutico, colaborando, assim, no processo de recuperação.

A RV integra três conceitos: *imersão, interação* e *envolvimento.*

A *imersão* está relacionada com o objetivo de mostrar que o usuário, quando imerso no ambiente virtual, pode vivenciar a sensação de estar dentro do ambiente. Todavia, a identificação da proporção de imersão é captada pelos dispositivos que transmitem ao utilizador a sensação de entrada no ambiente virtualizado, levando seus sentidos sensoriais e atenção para o que está acontecendo dentro desse espaço. Esses dispositivos isolam o paciente do mundo exterior, permitindo-lhe manipular e explorar naturalmente os objetos em vez de ser apenas um observador.

A *interação* está associada à capacidade do computador de detectar as entradas do usuário e de modificar, em tempo real, o mundo virtual e as ações sobre ele. As pessoas apreciam uma boa simulação e se mostram satisfeitas por ver as cenas/situações mudarem de acordo com seus comandos, e esse é um dos motivos de utilizarem a RV para o divertimento. A interação é um dos princípios básicos dos *videogames*. Para parecer ainda mais realista, o ambiente virtual inclui objetos simulados, contando também com a inserção de sons ambientais e de ruídos associados a objetos específicos.

O *envolvimento*, por sua vez, está ligado ao grau de estimulação necessário para o comprometimento de uma pessoa com determinada atividade, podendo ser ativo (participar de um jogo, visualizar um ambiente virtual) ou passivo (ler um livro, participar de uma cirurgia virtual).

DISPOSITIVOS

Os dispositivos para RV têm como função básica gerar a sensação de imersão, interação e envolvimento do usuário em um ambiente virtual. Características desejáveis nesses sistemas são o realismo visual e a interação intuitiva (geralmente com dispositivos destinados a monitorar movimentos), permitindo ao usuário concentrar-se na tarefa a ser desempenhada.

Os sistemas de RV são compostos por: *hardwares* (rastreadores de posição, reconhecimento de voz, *joysticks*, placas de equilíbrio, tapetes e *mouses*), que atuam fazendo a leitura dos movimentos realizados pelo usuário (e pelas várias partes de seu corpo) e estimulando seus sentidos sensoriais; e um *software*, que faz a aquisição e a leitura dos dados durante cada jogo.

Para sua aplicabilidade na reabilitação, os jogos devem ser projetados para desencadear estímulos cognitivos, emocionais e físicos que levarão os jogadores/pacientes a alcançar os resultados advindos dessa imersão reabilitativa.

Temos vários disponíveis no mercado, e alguns tipos desses dispositivos incluem o Wii Fit Plus, o Wii Sports Resort, o Kinect Sports e o Dance Dance Revolution. Jogos ativos como esses têm sido usados para melhorar a capacidade motora dos jogadores, o equilí-

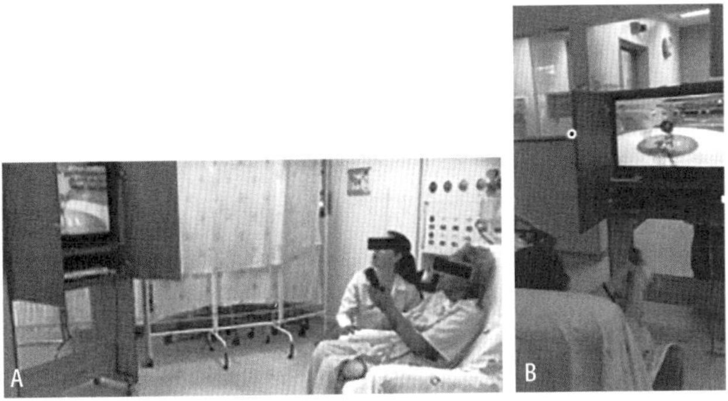

FIGURA 1 A E B Paciente idosa sentada fora do leito utilizando dispositivo de RV durante reabilitação na UTI.

Fonte: Gomes et al., 2019.

brio, a agilidade e a força em diversos perfis de pacientes submetidos a reabilitação.

Um estudo com doentes críticos utilizou um dispositivo imersivo (Figura 2), demonstrando alto nível de aceitação da intervenção de RV, apesar dos baixos níveis de experiência prévia com tecnologias de realidade virtual e *videogames* entre os pacientes da UTI. No geral, 78% dos pacientes avaliaram sua experiência positivamente, e todos os participantes relataram pelo menos uma sensação moderada de presença no ambiente virtual. Esse sucesso sugere que a RV é uma tecnologia promissora para ajudar a aliviar os pacientes do ruído e dos estímulos do ambiente típico da UTI.

O equipamento denominado Dreams (*Digital Rehabilitation Environment Augmenting Medical System*) é um conjunto de dispositivos desenvolvido para oferecer facilidade de configuração ao operador, sendo também apreciado pelos participantes. Cada componente

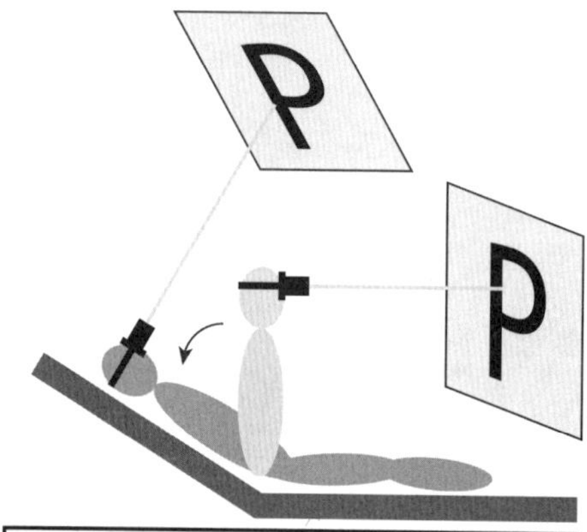

FIGURA 2 Dispositivo Dreams.
Fonte: Jawed et al., 2021.

do Dreams é amplamente disponível, pois a maioria das pessoas já está familiarizada com as interfaces dos *smartphones*. Além disso, o Dreams pode ser higienizado rápida e facilmente com lenços desinfetantes comuns, capas sanitárias descartáveis e equipamentos germicidas ultravioleta.

O Dreams (Figura 3) demonstrou a viabilidade de seu uso com o objetivo de promover relaxamento para os pacientes de UTI. Apesar de não se encontrarem efeitos clínica ou estatisticamente significativos na fisiologia, dor ou sono, os participantes gostaram muito das experiências de RV fornecidas por esse dispositivo. Os resultados demonstraram que para os pacientes da UTI a RV pode servir como uma distração bem-vinda diante dos desconfortos inevitáveis associados aos cuidados na UTI. Coletivamente, os resultados mostram que a RV é uma opção promissora para ajudar a melhorar a experiência desses pacientes.

Outro dispositivo é o *head-mounted display* (HMD), usado na cabeça ou como parte de um capacete, que consiste em um pequeno mostrador óptico na frente de um ou de cada olho. Ao contrário da tela de *desktop*, o HMD fornece uma exploração visual mais natural e permite maior imersão. Além disso, a RV baseada em HMD permite que pacientes criticamente enfermos interajam com um ambiente virtual na cama em posição reclinada.

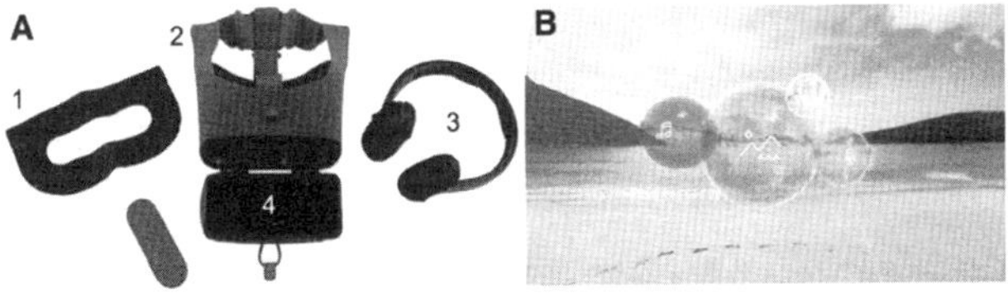

FIGURA 3 Dispositivo Dreams.
Fonte: Ong et al., 2020.

Ao observar a produção científica sobre a RV nos últimos anos, é inegável que a área da saúde tem sido um importante campo de aplicação, contribuindo para que a própria tecnologia evolua em termos de *hardware* e *software*, a fim de suprir as demandas específicas da área de aplicação. A viabilidade de reproduzir situações reais sem risco a pacientes, a diminuição de custos ocasionada pela redução do uso de objetos físicos e a possibilidade de simular e visualizar ações impossíveis de serem percebidas no mundo real são motivos para que a RV aplicada à saúde constitua uma área de interesse crescente, com benefícios tanto para a saúde quanto para o desenvolvimento das áreas tecnológicas.

Durante a pandemia de Covid-19, um ensaio clínico multicêntrico e randomizado foi desenvolvido para avaliar o efeito de uma intervenção de realidade virtual específica de UTI (Figura 4), oferecida meses após a alta hospitalar, no bem-estar psicológico e na qualidade de vida em pacientes diagnosticados com Covid-19 tratados nesse ambiente. Os resultados desse estudo mostrarão se a realidade virtual é uma modalidade que pode ser implementada para melhorar os cuidados pós-UTI e se pode ser adaptada para doenças específicas.

APLICABILIDADE

A RV pode ser utilizada como ferramenta adicional aos protocolos fisioterapêuticos e multiprofissionais, com ampla aplicabilidade, podendo ser empregada na prevenção/recuperação de habilidades motoras, cognitivas e sensoriais, além de promover a motivação e de melhorar a experiência para pacientes de UTI e seus familiares, proporcionando bem-estar psicológico, funcionalidade e qualidade de vida.

Um recente estudo de revisão mostrou que há um grande potencial para uso da RV na terapia intensiva, embora seja um novo domínio de pesquisa, com a maioria de suas áreas de aplicação ainda

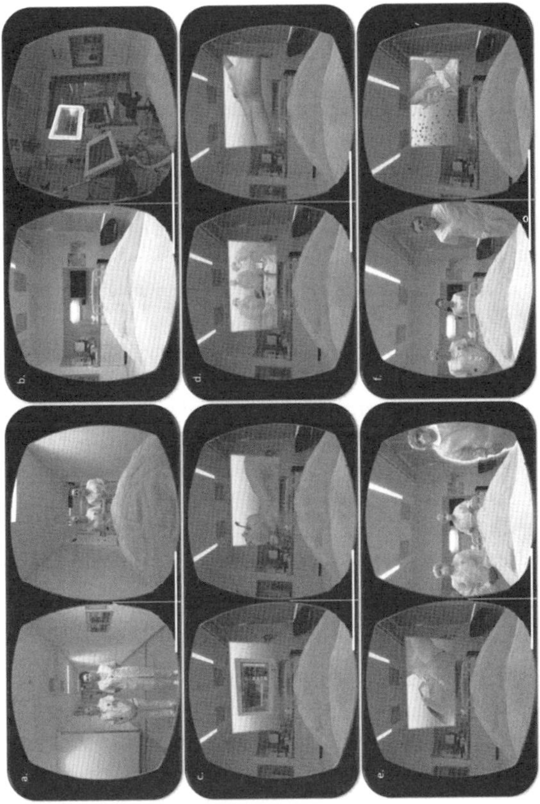

FIGURA 4 Dispositivo de RV utilizado dentro do ambiente de UTI.

Fonte: Vlake et al., 2021b.

em estágios iniciais de desenvolvimento, sendo necessária uma avaliação mais robusta em relação a sua eficácia.

Função física

Poucos pacientes em terapia intensiva são fisicamente ativos, e mesmo quando ativos, o nível de atividade física é muito baixo. A inatividade pode causar problemas respiratórios, cardíacos e redução da funcionalidade inclusive no pós-hospitalização, bem como redução da qualidade de vida. A RV utilizada durante a fisioterapia para complementar o tratamento convencional é uma interessante ferramenta de exercícios para aumento da mobilização e da atividade física em pacientes de UTI com o objetivo de reduzir o comportamento sedentário durante a internação e de oferecer um nível de atividade suficiente para reverter o estado de inatividade.

Estudos prévios demonstram que os movimentos corporais realizados por meio da RV são capazes de gerar níveis suficientes de atividade, oferecendo algum grau de exercício e alterando o estado de imobilidade dos pacientes. Atendem, assim, às demandas por novas ferramentas que reduzam com segurança a imobilização em pacientes de UTI. Esses achados são importantes porque, para os internados em UTI, a atividade física tem demonstrado benefícios na prevenção da síndrome de imobilização, que pode impactar negativamente nas atividades diárias dos pacientes após a alta.

Em outras populações, essa ferramenta também se mostra promissora para a reabilitação e a continuidade de exercícios em pacientes com uma variedade de doenças. Demonstrou-se que os jogos podem produzir um nível de movimento corporal suficiente para estimular indivíduos saudáveis a participar de atividades e de processos de reabilitação. A fisioterapia com *videogame* tem sido bem-aceita pelos pacientes críticos; a maioria gosta da atividade e demonstra interesse em participar da próxima sessão. Os pacientes se divertem com essa ferramenta e desenvolvem motivação para realizar uma atividade. Além disso, trata-se de uma ferramenta segura e que provavelmente será escolhida pelo paciente durante a fisioterapia (Gomes et al., 2019).

Na população de pacientes em pós-operatório de cirurgia cardíaca, estudos têm mostrado que a RV utilizada durante a hospitalização, inclusive no período de internação na UTI, pode proporcionar alta precoce devido à melhora na recuperação da capacidade funcional, conforme observado com base na maior distância percorrida no teste de caminhada de seis minutos realizado no dia da alta hospitalar, como resultado da atenuação da dor e do aumento dos níveis de energia (Cacau et al., 2013; Ribeiro et al., 2020). Maior capacidade de deambulação traduz maior condicionamento cardiovascular (Macchi et al., 2007), o que foi demonstrado nesses pacientes, firmando a validade e segurança da RV como ferramenta reabilitacional. Os autores relatam que a inserção de uma nova ferramenta terapêutica como adjuvante no processo reabilitacional pode ter melhorado também a qualidade de atenção ao paciente internado, contribuindo com a redução do tempo de internação. Nesse contexto, percebe-se que ainda há espaço para o progresso nos cuidados pós-operatórios quando se trata de custos da cirurgia.

Quando utilizada durante a reabilitação cardíaca fase 2, estudos têm mostrado que a RV foi capaz de reduzir o tempo para alcançar a frequência cardíaca alvo no tratamento, pela motivação e distração adicionadas (Chuang et al., 2006).

Outros benefícios advindos do uso da RV são descritos, como melhora sensório-motora (Adamovic et al., 2009), na função de membros superiores (Laver et al., 2012) e no processo de percepção visual e da marcha em pacientes pós-acidente vascular cerebral (Deutsch et al., 2008). A RV também é utilizada para incentivo à atividade física em obesos, sendo capaz de auxiliar na prática regular de exercícios, pela motivação e *feedback* proporcionados (Bordnick et al., 2011).

Percebe-se que, além do trabalho motor, o envolvimento com o "mundo virtual" por meio do jogo interativo gera a adição de um fator motivacional que contribui para o programa de reabilitação fisioterapêutico, assegurando melhor funcionalidade (Chuang; Sung; Lin, 2005).

Dor

Com a atenção voltada a alcançar um objetivo no jogo, os pacientes podem ter o efeito psicossomático da dor minimizado, o que os leva a participar mais efetivamente do processo reabilitacional. O uso da RV tem sido descrito como capaz de proporcionar distração durante a abordagem fisioterapêutica em procedimentos que desencadeiam exacerbação do quadro álgico, gerando melhores respostas na movimentação física e mobilidade, sendo descrito como uma experiência agradável no processo de reabilitação (Li et al., 2011; Hoffman et al., 2019).

Em outro achado, a RV mostrou-se capaz de reduzir a ansiedade e a percepção de dor em pacientes pediátricos submetidos à fisioterapia pós-operatória, pelo fato de ter o lúdico como elemento motivador (Dahlquist et al., 2009). Presumivelmente, parte da razão para os resultados desses estudos foi o fato de que a experiência com a RV diminuiu a consciência real do desconforto físico dos sujeitos, e assim eles exerceram um nível superior de atividade.

Um estudo piloto verificou se a RV imersiva poderia servir como um complemento analgésico não opioide para crianças com queimaduras graves durante a limpeza da queimadura na UTI. Os pacientes jogaram SnowWorld, um cânion nevado 3D interativo em realidade virtual, durante algumas etapas do tratamento de feridas. Observou-se que a RV reduziu significativamente as classificações de "pior dor" das crianças durante os procedimentos de limpeza da queimadura, concluindo-se que a realidade virtual imersiva pode ajudar a reduzir a dor dessas crianças (Hofmman et al., 2019). Diante disso, a RV pode eventualmente provar ser "poupadora de opiáceos" durante a hospitalização (Kipping et al., 2012; McSherry et al., 2018). Pesquisas adicionais são necessárias para verificar maneiras de tornar a analgesia de RV mais poderosa (Wender et al., 2009), porém a RV tem forte potencial como nova estratégia para a medicina comportamental (Keefe et al., 2012). Felizmente a analgesia por RV não se limitaria a queimaduras de pacientes graves, mas poderia potencialmente ser usada para uma ampla gama de procedimentos dolorosos na UTI (Hoffman et al., 2019).

Função cognitiva

Em relação à função cognitiva, um estudo foi realizado com foco na aplicação de um sistema baseado em RV não imersiva para intervenção neurocognitiva em pacientes críticos. O objetivo era avaliar a viabilidade de medidas de resultados para detectar o impacto dessa terapia digital no cognitivo e no emocional dos pacientes adultos ventilados mecanicamente durante a permanência na UTI. Em um mês de acompanhamento, os pacientes que utilizaram a plataforma de reabilitação neurocognitiva precoce em cuidados intensivos (*Early Neurocognitive Rehabilitation in Intensive Care* – Enric) tiveram melhores escores de memória de trabalho e mostraram até 50% menos ansiedade inespecífica e depressão do que pacientes que receberam cuidados usuais. Os resultados sugerem que a estimulação neurocognitiva baseada em RV não imersiva pode ajudar a melhorar os resultados da memória de trabalho de curto prazo em sobreviventes de doenças críticas. Além disso, essa vantagem poderia ser mantida em longo prazo.

A plataforma Enric foi projetada por uma equipe multidisciplinar. Trata-se de um *software* com vários exercícios cognitivos, incluindo observação passiva, guiada, exercícios de atenção e memória de trabalho, especificamente concebidos ou adaptados ao ambiente da UTI e ao paciente em VM. Todos os exercícios são baseados em programas de reabilitação prévios que se mostraram eficazes em melhorar os resultados cognitivos em pacientes com distúrbios neurocognitivos e de saúde mental. Usando uma unidade central de processamento, uma TV de tela plana e um sensor de movimento Kinect® para detectar o movimento dos braços e mãos do paciente, o *software* de estimulação coloca os pacientes em um ambiente relaxante composto por quatro cenários com sons reais da natureza onde podem caminhar acompanhados por um avatar virtual. Todos os cenários se mostraram eficazes na redução do estresse e da ansiedade em pacientes críticos. O percurso pelo mundo virtual e a sequência dos exercícios cognitivos eram inicialmente predefinidos; no entanto, o terapeuta pode modificar o percurso, reconfigurar a ordem de aparecimento dos exercícios ou mudar de um exercício para outro usando comandos. Junto com o terapeuta, o avatar virtual orienta o paciente e dá instruções, enquanto o encoraja a fazer o trabalho cognitivo, os exercícios e a relaxar (Navarra-Ventura et al., 2021).

A RV tem sido utilizada também no tratamento de problemas psicológicos e psiquiátricos. Bons resultados são demonstrados no tratamento da esquizofrenia (Freeman, 2008). No ambiente da UTI, outro estudo avaliou a viabilidade e a eficácia do uso da realidade virtual meditativa com foco na calma e no relaxamento para melhorar a experiência hospitalar dos pacientes críticos, observando que a intervenção preventiva melhorou a experiência dos pacientes na UTI com redução dos níveis de ansiedade e depressão (Ong et al., 2020).

A RV pode ser também uma estratégia a ser utilizada para familiares de pacientes críticos, pois a admissão em UTI de um parente pode levar a sofrimento psicológico e a um luto complicado. Evidências sugerem que o aumento da angústia durante a permanência na UTI aumenta o risco de síndrome pós-cuidados intensivos familiar (PICS-F), resultando em dificuldade de retorno à vida normal após a experiência na UTI. Intervenções eficazes para melhorar a PICS-F fazem falta atualmente. Alguns autores levantam a hipótese de que o fornecimento de informações usando realidade virtual específica para UTI para familiares pode melhorar a compreensão dessa condição e, posteriormente, melhorar o bem-estar psicológico e a qualidade de vida em familiares de pacientes internados na unidade (Vlake et al., 2021).

Delirium

Pacientes criticamente doentes frequentemente desenvolvem *delirium*, definido como um distúrbio na atenção, consciência e cognição, com capacidade reduzida de direcionar, focalizar, sustentar e desviar a atenção e com orientação reduzida para o ambiente. O *delirium* afeta profundamente os pacientes e suas famílias, pois está associado a aumento da mortalidade, aumento do comprometimento cognitivo, maior duração da ventilação mecânica, extubação não planejada, remoção de cateteres pelo paciente, maior tempo de internação na UTI e no hospital. Foi demonstrado, além disso, que a duração do *delirium* está associada a pior comprometimento cognitivo em longo prazo. Esse distúrbio pode ocorrer de forma hipoativa, hiperativa ou mista. Infelizmente o *delirium* muitas vezes escapa ao diagnóstico, pois mais frequentemente se apresenta com hipoatividade e sonolência. Por outro lado, pode ser mais facilmente reconhecido quando os pacientes estão hiperativos ou agitados.

Na prevenção e tratamento do *delirium* são discutidas estratégias farmacológicas e não farmacológicas nas UTI, apesar de tais estratégias permanecerem controversas. O uso da estimulação por meio da RV imersiva aparece como recurso para redução da incidência do *delirium* na UTI. Além disso, o emprego de sensores para determinar os padrões de movimento do paciente pode levar à detecção precoce dessa condição.

Um protocolo de ensaio clínico randomizado se propõe a utilizar um conteúdo relaxante de RV imersiva de 360 graus reproduzido dentro de uma tela acoplada à cabeça do paciente, complementado por fones de ouvido com cancelamento de ruído, três vezes ao dia, proporcionando aos pacientes o isolamento de distúrbios da UTI.

Acredita-se que, ao oferecer essa experiência, a incidência de *delirium* diminuirá entre esses pacientes. Além disso, os pacientes terão seus padrões de movimento registrados usando sensores vestíveis e de ambiente. Acredita-se que a identificação de padrões de movimento associados ao *delirium* permitirá a detecção e intervenção precoces, o que pode melhorar ainda mais, em longo prazo, os resultados negativos associados ao *delirium* durante os cuidados intensivos.

Um desafio ainda presente para o uso da RV é a reação imprevisível dos pacientes à estimulação de RV quando já estão em estado de delírio. A viabilidade ainda é desconhecida, pois pode ocasionar aumento da atividade motora se esses pacientes estiverem em delírio hiperativo. Além disso, existe o risco de os participantes delirantes não tolerarem o uso de monitores e fones de ouvido acoplados, podendo tentar remover os itens por conta própria. Isso pode se tornar uma limitação no recrutamento de participantes, pois os pacientes podem entrar em estado de delírio logo após a admissão na UTI (Naef et al., 2021).

Com base nos resultados relatados na literatura mundial, os estudos atuais incentivam os pesquisadores a buscar novas fronteiras de utilização da RV, considerada uma opção terapêutica para as mais diversas disfunções.

SEGURANÇA

Profissionais de UTI são da opinião de que a intervenção por meio da RV deveria estar disponível para seus pacientes. No entanto, existem preocupações relacionadas à implementação da tecnologia, especialmente quando os dispositivos estão em contato físico com o paciente. Essas preocupações estão relacionadas, por exemplo, à "interferência de equipamentos com suporte de vida", incluindo fones de ouvido, que podem enroscar nos cateteres intravenosos e promover deslizamento de tubo endotraqueal, entre outros. Porém, estudos demonstram que a intervenção por meio da RV em pacientes em UTI ventilados mecanicamente e gravemente doentes é segura. Além disso, a maioria dos equipamentos de RV disponíveis comercialmente são fáceis de usar, portáteis e facilmente higienizados com lenços desinfetantes comuns.

Um grande desafio para a utilização de um dispositivo de RV é monitorar a intensidade e as respostas fisiológicas durante o uso, para que o gasto energético não seja superior ao limiar de segurança em face do doente crítico.

O estudo de Hurkmans et al. (2011) investigou o gasto energético dos pacientes com acidente vascular cerebral crônico enquanto jogavam tênis e boxe por meio do Wii Sports em ordem aleatória por quinze minutos cada, com um intervalo de dez minutos entre as partidas. Um analisador de gases portátil foi usado para medir o consumo de oxigênio (VO_2), sentado e durante o jogo Wii Sports, e o gasto energético foi expresso em equivalentes metabólicos (MET), calculado com base no VO_2. A atividade física foi classificada como moderada (3 a 6 MET) ou vigorosa (> 6 MET), de acordo com o American College of Sports Medicine e as diretrizes da American Heart Association. A média (± DP) do gasto energético durante o jogo no Wii Sports foi de 3,7 (± 0,6) MET para o tênis e de 4,1 (± 0,7) MET para o boxe (Hurkmans, 2011).

Pressupondo o gasto energético e a demanda metabólica otimizados, faz-se necessário o estabelecimento de critérios bem definidos para a inclusão de pacientes críticos em um programa de reintegração funcional com o uso da RV, a fim de promover uma abordagem segura, eficiente e eficaz. Deve-se levar em consideração o processo fisiopatológico associado ao declínio funcional relacionado à hospitalização, imobilismo, ação farmacológica, entre outros.

O algoritmo mostrado na Figura 5 apresenta uma proposta de sistematização para avaliação do doente crítico, diante da possibilidade de participação ativa em um programa de RV.

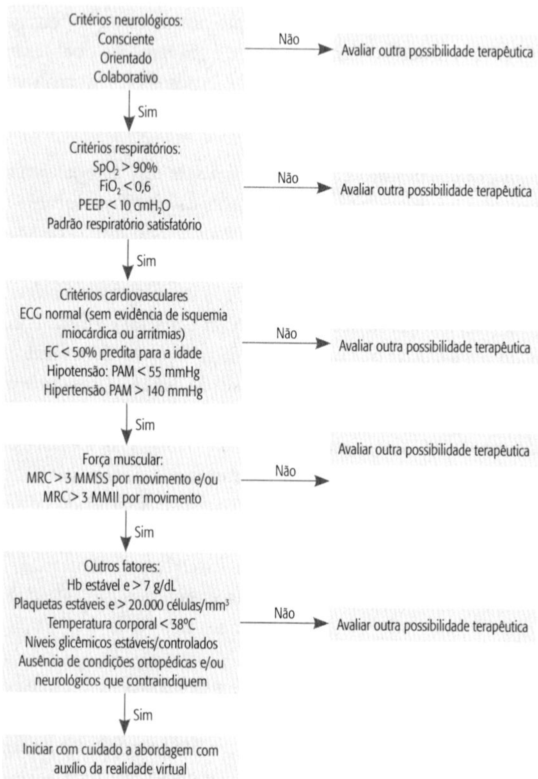

FIGURA 5 Algoritmo de avaliação dos pacientes candidatos a abordagem terapêutica com o uso da RV.

ECG: eletrocardiograma; FC: frequência cardíaca; FiO2: fração inspirada de oxigênio; Hb: hemoglobina; MMII: membros inferiores; MMSS: membros superiores; MRC: *Medical Research Council*; PAM: pressão arterial média; PEEP: *positive expiratory end pressure*; RV: realidade virtual; SpO_2: saturação parcial de oxigênio.

Fonte: adaptada de França et al., 2012, e Stiller, 2007.

A RV auxilia a promoção de mobilidade otimizando a reversão do estado de inatividade ao utilizar componentes da reabilitação que estão diretamente envolvidos na fisiopatologia da doença crítica. Com isso, facilita a adesão ao tratamento, com consequente melhora da recuperação funcional, da restauração da marcha, do controle postural, da cognição e da qualidade de vida durante a hospitalização.

BIBLIOGRAFIA

1. Adamovich SV, Fluet GG, Tunik E, Merians AS. Sensorimotor training in virtual reality: a review. NeuroRehabilitation. 2009;25(1):29-44.
2. Bordnick PS, Carter BL, Traylor AC. What virtual reality research in addictions can tell us about the future of obesity assessment and treatment. J Diabetes Sci Technol. 2011;5(2):265-71.
3. Cacau LAP, Oliveira GU, Maynard LG, Araújo Filho AA, Silva Junior WM, Cerqueira Neto ML, et al. The use of the virtual reality as intervention tool in the postoperative of cardiac surgery. Rev Bras Cir Cardiovasc. 2013;28(2):281-9.
4. Chuang TY, Sung WH, Lin CY. Application of a virtual reality- enhanced exercise protocol in patients after coronary bypass. Arch Phys Med Rehabil. 2005;86(10):1929-32.
5. Dahlquist LM, Weiss KE, Clendaniel LD, Law EF, Ackerman CS, McKenna KD. Effects of videogame distraction using a virtual reality type head-mounted display helmet on cold pressor pain in children. J Pediatr Psychol. 2009;34(5):574-84.
6. Deutsch JE, Borbely M, Filler J, Huhn K, Guarrera-Bowlby P. Use of a low-cost, commercially available gaming console (Wii) for rehabilitation of an adolescent with cerebral palsy. Phys Ther. 2008;88(10):1196-207.
7. França EE, Ferrari F, Fernandes P, Cavalcanti R, Duarte A, Martinez BP, et al. Fisioterapia em pacientes críticos adultos: recomendações do Departamento de Fisioterapia da Associação de Medicina Intensiva Brasileira. Rev Bras Ter Intensiva. 2012;24(1).
8. Freeman D. Studying and treating schizophrenia using virtual reality: a new paradigm. Schizophr Bull. 2008 Jul;34(4):605-10.
9. Gomes TT, Schujmann DS, Fu C. Rehabilitation through virtual reality: physical activity of patients admitted to the intensive care unit. Rev Bras Ter Intensiva. 2019;31(4):456-63.

10. Hill JE, Twamley J, Breed H, Kenyon R, Casey R, Zhang J, Clegg A. Scoping review of the use of virtual reality in intensive care units. Nurs Crit Care. 2021 Nov.
11. Hoffman HG, Rodriguez RA, Gonzalez M, Bernardy M, Peña R, Beck W, et al. Immersive virtual reality as an adjunctive non-opioid analgesic for pre-dominantly Latin American children with large severe burn wounds during burn wound cleaning in the intensive care unit: a pilot study. Front Hum Neurosci. 2019 Aug 8.
12. Jawed YT, Golovyan D, Lopez D, Smith JP, Kok L, Khan BA, et al. Feasibility of a virtual reality intervention in the intensive care unit. Heart & Lung. 2021;50:748753.
13. Keefe F J, Main C J, George S Z. Advancing psychologically informed practice for patients with persistent musculoskeletal pain: promise, pitfalls, and solutions. Phys Ther. 2018;98:398-407.
14. Kipping B, Rodger S, Miller K, and Kimble R M. Virtual reality for acute pain reduction in adolescents undergoing burn wound care: a prospective randomized controlled trial. Burns. 2012;38:650-57.
15. Laver K, George S, Thomas S, Deutsch JE, Crotty M. Cochrane review: virtual reality for stroke rehabilitation. Eur J Phys Rehabil Med. 2012;48(3):523-30.
16. Li A, Montaño Z, Chen VJ, Gold JI. Virtual reality and pain management: current trends and future directions. Pain Manag. 2011;1(2):147-57.
17. Macchi C, Fattirolli F, Lova RM, Conti AA, Luisi ML, Intini R, et al. Early and late rehabilitation and physical training in elderly patients after cardiac surgery. Am J Phys Med Rehabil. 2007;86(10):826-34.
18. McSherry T, Atterbury M, Gartner S, Helmold E, Searles D M, Schulman C. Randomized, crossover study of immersive virtual reality to decrease opioid use during painful wound care procedures in adults. J. Burn Care Res. 2018;39:278-85.
19. Naef AC, Jeitziner M-M, Gerber SM, Jenni-Moser B, Müri RM, Jakob SM, et al. Virtual reality stimulation to reduce the incidence of delirium in critically ill patients: study protocol for a randomized clinical trial. Trials. 2021 Mar 1;22(1):174.
20. Navarra-Ventura G, Gomà G, Haro C, Jodar M, Sarlabous L, Hernando D, et al. Virtual reality-based early neurocognitive stimulation in critically ill patients: a pilot randomized clinical trial. J Pers Med. 2021;11:1260.
21. Ong TL, Ruppert MM, Akbar M, Rashidi P, Ozrazgat-Baslanti T, Bihorac A, et al. Experience with virtual reality: a feasibility study. Crit Care Expl. 2020a; 2:e0122.

22. Ong TL, Ruppert MM, Akbar M, Rashidi P, Ozrazgat-Baslanti T, Bihorac A, et al. Improving the intensive care patient experience with virtual reality: a feasibility study. Crit Care Expl. 2020b;2:e0122.
23. Ribeiro BC, Guimarães JJ, Rocha AMC, Cunha CNS, Cunha KC, Falcão LFM, et al. Different physiotherapy protocols after coronary artery bypass graft surgery: a randomized controlled trial. Physiother Res Int. 2020;e1882.
24. Stiller K. Safety issues that should be considered when mobilizing critically ill patients. Crit Care Clin. 2007;23(1):35-53.
25. Vlake JH, van Bommel J, Wils E-J, Korevaar TIM, Hellemons ME, Schut AFC, et al. Effect of intensive care unit-specific virtual reality (ICU-VR) to improve psychological well-being and quality of life in COVID-19 ICU survivors: a study protocol for a multicentre, randomized controlled trial. Trials. 2021b. 22:328.
26. Vlake JH, Bommel JV, Wils E-J, Korevaar TI, Hellemons ME, Schut AF, et al. Effect of intensive care unit-specific virtual reality (ICU-VR) to improve psychological well-being and quality of life in COVID-19 ICU survivors: a study protocol for a multicentre, randomized controlled trial. Trials. 2021;22:328.
27. Vlake JH, van Bommel J, Wils E-J, Korevaar T, Hellemons ME, Klijn E, et al. Virtual reality for relatives of ICU patients to improve psychological sequelae: study protocol for a multicentre, randomised controlled trial. BMJ Open 2021a;11:e049704.
28. Wender R, Hoffman H G, Hunner H H, Seibel E J, Patterson D R, Sharar S R. Interactivity influences the magnitude of virtual reality analgesia. J. Cyber Ther Rehabil. 2009;2:27-33.

10 Eletroestimulação neuromuscular transcutânea em pacientes críticos

Francimar Ferrari Ramos
Indianara Araújo Nascimento
Alexandre Simões Dias

INTRODUÇÃO

O extraordinário avanço tecnológico e o aprimoramento técnico científico nas estratégias de suporte de vida ao paciente crítico vêm promovendo uma grande melhoria nos resultados assistenciais nas últimas décadas. Por essa razão, os resultados de curto prazo dos pacientes de unidade de terapia intensiva (UTI), incluindo mortalidade e taxas de sobrevida em 28 dias, melhoraram dramaticamente. Entretanto, não podemos fazer a mesma afirmação em relação ao prognóstico clínico funcional em longo prazo, assim como à qualidade de vida dos pacientes sobreviventes da terapia intensiva.[1]

Assim, a adoção de estratégias para prevenir e recuperar o prejuízo funcional consequente dos diversos fatores neuromiopatogênicos presentes nos pacientes críticos passou a ter uma importância epidemiológica emergencial,[2-3] e nesse contexto a adoção de estratégias de mobilização precoce (MP) é fundamental. A eletroestimulação neuromuscular (NMES) é o recurso mais promissor para atenuar o acentuado quadro de catabolismo muscular relacionado à doença crítica, podendo ser utilizada para potencializar as estratégias de reabilitação funcional e acelerar a recuperação neuromuscular entre os sobreviventes.[4-5]

A MP em grupos de pacientes críticos selecionados pode melhorar a força muscular e acelerar a independência para atividades de vida diária.[6-10] Entretanto, a instituição dos exercícios de mobilização "precoce" é frequentemente retardada em função da instabilidade clínica de alguns pacientes.[11] Além disso, a ocorrência de baixo nível de consciência e cognição, muito comum em pacientes que saíram de uma condição crítica, pode impossibilitar a devida cooperação com a fisioterapia, limitando a intervenção fisioterapêutica a exercícios de mobilização passiva e ao posicionamento no leito.[12] Esses recursos podem preservar a arquitetura da fibra muscular, mas provavelmente não são eficazes para prevenir a perda pronunciada de massa muscular que acomete o paciente nessa fase da doença crítica.[10] Portanto, os protocolos convencionais de MP só são efetivos para pacientes alertas e cooperativos, o que provavelmente tem causado um volume de treinamento registrado de apenas 14% do tempo total de permanência na UTI, justificando resultados abaixo do desejado em muitos estudos.[12]

Pesquisas atuais sugerem que a intervenção precoce, já nos primeiros dias da doença crítica, deve ser considerada como janela terapêutica ideal para melhorar os resultados em resposta aos programas de MP. Intervenções destinadas a prevenir e atenuar o processo agudo de catabolismo muscular ainda na fase crítica da doença grave demostram ser mais efetivas do que as estratégias de resgate da morfofuncionalidade muscular e do prejuízo funcional.[12-13]

As evidências dos benefícios da MP associadas às dificuldades para sua implementação em um grande número de pacientes críticos incentivaram vários investigadores a pesquisar novas estratégias, capazes de promover a atividade muscular nos primeiros dias da doença crítica. A utilização da NMES em uma fase precoce desta vem sendo preconizada como alternativa para a prevenção da fraqueza muscular adquirida na UTI.[14]

A NMES, pode ser definida como um método terapêutico que utiliza correntes elétricas de baixa intensidade para simular a passagem de um estímulo nervoso para o músculo esquelético, promovendo contração muscular de forma involuntária e dispensando a necessidade de um impulso originado pelo próprio sistema nervoso.[15] A partir desse fato, a NMES apresenta-se como o recurso de eleição para treinamento muscular precoce em pacientes críticos, sendo uma terapêutica segura, viável e de baixo custo.[16] A NMES promove contrações musculares de forma ativa, porém involuntária, por meio da indução de impulsos elétricos aplicados na pele e direcionados ao nervo periférico. Os efeitos da NMES se assemelham aos obtidos por meio de contrações seriadas durante o exercício voluntário, podendo ser realizada nos estágios iniciais da doença crítica, mesmo em pacientes inconscientes ou profundamente sedados. Dessa forma, a falta ou prejuízo na cognição não é uma barreira para a promoção da atividade muscular pela NMES.[17]

Além de ser uma ferramenta poderosa para promover a contração muscular fisiológica, a analgesia e reintegrar as funções neuromusculares, a NMES pode melhorar as funções metabólicas dos sistemas endócrino, vascular e tegumentar. Trata-se de um recurso fisioterapêutico não invasivo, de fácil manejo e que não apresenta efeitos colaterais importantes ou interações com medicamentos.[14]

A NMES destaca-se como o recurso de maior potencial para prevenir e combater a fraqueza muscular adquirida na UTI. A técnica já foi relatada como eficiente para diminuir a perda de força e massa muscular, prevenir encurtamento e a fraqueza muscular adquirida na UTI (FMA-UTI), além de acelerar a autonomia ventilatória em relação aos pacientes não eletroestimulados. Outros benefícios não menos importantes são a capacidade da NMES de induzir efeitos benéficos agudos e sistêmicos sobre a microcirculação no paciente crítico, melhorar o metabolismo glicêmico e prevenir eventos tromboembólicos, os quais também têm sido fortemente evidenciados na literatura.[18-21]

QUADRO 1 Vantagens e benefícios da NMES como recurso para mobilização no paciente crítico

- Dispensa a cooperação do paciente, permitindo treinamento em pacientes inábeis para realizar contrações musculares ativas.
- Possibilita sua aplicação imediatamente após a admissão e estabilização clínica do paciente, caracterizando-se como método mais precoce para mobilização ativa em pacientes críticos.
- É de fácil aplicação, segura e bem tolerada pelos pacientes.
- É o recurso fisioterapêutico com maior potencial para prevenir a FMA-UTI em pacientes expostos a VM (atenua a perda de massa e a força muscular).
- Promove efeito anti-inflamatório sistêmico e liberação precoce de miocinas.
- Pode ser um recurso utilizado para o diagnóstico precoce da FMA-UTI, com base no exame de eletrodiagnóstico por estímulo de superfície (reboase, cronaximetria e taxa de acomodação).
- Pode impactar positivamente no tempo de exposição à VM.
- Pode ser um recurso alternativo para controle glicêmico na UTI.
- Promove melhora aguda da função endotelial e vascular, sendo efetiva na prevenção de tromboembolismo venoso.
- Apresenta um crescimento exponencial da evidência científica e do aprimoramento tecnológico.

NMES: eletroestimulação neuromuscular; FMA-UTI: fraqueza muscular adquirida na UTI; UTI: unidade de terapia intensiva; VM: ventilação mecânica.

Embora ainda existam estudos inconclusivos e resultados conflitantes, as evidências sobre os benefícios da NMES na manutenção da morfologia e da função muscular são bastantes consistentes.[14,22-23] Com escopo na funcionalidade, Burke et al.[22] realizaram uma revisão sistemática com metanálise que avaliou a NMES em cuidados intensivos utilizando a estrutura da Classificação Internacional de Funcionalidade (CIF). Os autores encontraram evidências de que a

NMES aumenta a força muscular e mostra benefícios potenciais para a amplitude de movimento articular, atrofia muscular, desfechos relacionados a VM e limitações de atividade em pacientes críticos. Já Zayed et al.[23] verificaram, em outra metanálise, que a NMES combinada com os cuidados usuais não foi associada a diferenças significativas na força muscular global, mortalidade na UTI, duração da VM ou tempo de permanência na UTI em comparação com os cuidados usuais isolados em pacientes gravemente enfermos.

Entretanto, Liu et al., em metanálise mais recente, que selecionou 11 estudos e incluiu 576 pacientes, demonstraram que a implementação precoce da intervenção com NMES em pacientes críticos é capaz de prevenir a FMA-UTI, aumentar a força muscular, diminuir o tempo de exposição à VM, o tempo de permanência na UTI e o tempo total de estadia no hospital, além de melhorar a qualidade de vida nos pós-alta. A indicação precoce da NMES parece ter sido determinante para os resultados encontrados neste último estudo.[14]

CONTRAINDICAÇÕES E PREOCUPAÇÕES COM A SEGURANÇA

Ainda que a NMES seja considerada uma intervenção terapêutica segura em pacientes críticos, algumas contraindicações e preocupações devem ser consideradas. São considerados contraindicações para NMES em pacientes críticos:[16-17]

- Gestação (especificamente no caso de estimulações para músculos axiais).
- Marca-passo cardíaco (com exceção de estimulações para membros inferiores – MMII).
- Instabilidade hemodinâmica – pressão arterial média (PAM) < 60 mmHg ou PAM > 120 mmHg.

- Uso de drogas vasopressoras em dose > 50% da máxima tolerada em UTI (dopamina > 12,5 mcg/kg/minuto, vasopressina > 0,02 U/minuto e/ou noradrenalina > 1 mc/kg/minuto) ou a associação de dois vasopressores a 40% da dose mínima.
- Pressão intracraniana > 20 mmHg e pacientes com eventos de convulsões.
- Lesão de pele e fraturas com risco de instabilidade com contração muscular evocada.
- Acidose metabólica, hipotermia e/ou hipertermia (temperatura < 34 ou > 41°C), lactato > 3 mmol/L, plaquetas < 20.000 mm³, hemoglobina < 7 mg/dL.
- Evidência de inflamação muscular importante (CPK > 1.000 U/L).
- Tromboembolismo venoso (TEV) com menos de 24 horas de anticoagulação.

Observação 1: a utilização da oxigenação com membrana extracorpórea (ECMO), dispositivo frequentemente empregado em pa-

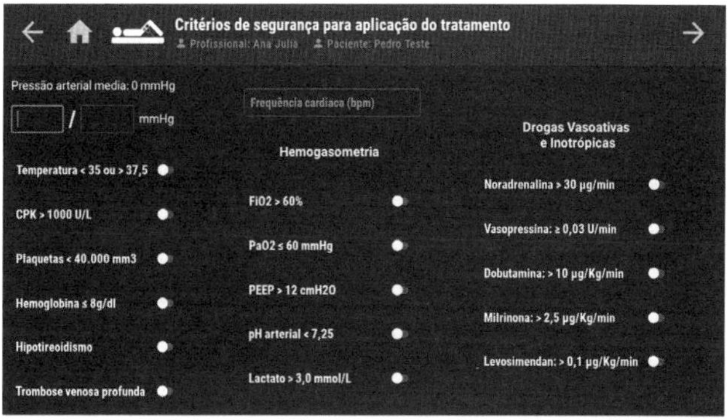

FIGURA 1 Tela de *checklist* com critérios de segurança para iniciar o suporte neuromuscular avançado (SNA) no paciente crítico (dispositivo ReCARE/Visure).

cientes com deteriorização importante da oxigenação arterial não respondedores a estratégias convencionais de ventilação mecânica, não pode ser considerada uma contraindicação formal para a realização da NMES. Contudo, deve-se ter atenção especial ao membro canulado e a possível mobilização do cateter que possa prejudicar o fluxo sanguíneo através do equipamento. Recomenda-se uma configuração de estímulo elétrico que permita uma contração mais suave no membro canulado.

Observação 2: o sistema de eletroestimulação deve atender a todas as normas de higiene, desinfecção e esterilização exigidas pelo hospital.[10]

BARREIRAS E LIMITAÇÕES PARA ELETROESTIMULAÇÃO NO PACIENTE CRÍTICO

Ainda que subnotificado na grande maioria dos ensaios clínicos, nem todo impulso elétrico consegue provocar uma contração muscular adequada em pacientes críticos. Segers et al.[24] identificaram que a presença de sepse, doses elevadas de drogas vasopressoras, edema de membros inferiores e inflamação sistêmica foram fatores de risco independentemente associados com uma contração muscular ineficaz em resposta ao estímulo elétrico transcutâneo. Rodrigues et al.,[25] em pacientes sépticos, verificaram que, mesmo com a aplicação de máxima intensidade de corrente em membros superiores (MMSS) e membros inferiores (MMII), a contração muscular só foi detectada em 77% das sessões de NMES. Outros estudos reforçam as limitações terapêuticas da NMES quando aplicada em pacientes sépticos.[26-27]

Grunow et al.[27] observaram que a efetividade da contração muscular está inversamente correlacionada com o valor do escore SOFA. Portanto, os pacientes mais inflamados apresentaram menor excitabilidade neuromuscular e demonstraram resultados mais discretos ao uso da NMES. A excitabilidade do tecido neuromuscular diminui muito precocemente na doença crítica severa, e isso pode ocorrer pelos fatores descritos a seguir:[28]

- Distúrbio de permeabilidade com edema endoneural e lesão axonal difusa.
- Precoce e severa diminuição da condutividade sarcolemal gerada por canalopatias, principalmente os canais de sódio.
- Importante estresse oxidativo e disfunção bioenergética.

Esses mecanismos fisiopatólogicos podem convergir para diminuir a excitabilidade neuromuscular e a reserva bioenergética do músculo, fato que pode limitar sensivelmente a resposta da NMES em pacientes muito críticos e inflamados, o que ocorre especialmente nos pacientes sépticos graves.[24] O edema é outro achado clínico muito frequente em pacientes mais graves e também pode ser um fator limitador para a aplicação para NMES, pois aumenta a impedância para a passagem da corrente elétrica e dificulta a precisão anatômica na identificação do ponto motor. Outros fatores que apresentam relação com baixa responsividade à NMES seriam a presença de neuropatias, a obesidade e a instabilidade eletrolítica.[24]

CORRENTES DE ELETROESTIMULAÇÃO EXCITOMOTORAS

As correntes mais utilizadas na prática clínica para promover a excitação neuromuscular e a resposta motora (contração muscular) são as correntes pulsadas (de baixa frequência) e as correntes alternadas (de média frequência).

- **Correntes pulsadas** (chamadas de correntes de baixa frequência): são entregues em trens (*bursts*) de pulsos bifásicos, retangulares e simétricos, muitas vezes chamadas equivocadamente de FES (*functional electrical stimulation*). Na verdade, trata-se de uma técnica de eletroestimulação que usa a corrente pulsada para promover movimentos funcionais.[29]

- **Correntes alternadas modulada por *bursts*** (chamadas de correntes de média frequência): são entregues em trens (*bursts*) com frequências de 1.000 a 10.000 Hz com 2 a 4 milissegundos de duração, modulados por frequências portadoras desses *bursts* entre 10 e 50 Hz.[30]

As *correntes pulsadas bifásicas com forma de onda retangular* são as mais aplicadas na prática clínica para promover o treinamento muscular periférico, particularmente em programas de reabilitação e fortalecimento muscular. Esse tipo de corrente é mais eficaz e seguro para promover a contração muscular, minimizando o risco da ocorrência de lesões cutâneas e neurais a uma possibilidade insignificante, além de promover um recrutamento muscular mais efetivo com menor risco de fadiga.[31-32] Quase 100% dos trabalhos com NMES em pacientes críticos utilizam esse tipo de corrente.

A *corrente pulsada* é facilmente descrita especificando três características: (1) a forma de onda pulsada (com intervalos entre pulsos), retangular e bifásica; (2) a duração do pulso (normalmente na faixa de 20 microssegundos para 1 milissegundo) e (3) a frequência do pulso (normalmente na faixa de 1 Hz a cerca de 150 Hz), conforme descrito na Figura 2.[33]

As *correntes alternadas (nas frequências de KHz)* foram amplamente relatadas, quase que de forma anedótica, como mais eficazes e confortáveis para programas de fortalecimento, quando comparadas às correntes pulsadas (de baixa frequência). Estudos mais recentes demonstram que as correntes de baixa frequência são similares às de média frequência na produção de torques musculares e não aumentam o desconforto em relação às correntes alternadas (média frequência). Além disso, as correntes de baixa frequência oferecem menor risco de promover a fadiga de alta frequência (FAF), com o

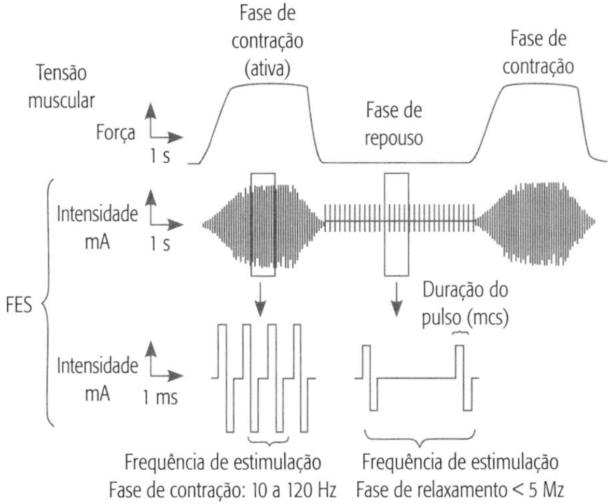

FIGURA 2 Visão esquemática do torque evocado com extensão do joelho (gráfico no topo do painel) e associação com o padrão do estímulo elétrico (gráfico do meio) durante a estimulação elétrica funcional. A escala de tempo por intensidade do estímulo está ampliada (gráfico inferior) para facilitar a interpretação. A corrente aplicada é caracterizada por duração do pulso, frequência de estimulação e ciclo *on/off* – no período de repouso, é mantido um estímulo de menor frequência e intensidade programado antes do início do treinamento.
Fonte: modificada de Vivodtzev et al., 2013.[33]

bloqueio muscular da atividade muscular devido a falha de propagação ou depleção de neurotransmissor.[34-36]

Modulações terapêuticas das correntes pulsadas

A corrente pulsada (de baixa frequência) pode ser modulada terapeuticamente para princípios metabólicos e anabólicos (fortalecimento). O que determina o objetivo metabólico ou anabólico é o ajuste da frequência de pulso (FP). O ajuste de FP abaixo do ponto de fusão (FP < 20 pps/Hz) promove abalos musculares não funcionais, e acima desse ponto ocorre tetanização da fibra muscular, com produção de contração muscular tônica e movimento articular.[37]

Princípios de configuração de parâmetros para efeitos metabólicos

As correntes metabólicas são entregues com FP abaixo do ponto de fusão muscular, portanto promovem apenas abalos musculares. Essa configuração de corrente promove menor produção de força e maior efeito metabólico. São indicadas para promover vascularização, aquecimento muscular e também podem ser usadas como estratégia de recuperação ativa após o treinamento de fortalecimento. Entre outras indicações clínicas, as correntes metabólicas promovem grandes benefícios terapêuticos em pacientes diabéticos, cardiopatas e com doenças vasculares periféricas.[37]

Princípios de configuração de parâmetros para efeitos tensionais (fortalecimento)

As correntes tensionais (fortalecimento) ocorrem com FP acima do ponto de fusão (> 20 pps); acima desse ponto, quanto maior for a FP, maior será a tensão na fibra muscular e por consequência maior será a força gerada pela contração evocada pelo estímulo elétrico. O aumento da largura (em micro ou milissegundos) e a amplitude (intensidade em mA) promovem o maior recrutamento espacial de unidades motoras e, por consequência, contribuem para maior geração de força. Os fundamentos preconizados para um programa de fortalecimento com NMES seguem os mesmos princípios de um programa de fortalecimento convencional: requer fortes contrações, porém o número diário de contrações (volume de treinamento) não precisa ser alto. O efeito anabólico da terapia de fortalecimento com a NMES ocorre pelos mesmos mecanismos fundamentados de um programa de treino de fortalecimento convencional:[37-38]

- Aumento da tensão muscular.
- Promoção de microlesões.
- Aumento do estresse metabólico no tecido muscular.

Como relatado anteriormente, é necessário tentar promover a melhor qualidade de contração muscular possível (maior recrutamento e maior força), atenuar falhas de contrações ao longo do treinamento e planejar progressão de carga total de treino ao longo das terapias. Recomendamos uma programação que comece com 30 contrações até no máximo 60, com progressão de 10 por terapia. A manutenção da qualidade da contração ao longo da terapia deve ser observada para identificar a necessidade de eventuais ajustes de parâmetros (principalmente na FP e/ou ciclo de trabalho).

Destacamos algumas recomendações para realização da terapia neuromuscular com NMES em pacientes críticos:

- Iniciar após a suspensão do bloqueador neuromuscular (BNM).
- Avaliar a estabilidade clínica e a condição eletrolítica.
- Aferir o grau de exposição a inflamação sistêmica (escore de SOFA e medidas inflamatórias).
- Avaliar a saúde e a reserva bioenergética muscular (sinais de rabdomiólise, pequena reserva de glicogênio).
- Avaliar a condição e o aporte nutricional.
- Identificar a presença de possíveis fatores que aumentem a impedância elétrica (edema, obesidade, drogas vasopressoras, instabilidade eletrolítica, neuropatias etc.).
- Avaliar a presença de feridas ou disfunções tegumentares.
- Identificar ponto motor e avaliar a excitabilidade neuromuscular (eletrodiagnóstico por estímulo de superfície: reobase e cronaximetria).
- Escolher o equipamento adequado.

Terapia com NMES no paciente crítico com Covid-19 (dosimetria)

Terapia metabólica:

- LP 400 a 600 mcs (ajustado pela cronaximetria).
- FP = 1 a 10 Hz.
- Ton 25 segundos / T*off* 5 segundos ou contínuo (s T*off*).
- Frequência: diariamente (1 a 2 vezes ao dia).
- Volume: 5 minutos a 3 horas.
- **OBJETIVO:**
- vascularização, metabolização e anti-inflamatório.
- **VANTAGEM:** risco mínimo de lesão muscular e FAF.
- **INDICAÇÕES:**

✓ Como *warm-up* e *recovery*.
✓ ICC.
✓ Sépticos.
✓ Disfunções vasculares (TEV, DAP, edemas).
✓ Diabéticos.
✓ Na contraindicação para correntes tensionais.

Terapia tensional (fortalecimento)

- LP 250 a 1.000 mcs (ajustado pela cronaximetria contração desejada).
- FP = 20 a 100 Hz (máximo torque, maior volume, menor FAF).
- Intensidade: contração visível à máxima intensidade suportada.
- *On/off*: 3/10/2/15 ou 2/6/2/20 (manutenção de torque e tensão muscular).
- Volume: 30 progredindo com 10 contrações a cada dia (5 minutos).
- Frequências: 1 vez ao dia ou a cada 2 dias.

✓ **OBJETIVO:**

- Manutenção e recuperação de força e massa muscular.

✓ **INDICAÇÕES:**

- Pacientes inábeis para realizar efetiva contração muscular (prejuízo na função muscular, cognitiva ou cardiorrespiratória).
- Manutenção e resgate da função muscular (força).

FIGURA 3 Diretrizes da utilização da NMES para terapia metabólica e tensional em pacientes críticos com Covid-19.

DAP: doença arterial periférica; FAF: fadiga de alta frequência; FP: frequência de pulso; ICC: insuficiência cardíaca congestiva; LP: largura de pulso; NMES: eletroestimulação neuromuscular; TEV: tromboembolismo venoso.

Fonte: Protocolo de NMES do time de Fisioterapia do Hospital Esperança Recife/Pulmocardio.

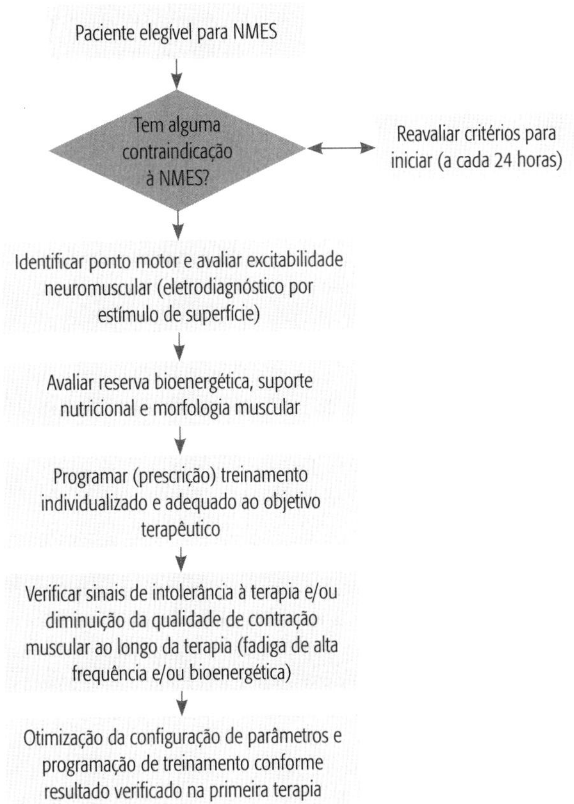

FIGURA 4 Algoritmo do Protocolo ReCARE de Suporte Neuromuscular ao doente crítico com Covid-19.

NMES: eletroestimulação neuromuscular.

Fonte: Pulmocardio Fisioterapia/Hospital Esperança (Recife-PE).

- Planejar previamente o programa de treinamento (configuração de corrente, número de contrações, grupos musculares e frequência de treinamento).

Todos os pacientes que estejam em VM após a suspensão do BNM e ainda sob os efeitos da imobilidade e da restrição ao leito, seja por inabilidade cognitiva e/ou física, são candidatos ao protocolo de NMES, desde que não tenham nenhuma contraindicação para a terapia. Para os pacientes elegíveis e que não tenham contraindicação, o primeiro passo do protocolo é a avaliação da presença de excitabilidade neuromuscular com a técnica de eletrodiagnóstico por estímulo de superfície, conforme esta sequência:

1. Identificar ponto motor do músculo alvo (caneta de eletrodiagnóstico).
2. Avaliar a reobase do músculo alvo.
3. Avaliar a cronaxia do músculo alvo.

Observação 1: a *reobase* é definida como a menor intensidade capaz de promover uma contração muscular (visível ou palpável) com uma duração de pulso infinita (em geral ajustada em 1 segundo) tendo como unidade de medida a *miliamperagem* (mA), enquanto a *cronaxia* pode ser definida como o menor tempo necessário para que seja percebida uma contração muscular usando-se uma intensidade de duas vezes o valor encontrado na *reabase*; tem como unidade de medida o tempo, em *micro* ou *milissegundos.*[39-40]

Observação 2: valores de cornaxia > 1.000 microssegundos expressam prejuízo na excitabilidade neuromuscular e determinam o diagnóstico de desordem neuromuscular.[40]

O eletrodiagnóstico por estímulo de superfície possibilita o diagnóstico precoce da disfunção neuromuscular associada a doença crítica, assim como pode ser considerado um importante marcador prog-

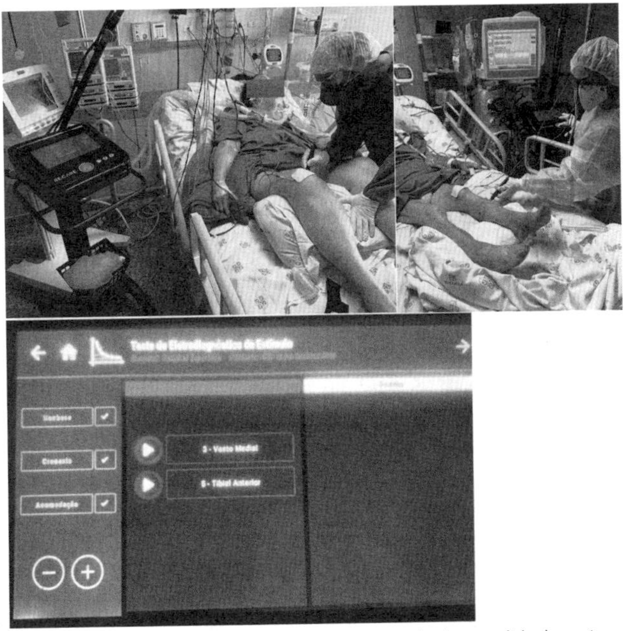

FIGURA 5 Avaliações de eletrodiagnóstico por estímulo de superfície dos músculos vasto-medial e tibial anterior (eletroestimulador ReCARE/Visure).
Fonte: acervo dos autores.

nóstico para resposta a eletroestimulação elétrica neuromuscular e de fraqueza muscular adquirida na UTI.[40]

A avaliação da reserva bioenergética da musculatura do paciente crítico a ser submetido ao protocolo de NMES é fundamental. Pacientes mais consumidos (sarcopênicos) são mais suscetíveis à fadiga precoce e podem precisar de um planejamento de treinamento com volumes (número de contrações) menores e maior tempo de relaxamento (tempo *off*) entre uma contração e outra. A oferta de suplementação de proteína (pelos menos 2,5 a 3 g/kg/dia) é recomendada para produzir maior efeito anabólico. Recomenda-se que essa suplementação seja realizada em período de até duas horas após o treinamento com NMES.[41] A ultrassonografia pode ser uma medida importante para identificar sinais de prejuízo muscular mais extenso, assim como pode ser um marcador para verificar respostas agudas (qualidade da contração) e mais crônicas, como o efeito anabólico (manutenção e resgate da morfologia muscular) em resposta ao uso da NMES.[42]

Uma das maiores causas da falha terapêutica com NMES em pacientes críticos apresenta relação com erros na prescrição e na dosificação das variáveis do estímulo elétrico nesses pacientes. É muito frequente a subdosificação por inexperiência profissional ou por limitação técnica dos dispositivos de eletroestimulação não específicos para o suporte neuromuscular no paciente crítico, os quais não atendem às necessidades para prover uma configuração de treinamento efetiva. Essas falhas podem ser bastante amenizadas por meio de uma programação individualizada de treinamento, que deve ser baseada na avaliação da excitabilidade neuromuscular, da reserva bioenergética e da saúde do tecido neuromuscular.

Já no primeiro treinamento é importante verificar a qualidade da contração muscular e observar como a efetividade da contração se comportou ao longo da terapia (número de contrações planejado). A escala descrita a seguir pode ser utilizada para mensurar e graduar a qualidade da contração muscular evocada:

1. Obtenção de contração muscular, sem movimento articular.
2. Obtenção de contração muscular, com esboço de movimento articular.
3. Obtenção de contração muscular, com movimento articular amplo, porém incompleto.

4. Obtenção de contração muscular, com movimento articular completo.

Outra escala amplamente utilizada é a proposta por Segers et al.[24] conforme descrito na Figura 6 e disponibilizada no dispositivo de suporte neuromuscular no paciente crítico ReCARE (Visure).

Protocolos de fortalecimento muscular em pacientes críticos são propostos com o objetivo de atenuar o catabolismo muscular e prevenir a FMA-UTI, assim como podem ser indicados também para restaurar a força e a morfologia musculares. O alvo de contração muscular deve ser a obtenção da maior qualidade possível (maior geração de força), e a configuração da intensidade (amplitude do pulso) e demais parâmetros (largura e FP) do estímulo elétrico devem ser ajustados para permitir esse alvo de resposta muscular ao logo de toda a terapia.[11] Entretanto, a maioria dos estudos em pacientes críticos estabelece como alvo a obtenção de uma contração muscular visível, fato que certamente tem determinado uma subdosificação da carga de treinamento e impactado nos resultados da NMES nesses estudos.[43-48]

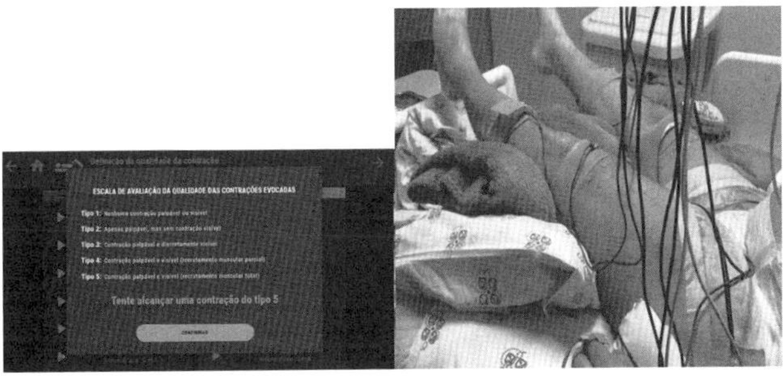

FIGURA 6 Escala de avaliação da qualidade da contração evocada para suporte neuromuscular (ReCARE/Visure), baseada no estudo de Segers et al.[24] O alvo de contração ideal para treinamento de força deve ficar entre 4 e 5 nessa escala.
Fonte: acervo dos autores.

Outra questão importante a ser considerada é adoção de estratégias para evitar a FAF e atenuar ao máximo a perda da qualidade da contração muscular ao longo do treinamento. Essas estratégias permitem maior volume de treinamento e, consequentemente, um maior efeito anabólico. Programas de treinamento com maior FP produzirão maiores picos de força, porém com maior risco de falha de ativação por FAF, algo que ocorre apenas com a contração muscular evocada pela NMES. Sua ocorrência parece ser clinicamente indesejável, uma vez que as fibras não trabalham ao ponto da fadiga metabólica. Isso ocorre porque as fibras musculares param de ser ativadas com a falência da junção neuromuscular por depleção do neurotransmissor (acetilcolina); consequentemente, há falhas na propagação do estímulo através da placa neuromuscular.[49-50]

A modulação individualizada da FP e do ciclo de trabalho (T*on*/T*on* + T*off*) é fundamental para permitir um bom efeito de treinamento dentro do alvo proposto de qualidade e quantidade de contrações musculares por terapia. Recomenda-se T*on* menores que seis segundos (no máximo 10 segundos) e pequenos ciclos de trabalho (T*on*/T*on* + T*off* = 16 a 33%) para permitir um adequado tempo de recuperação da placa motora e evitar a falha de ativação ao longo do treinamento.[50]

O acompanhamento e a observância do comportamento muscular e de possíveis efeitos adversos ao longo da primeira terapia com NMES são fundamentais para uma assertiva individualização e otimização da terapia nos treinamentos seguintes. A literatura, de maneira geral, recomenda protocolos padronizados e com configuração de parâmetros de forma global e rígida, não considerando especificações individuais e circunstanciais, as quais não podem ser negligenciadas na prescrição efetiva de treinamento com NMES em pacientes críticos e que apresentam condição clínica tão flutuante.

É fato que a terapia com NMES em pacientes críticos deve ser baseada em diretrizes protocolares, porém de forma individualizada.

Assim, essa terapia não deveria ser proposta como um procedimento operacional padronizado e generalizado para todos os pacientes, o que certamente está associado com as frequentes falhas terapêuticas na aplicação da NMES em pacientes críticos.

EVOLUÇÕES TECNOLÓGICAS PARA NMES NO PACIENTE CRÍTICO

O crescimento do interesse clínico, científico e das evidências epidemiológicas vem proporcionando um grande avanço tecnológico no desenvolvimento de dispositivos de NMES específicos para o suporte neuromuscular no paciente crítico. Esse fato certamente mudará a visão da reabilitação neuromuscular na doença crítica.[51-54]

A experiência até então, com a utilização de forma sistemática da NMES por meio de dispositivos convencionais, com apenas quatro canais e possibilidade limitada de configurações de corrente, vem proporcionando a prevenção das disfunções neuromusculares e atenuando o declínio funcional durante a exposição a terapia intensiva. Entretanto, a possibilidade de utilizar tecnologias mais recentes que foram projetadas para o suporte neuromuscular avançado na UTI tem proporcionado uma revolução na abordagem funcional ao paciente crítico. Entre os avanços assistenciais podemos citar:

- Possibilidade de avaliações eletroneurofisiológicas (reobase, cronaximetria, taxa de acomodação e curva intensidade-tempo) e de diagnóstico de desordens neuromusculares.
- Instrumentação adequada para a identificação de pontos motores, o que aumenta a eficácia e diminui o desconforto da contração muscular evocada.
- *Range* mais amplo para configurações da corrente pulsada e automatizações modulares de potência, permitindo a evocação de contrações musculares mais eficazes, mesmo em pacientes com

aumento de impedância a estímulo elétrico e com prejuízo na excitabilidade neuromuscular.

- Certificação da Agência Nacional de Vigilância Sanitária (Anvisa) para utilização em UTI e disponibilidade de *checklist* com critérios de elegibilidade para prover a eletroestimulação, além de botão de segurança para interrupção imediata dos estímulos na eventualidade de algum evento adverso.
- Controle automático de densidade de corrente por eletrodo, permitindo uma contração eficaz, mais confortável, sem risco de lesão cutânea e, portanto, com maior segurança.
- Possibilidade de dosificação mais assertiva, permitido a programação de treinamentos mais efetivos.
- Possibilidade de estimular vários grupos musculares (vários canais) em apenas um dispositivo, o que é fundamental para melhorar a logística e a eficiência do processo terapêutico – algo extremamente importante para a rotina da fisioterapia intensiva.
- Eletrodos em cinta para eletroestimulação apendicular, com a possibilidade de recrutar musculatura agonista, antagonista e sinergista ao mesmo tempo e maior facilidade logística para aplicar a terapia.
- Possibilidade de armazenamento em nuvem de todas as configurações de treinamento (terapias) e dados dos pacientes.

Esse desenvolvimento tecnológico tem proporcionado a aplicação da NMES de forma mais segura, assertiva, com menor custo logístico e de com maior eficiência em pacientes criticamente enfermos. Acreditamos que esses fatos proporcionarão sua aplicação mais efetiva, diminuindo as barreiras e aumentando a adesão para a utilização sistemática do suporte neuromuscular pelas equipes de fisioterapia nas unidades de terapia intensiva brasileiras.

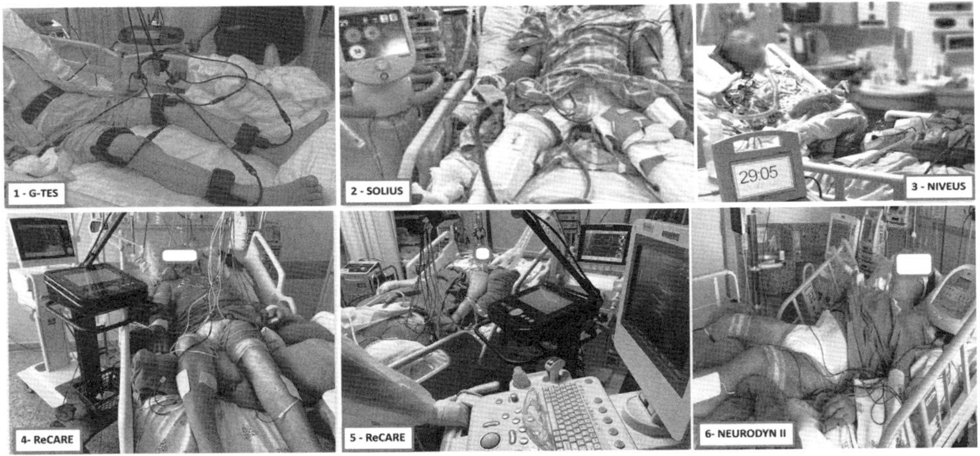

FIGURA 7 As imagens mostram novas tecnologias desenvolvidas para o suporte neuromuscular no paciente crítico (G-TEST, SOLIUS e NIVEUS) e o ReCARE (equipamento de fabricação nacional e com registro na Anvisa). Mostram também o Neurodyn II, equipamento de eletroestimulação em uso adaptado para terapia intensiva.

Fonte: acervo dos autores.

REFERÊNCIAS BIBLIOGRÁFICAS

1. Meyer MJ, Stanislaus AB, Lee J, Waak K, Ryan C, Saxena R, et al. Surgical intensive care unit optimal mobilisation score (SOMS) trial: a protocol for an international, multicentre, randomised controlled trial focused on goal-directed early mobilisation of surgical ICU patients. BMJ Open. 2013;3:e003262.
2. Hermans G, De Jonghe B, Bruyninckx F, Van den Berghe G. Interventions for preventing critical illness polyneuropathy and critical illness myopathy. Cochrane Database Syst Rev. 2009;(1):CD006832.
3. Kress JP, Hall JB. ICU-acquired weakness and recovery from critical illness. N Engl J Med. 2014 Apr 24;370(17):1626-35.
4. Zayed Y, Kheiri B, Barbarawi M, Chahine A, Rashdan L, Chintalapati S, et al. Effects of neuromuscular electrical stimulation in critically ill patients: a systematic review and meta-analysis of randomised controlled trials. Aust Crit Care. 2020 Mar;33(2):203-10.
5. Piva S, Fagoni N, Latronico N. Intensive care unit-acquired weakness: unanswered questions and targets for future research. F1000Res. 2019 Apr 17;8:F1000 Faculty Rev-508.
6. Poussardin C, Oulehri W, Isner ME, Mertes PM, Collange O. In-ICU Covid-19 patients' characteristics for an estimation in post-ICU rehabilitation care requirement. Anaesth Crit Care Pain Med. 2020 Aug;39(4):479-80.
7. Van Aerde N, Van den Berghe G, Wilmer A, Gosselink R, Hermans G; Covid-19 Consortium. Intensive care unit acquired muscle weakness in Covid-19 patients. Intensive Care Med. 2020 Nov;46(11):2083-5.
8. McWilliams D, Weblin J, Hodson J, Veenith T, Whitehouse T, Snelson C. Rehabilitation levels in patients with Covid-19 admitted to intensive care requiring invasive ventilation: an observational study. Ann Am Thorac Soc. 2021 Jan;18(1):122-9.
9. Medrinal C, Prieur G, Bonnevie T, Gravier FE, Mayard D, Desmalles E, et al. Muscle weakness, functional capacities and recovery for Covid-19 ICU survivors. BMC Anesthesiol. 2021 Mar 2;21(1):64.
10. Zhang L, Hu W, Cai Z, Liu J, Wu J, Deng Y, et al. Early mobilization of critically ill patients in the intensive care unit: a systematic review and meta-analysis. PLoS One. 2019 Oct 3;14(10):e0223185.
11. Lang JK, Paykel MS, Haines KJ, Hodgson CL. Clinical practice guidelines for early mobilization in the ICU: a systematic review. Crit Care Med. 2020 Nov;48(11):e1121-8.

12. Doiron KA, Hoffmann TC, Beller EM. Early intervention (mobilization or active exercise) for critically ill adults in the intensive care unit. Cochrane Database Syst Rev. 2018 Mar 27;3(3):CD010754.
13. Hickmann CE, Castanares-Zapatero D, Deldicque L, Van den Bergh P, Caty G, Robert A, et al. Impact of very early physical therapy during septic shock on skeletal muscle: a randomized controlled trial. Crit Care Med. 2018 Sep;46(9):1436-43.
14. Liu M, Luo J, Zhou J, Zhu X. Intervention effect of neuromuscular electrical stimulation on ICU acquired weakness: a meta-analysis. Int J Nurs Sci. 2020 Mar 10;7(2):228-37.
15. Vivodtzev I, Lacasse Y, Maltais F. Neuromuscular electrical stimulation of the lower limbs in patients with chronic obstructive pulmonary disease. JCRP. 2008;28:79-91.
16. Sachetti A, Carpes MF, Dias AS, Sbruzzi G. Safety of neuromuscular electrical stimulation among critically ill patients: systematic review. Rev Bras Ter Intensiva. 2018 Apr-Jun;30(2):219-25.
17. Silva PE, Babault N, Mazullo JB, de Oliveira TP, Lemos BL, Carvalho VO, et al. Safety and feasibility of a neuromuscular electrical stimulation chronaxie--based protocol in critical ill patients: a prospective observational study. J Crit Care. 2017 Feb;37:141-8.
18. Routsi C, Gerovasili V, Vasileiadis I, Karatzanos E, Pitsolis T, Markaki, V, et al. Eletrical muscle stimulation prevents critcal illness polyneuromyopathy: a randomized parallel intervention trial. Critical Care. 2010;14:2-11.
19. Santos FV, Cipriano G Jr, Vieira L, Güntzel Chiappa AM, Cipriano GBF, Vieira P, et al. Neuromuscular electrical stimulation combined with exercise decreases duration of mechanical ventilation in ICU patients: a randomized controlled trial. Physiother Theory Pract. 2020 May;36(5):580-8.
20. Gutiérrez-Arias RE, Zapata-Quiroz CC, Prenafeta-Pedemonte BO, Nasar-Lillo NA, Gallardo-Zamorano DI. Effect of neuromuscular electrical stimulation on the duration of mechanical ventilation. Respir Care. 2021 Apr;66(4):679-85.
21. Hajibandeh S, Hajibandeh S, Antoniou GA, Scurr JR, Torella F. Neuromuscular electrical stimulation for thromboprophylaxis: a systematic review. Phlebology. 2015 Oct;30(9):589-602.
22. Burke D, Gorman E, Stokes D, Lennon O. An evaluation of neuromuscular electrical stimulation in critical care using the ICF framework: a systematic review and meta-analysis. Clin Respir J. 2016 Jul;10(4):407-20.
23. Zayed Y, Kheiri B, Barbarawi M, Chahine A, Rashdan L, Chintalapati S, et al. Effects of neuromuscular electrical stimulation in critically ill patients: a

systematic review and meta-analysis of randomised controlled trials. Aust Crit Care. 2020 Mar;33(2):203-10.

24. Segers J, Hermans G, Bruyninckx F, Meyfroidt G, Langer D, Gosselink R. Feasibility of neuromuscular electrical stimulation in critically ill patients. J Crit Care. 2014 Dec;29(6):1082-8.
25. Rodriguez PO, Setten M, Maskin LP, Bonelli I, Vidomlansky SR, Attie S, et al. Muscle weakness in septic patients requiring mechanical ventilation: protective effect of transcutaneous neuromuscular electrical stimulation. Journal of Critical Care. 2012;27:319.
26. Kayambu G, Boots R, Paratz J. Early physical rehabilitation in intensive care patients with sepsis syndromes: a pilot randomised controlled trial. Intensiv Care Med. 2015;41:865-74.
27. Poulsen JB, Møller K, Jensen CV, Weisdorf S, Kehlet H, Perner A, et al. Effect of transcutaneous electrical muscle stimulation on muscle volume in patients with septic shock. Crit Care Med. 2011;39:456-61.
28. Vanhorebeek I, Latronico N, Van den Berghe G. ICU-acquired weakness. Intensive Care Med. 2020 Apr;46(4):637-53.
29. Doucet BM, Lam A, Griffin L. Neuromuscular electrical stimulation for skeletal muscle function. Yale J Biol Med. 2012 Jun;85(2):201-15.
30. Ward AR. Electrical stimulation using kilohertz-frequency alternating current. Phys Ther. 2009 Feb;89(2):181-90.
31. Bowman BR, Baker LL. Effects of waveform parameters on comfort during transcutaneous neuromuscular electrical stimulation. Ann Biomed Eng. 1985;13:59-74.
32. Vanderthommen M, Duchateau J. Electrical stimulation as a modality to improve performance of the neuromuscular system. Exerc Sport Sci Rev. 2007;35:180-5.
33. Vivodtzev I, Lacasse Y, Maltais F. Neuromuscular electrical stimulation of the lower limbs in patients with chronic obstructive pulmonary disease. JCRP. 2008;28:79-91.
34. Vaz MA, Frasson VB, Low-frequency pulsed current versus kilohertz-frequency alternating current: a scoping literature review. Arch Phys Med Rehabil. 2018. doi:10.1016/j.apmr.2017.12.001.
35. Iijima H, Takahashi M, Tashiro Y, Aoyama T. Comparison of the effects of kilohertz- and low-frequency electric stimulations: a systematic review with meta-analysis. PLoS One. 2018 Apr 24;13(4):e0195236.
36. da Silva VZ, Durigan JL, Arena R, de Noronha M, Gurney B, Cipriano G Jr. Current evidence demonstrates similar effects of kilohertz-frequency and

low-frequency current on quadriceps evoked torque and discomfort in healthy individuals: a systematic review with meta-analysis. Physiother Theory Pract. 2015;31(8):533-9.

37. Maffiuletti NA, Gondin J, Place N, Stevens-Lapsley J, Vivodtzev I, Minetto MA. Clinical use of neuromuscular electrical stimulation for neuromuscular rehabilitation: what are we overlooking? Arch Phys Med Rehabil. 2018 Apr;99(4):806-812.
38. Maffiuletti NA, Vivodtzev I, Minetto MA, Place N. A new paradigm of neuromuscular electrical stimulation for the quadriceps femoris muscle. Eur J Appl Physiol. 2014 Jun;114(6):1197-205.
39. Bowman BR, Baker LL. Effects of waveform parameters on comfort during transcutaneous neuromuscular electrical stimulation. Ann Biomed Eng. 1985;13:59-74.
40. Silva PE, Maldaner V, Vieira L, de Carvalho KL, Gomes H, Melo P, et al. Neuromuscular electrophysiological disorders and muscle atrophy in mechanically-ventilated traumatic brain injury patients: new insights from a prospective observational study. J Crit Care. 2018 Apr;44:87-94.
41. Parry SM, Chapple LS, Mourtzakis M. Exploring the potential effectiveness of combining optimal nutrition with electrical stimulation to maintain muscle health in critical illness: a narrative review. Nutr Clin Pract. 2018 Dec;33(6):772-89.
42. Formenti P, Umbrello M, Coppola S, Froio S, Chiumello D. Clinical review: peripheral muscular ultrasound in the ICU. Ann Intensive Care. 2019 May 17;9(1):57.
43. Gorgey AS, Black CD, Elder CP, Dudley GA. Effects of electrical stimulation parameters on fatigue in skeletal muscle. J Orthop Sports Phys Ther. 2009 Sep;39(9):684-92.
44. Routsi C, Gerovasili V, Vasileiadis I, Karatzanos E, Pitsolis T, Markaki, V, et al. Eletrical muscle stimulation prevents critcal illness polyneuromyopathy: a randomized parallel intervention trial. Critical Care. 2010;14:2-11.
45. Santos FV, Cipriano G Jr, Vieira L, Güntzel Chiappa AM, Cipriano GBF, Vieira P, et al. Neuromuscular electrical stimulation combined with exercise decreases duration of mechanical ventilation in ICU patients: a randomized controlled trial. Physiother Theory Pract. 2020 May;36(5):580-8.
46. Gutiérrez-Arias RE, Zapata-Quiroz CC, Prenafeta-Pedemonte BO, Nasar-Lillo NA, Gallardo-Zamorano DI. Effect of neuromuscular electrical stimulation on the duration of mechanical ventilation. Respir Care. 2021 Apr;66(4):679-85.

47. Gerovasili V, Tripodaki E, Karatzanos E, Pitsolis T, Markaki V, Zervakis D, et al. Short-term systemic effect of electrical muscle stimulation in critically ill patients. Chest. 2009;136:1249-56.
48. Grunow JJ, Goll M, Carbon NM, Liebl ME, Weber-Carstens S, Wollersheim T. Differential contractile response of critically ill patients to neuromuscular electrical stimulation. Crit Care. 2019 Sep 10;23(1):308.
49. Kesar T, Binder-Macleod S. Effect of frequency and pulse duration on human muscle fatigue during repetitive electrical stimulation. Exp Physiol. 2006 Nov;91(6):967-76.
50. Vitry F, Martin A, Papaiordanidou M. Impact of stimulation frequency on neuromuscular fatigue. Eur J Appl Physiol. 2019 Dec;119(11-12):2609-16.
51. Nakanishi N, Takashima T, Oto J. Muscle atrophy in critically ill patients : a review of its cause, evaluation, and prevention. J Med Invest. 2020;67(1.2):1-10.
52. Nakanishi N, Oto J, Tsutsumi R, Yamamoto T, Ueno Y, Nakataki E, et al. Effect of electrical muscle stimulation on upper and lower limb muscles in critically ill patients: a two-center randomized controlled trial. Crit Care Med. 2020 Nov;48(11):e997-e1003.
53. Nakamura K, Kihata A, Naraba H, Kanda N, Takahashi Y, Sonoo T, et al. Efficacy of belt electrode skeletal muscle electrical stimulation on reducing the rate of muscle volume loss in critically ill patients: a randomized controlled trial. J Rehabil Med. 2019 Oct 3;51(9):705-11.
54. Nakamura K, Nakano H, Naraba H, Mochizuki M, Hashimoto H. Early rehabilitation with dedicated use of belt-type electrical muscle stimulation for severe Covid-19 patients. Crit Care. 2020 Jun 15;24(1):342.

Síndrome pós-terapia intensiva e estratégias terapêuticas

11

Caio César Araújo Morais
Nelson Henrique Lopes de Moraes

INTRODUÇÃO

A ampliação do número de unidades de terapia intensiva (UTI) e a evolução tecnológica na assistência à saúde favoreceram o progressivo aumento da sobrevivência de pacientes com doenças críticas. Entretanto, uma proporção significativa de sobreviventes apresenta comprometimentos a longo prazo em domínios físicos, psicológicos e cognitivos, que afetam negativamente a função diária, as atividades laborais e a qualidade de vida.

Recentemente a identificação de sequelas em um ou mais domínios durante o período de tratamento na UTI foi chamada de síndrome pós-terapia intensiva (PICS, do inglês *post-intensive care syndrome*).

Como a PICS representa uma série de transtornos, nenhum tratamento isolado abordará adequadamente todos os sintomas existentes. Assim, deve-se proporcionar ao paciente um tratamento interdisciplinar.

Neste capítulo apresentaremos os fatores de riscos associados à PICS e as estratégias para prevenção e tratamento, com enfoque na abordagem fisioterapêutica.

FATORES DE RISCO

A identificação de pacientes em risco de desenvolver a PICS é elemento-chave para garantir um tratamento adequado. De modo geral, a PICS está associada (1) a mecanismos comuns à gravidade da doença crítica e (2) aos tratamentos fornecidos na UTI (Figura 1).

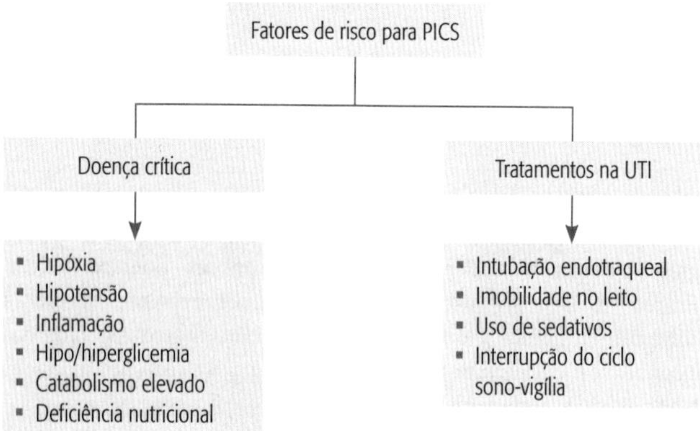

FIGURA 1 Diagrama conceitual dos fatores desencadeantes da síndrome pós-terapia intensiva.
PICS: síndrome pós-terapia intensiva; UTI: unidade terapia intensiva.

Deve-se estabelecer como rotina a monitorização dos fatores de risco e dos sintomas da PICS durante todas as etapas dos cuidados ao paciente, desde a internação na UTI, continuando nas unidades semi-intensiva, até a assistência em serviços especializados em cuidados pós-terapia intensiva.

Pacientes com permanência prolongada na UTI e maior tempo de ventilação mecânica apresentam elevado risco de apresentar deficiências funcionais de longo prazo. Portanto, devem ser monitorados após a alta da UTI para iniciar a reabilitação funcional o mais breve possível.

IMPLICAÇÕES CLÍNICAS

Muitos sobreviventes da UTI têm prejuízos funcionais, mentais e cognitivos de curto e longo prazo, que por sua vez resultam em maior carga de cuidados para parentes próximos. A Tabela 1 ilustra algumas repercussões nessas três áreas de comprometimento.

TABELA 1 Limitações nos componentes físico, cognitivo e mental determinadas pela síndrome pós-terapia intensiva

Limitações físicas	▪ Mais de 80% dos pacientes com fraqueza muscular adquirida na UTI (FMA-UTI) persistem com déficits neuromusculares por 2 a 5 anos. ▪ Após um ano da alta hospitalar, mais de 50% dos pacientes apresentam limitações para realizar as atividades da vida diária, como cuidados pessoais, ir ao banheiro, vestir-se e comer.
Limitações cognitivas	▪ 75% dos sobreviventes da síndrome do desconforto respiratório agudo possuem deficiências neurocognitivas na alta hospitalar. Essas limitações ainda estão presentes seis anos após a alta em 25% destes pacientes. ▪ As principais deficiências incluem problemas com memória, atenção, velocidade de processamento das informações, planejamento, resolução de problemas e consciência visual-espacial.
Limitações mentais	▪ 10 a 50% dos sobreviventes da UTI apresentam novos sintomas de depressão, ansiedade, transtorno por estresse pós-traumático e problemas no sono. ▪ Aproximadamente 50% não retornam ao trabalho no primeiro ano após a alta da UTI e 33% ficam impossibilitados definitivamente.

PREVENÇÃO NA UTI

Em geral, as intervenções para a prevenção da PICS se concentram na redução de fatores de risco, como imobilização, sedação, duração da ventilação mecânica, hipóxia, hipoglicemia, *delirium*, sepse, falência de múltiplos órgãos, síndrome do desconforto respiratório agudo (SDRA) e tempo de internação na UTI.

Diversos pacotes (*bundles*) foram criados para reduzir a probabilidade de desenvolvimento da PICS. A força-tarefa americana para cuidados com a PICS recomenda a implementação da estratégia ABCDEFGH na rotina das UTI. Especificamente, essa sigla diz respeito às seguintes ações:

- O despertar do paciente (***A****wakening*).
- Execução do teste de respiração espontânea (***B****reathing*).
- Escolha de sedativos com menos efeitos adversos (***C****hoice of sedatives*).
- Monitoramento diário de *delirium* (***D****elirium assessment*).
- Exercícios físicos o mais breve possível (***E****arly mobility*).
- Acompanhamento com consultas.
- Inclusão familiar e restabelecimento da função prévia à internação (***F****ollow up referrals,* ***F****amily inclusion,* ***F****unctional reconciliation*).
- Boa comunicação (***G****ood hand-off communication*).
- Oferecimento de materiais sobre a PICS (***H****and Family written information*).

Nesse cenário, a deambulação precoce e a reabilitação física são benéficas para melhorar o funcionamento físico e diminuir os prejuízos cognitivos. No entanto, os cuidados de reabilitação também devem ser intensamente continuados após a alta da UTI. Desse modo, o programa de reabilitação deve começar o mais cedo possível, dentro da UTI, e ser continuado ao longo do processo de recuperação.

AVALIAÇÃO DA CAPACIDADE FUNCIONAL APÓS A ALTA DA UTI

Idealmente, a capacidade funcional de todos os pacientes deveria ser avaliada durante a internação na UTI, englobando medidas de força muscular, amplitude de movimento articular, dor, esforço, capacidade de deambular e executar atividades diárias, a fim de permitir cuidados de reabilitação direcionados.

Na Tabela 2 são apresentados alguns instrumentos recomendados para avaliar a funcionalidade física.

TABELA 2 Instrumentos para avaliação da funcionalidade física

Instrumento	Finalidade
Escore de força proposto pelo MRC	Força dos músculos periféricos
Dinanômetro de preensão palmar (*handgrip*)	Força dos músculos periféricos
Goniômetro	Amplitude articular
NSA	Função sensorial
Escala numérica de dor	Dor
Escala de Borg	Percepção do esforço
Functional Status Score for the ICU	Funcionalidade/mobilidade
FAC	Nível de dependência durante a marcha
Teste do número de repetições de levantar/sentar em 30 segundos (*chair rise test*)	Funcionalidade
Teste de caminhada de 2 e 6 minutos	Teste de esforço submáximo/capacidade de deambular
Manovacuômetro	Pressões respiratórias máximas ($Pi_{máx}$ e $Pe_{máx}$)

FAC: *Functional Ambulation Categories*; MRC: *Medical Research Council*; NSA: Nottingham Sensory Assessment; $Pi_{máx}$: pressão inspiratória máxima; $Pe_{máx}$: pressão expiratória máxima.

OBJETIVOS DA FISIOTERAPIA

Para garantir a individualização da reabilitação, é importante considerar as condições da saúde física, mental e cognitiva antes da internação na UTI. Assim, as primeiras intervenções devem favorecer a "reconciliação funcional" do estado atual com o prévio à internação.

As restrições funcionais mais relatadas nos primeiros três meses são: diminuição da força muscular e da mobilidade articular, redução da capacidade de andar, distúrbios do sono, dificuldade de atenção e memória, limitação para executar atividade doméstica e volta ao emprego.

Na maior parte dos casos, a reabilitação após a alta da UTI deve visar à independência na realização de atividades diárias, como autocuidado, transferências de posição na cama e deambulação. Nessa etapa, o paciente deve realizar fortalecimento muscular, manter ou melhorar a mobilidade articular e recuperar a resistência cardiopulmonar. Os músculos respiratórios também devem ser abordados durante o programa de reabilitação, pois a prevalência da disfunção muscular respiratória é elevada nos pacientes com fraqueza muscular adquirida em UTI (FMA-UTI).

Ao menos a cada três meses os pacientes devem ser reavaliados para atualizar as metas de reabilitação. À medida que as deficiências nas funções do corpo e as limitações nas atividades são restauradas, o tratamento deve se concentrar no retorno ao trabalho e à vida social.

PROTOCOLO DE REABILITAÇÃO DESTINADO AOS PORTADORES DA PICS

Por se tratar de um tema recente, ainda são escassas as informações disponíveis sobre protocolos de reabilitação específicos para pacientes com PICS. Alguns centros utilizam manuais com recomendações gerais de exercício físico, como alongamentos, caminhada e fortalecimento dos membros, e fazem acompanhamentos periódicos a distância por chamadas telefônicas.

De modo geral, as clínicas destinadas ao tratamento da PICS utilizam protocolos modificados de reabilitação em pacientes com doenças crônicas, como sugerido a seguir.

Atividades para melhora da resistência cardiovascular

Incluem os exercícios realizados em cicloergômetros ou esteiras ergométricas. A intensidade deve ser ajustada de acordo com a frequência cardíaca (FC) de treinamento, calculada após o teste de esforço submáximo ($FC_{treinamento} = FC_{repouso} + 0,65$ a $0,8\ [FC_{máx} - FC_{reserva}]$). A intensidade de exercício deve ser monitorada com base na escala de percepção de esforço de Borg. A duração média deve ser de 20 a 30 minutos, distribuídos entre aquecimento (3 a 5 minutos iniciais), treinamento e resfriamento (3 a 5 minutos finais), sendo realizado no mínimo três vezes por semana, sob vigilância contínua e monitorização da FC, pressão arterial e saturação periférica de oxigênio.

Treinamento de força para musculatura periférica

A intensidade dos exercícios de fortalecimento muscular pode ser baseada em testes incrementais, como o teste de capacidade de repetição máxima (RM). Esse teste consiste em identificar a carga máxima tolerada pelo indivíduo durante a repetição de determinado movimento. Recomenda-se utilizar entre 50 e 80% da carga máxima tolerada em um teste de 10 RM para cada grupo muscular escolhido. Deve-se realizar de 1 a 3 séries de dez repetições, com intervalo de dois minutos entre as séries, envolvendo 3 a 5 grupos musculares de membros inferiores e superiores por sessão.

Treinamento muscular inspiratório específico

Esse treinamento está comumente indicado para pacientes com $Pi_{máx}$ < 60 cmH_2O ou com sinais de intolerância ao exercício determinada por fraqueza muscular respiratória. Sugere-se a utilização de cargas de treinamento entre 40 e 60% da $Pi_{máx}$, aplicadas durante três séries de um minuto, com intervalo de um minuto entre as séries, uma vez ao dia, 5 a 7 vezes por semana.

A Tabela 3 apresenta uma proposta de protocolo de reabilitação destinado aos portadores de síndrome pós-doença crítica.

TABELA 3 Proposta de protocolo de reabilitação destinado a portadores de síndrome pós-doença crítica

Tipo de exercício	Dispositivo	Intensidade	Frequência	Séries	Duração
Resistência cardiovascular (aeróbio)	Cicloergômetro Esteira ergométrica	60 a 80% da FC treinamento	No mínimo, 3 vezes/semana	-	20 a 30 minutos
Resistido periférico	Halteres Caneleiras	50 a 80% da RM	3 vezes/semana; alternando-se entre MMSS e MMII	1 a 3 séries	10 repetições
TMI	*Threshold*® *Powerbreath*®	40 a 60% da $Pi_{máx}$	5 a 7 vezes/semana	3 séries	1 minuto

TMI: treinamento muscular inspiratório; FC: frequência cardíaca; RM: repetição máxima; $Pi_{máx}$: pressão inspiratória máxima; MMSS: membros superiores; MMII: membros inferiores.

BARREIRAS PARA O PROCESSO DE REABILITAÇÃO APÓS A ALTA DA UTI

- Desconhecimento entre os profissionais de saúde da PICS. Assim, os sintomas dessa síndrome não são precocemente identificados e tratados.

- Ausência de evidências sobre o custo-efetividade da reabilitação para sobreviventes da UTI.
- Falta de dados sobre o período adequado para o início, a intensidade e a duração das intervenções de reabilitação.
- Acesso limitado aos serviços de reabilitação por pacientes com baixo nível funcional; os pacientes que mais precisam de reabilitação após a alta hospitalar não podem ir ao ambulatório devido a queixas físicas ou a sérios problemas psicológicos (p. ex., ansiedade ou depressão) e, consequentemente, evitam o contato hospitalar.

SÍNDROME PÓS-TERAPIA INTENSIVA NOS FAMILIARES

Além da alta prevalência de sintomas de PICS em sobreviventes de UTI, também é observado distúrbio psicológico em familiares próximos (PICS-F). Muitos familiares de sobreviventes da UTI relataram forte assistência, além da necessidade de modificar planos pessoais e/ou familiares devido à nova rotina de cuidados. Dados recentes também mostram taxas elevadas de ocorrência de sintomas psicossociais (p. ex., depressão, ansiedade, estresse e diminuição da qualidade de vida). Essas informações ressaltam a importância de também prestar atenção aos parentes próximos dos sobreviventes da UTI.

Evidências recentes sugerem que o esclarecimento sobre os problemas relacionados à UTI e o processo de reabilitação que será enfrentado podem ajudar a minimizar os resultados adversos da PICS nos familiares.

CONCLUSÃO

A síndrome pós-terapia intensiva envolve diversas complicações que afetam os sobreviventes da UTI e seus familiares. O processo de reabilitação deve ser planejado antes da alta hospitalar, visando ao tratamento dos danos nos domínios físicos, mentais e cognitivos. A fisioterapia deve proporcionar o restabelecimento da capacidade funcional prévia à internação na UTI e favorecer a reintegração do paciente à sociedade.

BIBLIOGRAFIA

1. Bemis-Dougherty AR, Smith JM. What follows survival of critical illness? Physical therapists' management of patients with post-intensive care syndrome. Phys Ther. 2013;93(2):179-85.
2. Dinglas VD, Aronson Friedman L, Colantuoni E, Mendez-Tellez PA, Shanholtz CB, Ciesla ND, et al. Muscle weakness and 5-year survival in acute respiratory distress syndrome survivors. Crit Care Med. 2017;45(3):446-53.
3. Elliott D, Davidson JE, Harvey MA, Bemis-Dougherty A, Hopkins RO, Iwashyna TJ, et al. Exploring the scope of post-intensive care syndrome therapy and care: engagement of non-critical care providers and survivors in a second stakeholders meeting. Crit Care Med. 2014;42(12):2518-26.
4. Elliott D, McKinley S, Alison J, Aitken LM, King M, Leslie GD, et al. Health-related quality of life and physical recovery after a critical illness: a multi-centre randomised controlled trial of a home-based physical rehabilitation program. Crit Care. 2011;15(3):R142.
5. Ely EW. The ABCDEF bundle. Crit Care Med. 2017;45(2):321-30.
6. Kondo Y, Fuke R, Hifumi T, Hatakeyama J, Takei T, Yamakawa K, et al. Early rehabilitation for the prevention of postintensive care syndrome in critically ill patients: a study protocol for a systematic review and meta-Analysis. BMJ Open. 2017;7(3):1-6.
7. Mehlhorn J, Freytag A, Schmidt K, Brunkhorst FM, Graf J, Troitzsch U, et al. Rehabilitation interventions for postintensive care syndrome: a systematic review. Crit Care Med. 2014;42(5):1263-71.
8. Needham DM, Davidson J, Cohen H, Hopkins RO, Weinert C, Wunsch H, et al. Improving long-term outcomes after discharge from intensive care unit. Crit Care Med. 2012;40(2):502-9.

Reabilitação precoce do cardiopata na UTI

12

Daniel Lago Borges
Mayara Gabrielle Barbosa Borges
Natália Pereira dos Santos

INTRODUÇÃO

As doenças cardiovasculares (DCV) fazem parte de um grupo de morbidades que envolvem os vasos sanguíneos e o coração, tais como a doença arterial coronariana (DAC), o acidente vascular cerebral (AVC), a insuficiência cardíaca (IC) e a doença arterial obstrutiva periférica (DAOP). No Brasil, estão na quarta colocação em causas de internação hospitalar e em primeiro lugar quanto à mortalidade. Em 2018 houve registro de 6.217.525 internações em indivíduos com idade entre 20 e 59 anos, e 7,1% corresponderam às DCV.

As principais causas estão associadas a diversos fatores de risco, classificados em (i) não modificáveis, como idade, sexo e genética, e (ii) modificáveis, relacionadas ao estilo de vida, tais como tabagismo, etilismo e sedentarismo.

Muitos pacientes com esse perfil necessitam, em algum momento, de internação na unidade de terapia intensiva (UTI). Nesse contexto, o fisioterapeuta exerce papel primordial, principalmente voltado para a manutenção ou restauração da funcionalidade de forma precoce, por meio, por exemplo, de estratégias de mobilização e exercícios terapêuticos.

Neste capítulo serão abordadas desde as causas que influenciam a redução da capacidade funcional e pulmonar até a atuação fisioterapêutica em diferentes perfis de pacientes.

CAUSAS DA DIMINUIÇÃO DA CAPACIDADE FUNCIONAL

A capacidade funcional pode ser definida como a habilidade do indivíduo de realizar atividades que permitam o autocuidado e a independência funcional. Sua redução impacta diretamente na funcionalidade e na capacidade de realizar atividades de vida diária.

No paciente cardiopata, a capacidade funcional pode estar diminuída por deficiência central (IC), por deficiência periférica (vasos sanguíneos) ou por ambas.

Na deficiência central, a capacidade cardíaca está deprimida, ou seja, o coração não é capaz de exercer a perfeita função de bombear, acomodar e/ou ejetar o sangue para a circulação sistêmica. Na deficiência periférica, há redução da função em uma ou mais partes da árvore vascular (arterial, capilar ou venosa).

As artérias desempenham a função de nutrir os tecidos com o adequado suprimento sanguíneo; os capilares permitem que as trocas de gases e nutrientes ocorram entre sangue e tecidos; e as veias carreiam o sangue de volta ao coração. Quando há alteração de qualquer uma dessas funções, ocorre a diminuição da capacidade de os tecidos extraírem o oxigênio sanguíneo, o que, consequentemente, impacta na capacidade funcional.

A capacidade funcional pode ser mensurada de forma prática e usual pela capacidade que o indivíduo apresenta de realizar esforço. A New York Heart Association (NYHA) classifica a IC em quatro estágios:

1. Assintomático.
2. Dispneia em esforços moderados, pouco acima das atividades habituais.

3. Dispneia e cansaço a pequenos esforços como em atividade de vida habitual.
4. Dispneia e cansaço em repouso.

Assim, quanto menor for a capacidade do coração para exercer a função, maior será o comprometimento na capacidade funcional e maior o impacto na funcionalidade.

MOBILIZAÇÃO E PRESCRIÇÃO DE EXERCÍCIOS EM PACIENTES COM INSUFICIÊNCIA CARDÍACA

A IC é uma síndrome clínica complexa, com alteração da função cardíaca, que resulta em sintomas e sinais de baixo débito cardíaco e/ou congestão pulmonar ou sistêmica, em repouso ou aos esforços.

As causas da IC são inúmeras, visto que todas as afecções cardíacas e vasculares, em vias finais, quando não controladas, culminam na IC. No Brasil e no mundo a principal causa de IC é isquêmica.

Pode ser classificada quanto à disfunção ventricular, determinada pela fração de ejeção do ventrículo esquerdo (FEVE). É dividida, conforme a atualização da diretriz brasileira de insuficiência cardíaca de 2021, em: insuficiência cardíaca com fração de ejeção preservada (ICFEp), levemente reduzida (ICFElr), melhorada (ICFEm) e reduzida (ICFEr). Essa classificação é utilizada para direcionar o tratamento clínico.

Além da classificação quanto à FEVE, utiliza-se a classificação funcional da NYHA para descrever e classificar a gravidade dos sintomas, baseada no grau de tolerância ao exercício.

Pode-se ainda classificar a IC em aguda ou crônica. O termo "IC aguda" refere-se às alterações rápidas ou graduais de sinais e sintomas, resultando em necessidade de terapia urgente, enquanto "IC crônica" reflete a natureza progressiva e persistente da doença. Em UTI existe prevalência de IC aguda nova ou crônica descompensada.

As principais manifestações clínicas da doença são dispneia e fadiga, o que gera intolerância ao exercício físico e prejuízos na capacidade funcional. Diversos fatores estão envolvidos nessa fisiopatologia, dentre eles: hipoperfusão periférica, redistribuição do fluxo sanguíneo, acentuada resposta vasoconstritora, desequilíbrio simpatovagal, estresse oxidativo, aporte nutricional deficitário, estado inflamatório persistente, excessivo recrutamento ventilatório e disfunção muscular periférica.

O entendimento da fisiopatologia é de suma importância para adequada intervenção fisioterapêutica nos diferentes perfis de IC. A redução da função ventricular não deve ser considerada como risco ou contraindicação absoluta para o início dos exercícios, mas sim como forte indicação, a fim de evitar a piora do descondicionamento e da disfunção muscular.

A prescrição de exercício na reabilitação cardiovascular fase I deve ser individualizada, devendo ser monitorizados sinais vitais e sinais de intolerância ao exercício. As variáveis avaliadas durante o exercício são frequência cardíaca (FC), pressão arterial (PA), eletrocardiograma (ECG) e saturação periférica de oxigênio (SpO_2), além da percepção subjetiva de esforço, medida pela escala modificada de Borg, por apresentar forte correlação com o teste cardiopulmonar.

A mobilização e os exercícios devem ser iniciados imediatamente após o paciente ter sido considerado clinicamente compensado, em decorrência do tratamento clínico e/ou intervencionista, pois o imobilismo pode intensificar os prejuízos à fisiopatologia da IC, potencializando a liberação de marcadores inflamatórios e aumentando a degradação de proteínas (fibras musculares), o que implica piora do *status* funcional do paciente.

A prescrição deve seguir os conceitos da fisiologia do exercício, sendo definidos o tipo de exercício, o volume, a duração, a frequência, a intensidade e a progressão (Tabela 1).

TABELA 1 Proposta de prescrição de exercício

Tipo	Volume	Duração	Frequência	Intensidade	Progressão
Exercícios aeróbicos: ▪ Caminhada e treino de escada ▪ Cicloergometria	Baseado no TC6M ou em outro teste funcional	20 a 30 minutos, podendo ser intermitente: 3 a 5 minutos de exercício e 1 a 2 minutos de descanso	1 a 2 vezes ao dia	▪ Leve a moderada ▪ Manter escala modificada de Borg entre 4 e 5	▪ Gradual, aumentando velocidade e distância percorrida ▪ Incremento de carga
Exercícios resistidos para grandes grupos musculares (flexores de ombro e de cotovelo, flexores de quadril, extensores de joelho e flexor plantar)	▪ 1 a 3 séries de 8 e 12 repetições ▪ 40 a 60% de 1RM ▪ Peso corporal, resistência elástica ou pesos livres (halteres e caneleiras)	Até 30 minutos	1 vez ao dia alternando os grupos musculares	▪ Leve a moderada ▪ Manter escala modificada de Borg entre 4 e 5	Gradual, aumentando série e carga

1RM: uma resistência máxima; TC6M: teste de caminhada de seis minutos.

Para ajustar a intensidade do exercício na UTI, devido às condições clínicas dos pacientes, além da utilização rotineira de betabloqueadores que interferem na FC, recomenda-se que a intensidade seja baseada na escala modificada de Borg.

Em pacientes com IC ainda instáveis, quando o exercício físico ainda é contraindicado, a estimulação elétrica neuromuscular (EENM) pode ser uma alternativa viável e segura. Estudos demonstraram que essa prática promoveu melhora da atividade neural simpática muscular, da tolerância ao exercício, da força muscular e da qualidade de vida.

Nos pacientes que apresentam alto grau de intolerância para realizar exercício, devido a sinais clínicos de dispneia e fadiga de membros inferiores, a ventilação não invasiva (VNI) deve ser considerada como ferramenta coadjuvante, aumentando a tolerância ao exercício, pela diminuição do esforço inspiratório, somada à melhora do inotropismo e da perfusão tecidual.

Pacientes com IC frequentemente apresentam fraqueza da musculatura ventilatória, representada pela redução da força e/ou da resistência, o que promove redução da capacidade funcional e pior prognóstico. Além do exercício aeróbio e do exercício resistido, o treinamento muscular inspiratório (TMI) pode ser realizado, pois promove aumento da força e da resistência dos músculos ventilatórios, reduz a exacerbação do metaborreflexo muscular diafragmático e aumenta a capacidade funcional desses pacientes.

MOBILIZAÇÃO E PRESCRIÇÃO DE EXERCÍCIOS EM PACIENTES PÓS-INFARTO AGUDO DO MIOCÁRDIO

O repouso prolongado no leito pós-infarto agudo do miocárdico (IAM), principalmente em unidade coronariana, é comum em razão do receio de instabilização do paciente. A diretriz de reabilitação cardíaca recomenda iniciar a mobilização 24 horas após o evento e realizar exercícios de baixa intensidade na fase hospitalar.

Segundo Hodgson et al., a mobilização fora do leito representa alto risco em pacientes com IAM com supra ou sem supra de segmento ST recente. Para iniciar a mobilização com maior segurança em pacientes cardiopatas, principalmente após IAM, deve-se estratificá-los quanto ao risco, conforme a American Association of Cardiovascular and Pulmonar Rehabilitation (AACVPR). Essa estratificação é dividida em risco baixo, moderado e alto (Tabela 2).

TABELA 2 Estratificação de risco para cardiopatas

Baixo risco	Risco moderado	Alto risco
FEVE > 50%	FEVE 40-49%	FEVE < 40%
Sem arritmia em repouso ou durante o exercício	Angina com níveis moderados de exercícios (5 a 6 MET) ou durante a fase de recuperação	Sobrevivente de parada cardiorrespiratório
IAM sem complicações; RM; angioplastia, ausência de IC ou de sinais/sintomas de isquemia pós-lesão		Arritmias ventriculares complexas
Hemodinâmica inalterada durante o exercício ou recuperação		IAM ou RM complicada e/ou sinais/sintomas de isquemia após lesão
Assintomático; ausência de angina durante o esforço ou a recuperação		Hemodinâmica anormal durante o exercício
		Angina com baixos níveis de exercício (MET < 5) ou recuperação
Capacidade funcional > 7 MET		Capacidade funcional < 5 MET
Ausência de depressão clínica		Depressão clínica significativa

FEVE: fração de ejeção do ventrículo esquerdo; IAM: infarto agudo do miocárdio; IC: insuficiência cardíaca; MET: equivalentes metabólicos; RM: revascularização do miocárdio.

Pacientes identificados como de alto risco para complicações cardiovasculares devem ter o início dos exercícios adiado até que suas condições estejam estabilizadas.

Assim que o paciente esteja em adequadas condições clínicas, a mobilização poderá seguir um protocolo progressivo, com base na escala de mobilidade IMS (*ICU mobility scale*), amplamente utilizada em UTI, iniciando com atividades simples no leito e progredido até a deambulação independente.

Inicialmente o fisioterapeuta deve prescrever, supervisionar e auxiliar a mobilidade no leito e fora do leito, proporcionando sedestação beira-leito, ortostatismo, sedestação fora do leito, deambulação, subida e descida de degraus, a fim de garantir o retorno às atividades diárias após o infarto.

Porém, um programa terapêutico completo deve ser composto por exercícios aeróbicos, de resistência, equilíbrio e coordenação. É importante a realização de testes funcionais para identificação de isquemia residual e arritmia ao esforço, e para prescrição adequada de exercícios.

O programa deve ter uma abordagem individualizada, e a escolha dos exercícios deve contemplar atividades motoras praticadas no cotidiano, iniciando o treino de grandes grupos musculares e progredindo para grupos mais específicos. A progressão deve ocorrer de acordo com a capacidade e a tolerância do indivíduo.

Para iniciar os exercícios, o paciente deve ser considerado estável dos pontos de vista clínico, hemodinâmico e eletrocardiográfico. Os exercícios devem ser realizados com o paciente monitorizado a fim de identificar eventos cardiovasculares adversos, atentando para os critérios de interrupção do exercício caso haja algum sinal de intolerância (Quadro 1).

QUADRO 1 Critérios para interrupção de exercícios em pacientes após IAM

Critérios para interrupção de exercícios em pacientes após IAM
▪ Pressão arterial diastólica ≥ 100 mmHg
▪ Redução da pressão arterial sistólica acima de 10 mmHg
▪ Arritmias ventriculares ou atriais significativas
▪ Bloqueio cardíaco de 2° ou 3° graus
▪ Angina, dispneia intensa e alteração do ECG compatível com isquemia

ECG: eletrocardiógrafo; IAM: infarto agudo do miocárdio.

Os benefícios de um programa de exercícios adequado e iniciado precocemente incluem melhora da capacidade funcional, redução dos sintomas de isquemia miocárdica e consequente menor mortalidade por coronariopatia.

O treino intervalado vem sendo estudado e tem se mostrado uma ótima opção nesse perfil de pacientes, pois é uma modalidade segura e efetiva em melhorar o condicionamento físico, a função endotelial e a função ventricular esquerda, acima dos resultados obtidos no treino moderado contínuo.

MOBILIZAÇÃO E PRESCRIÇÃO DE EXERCÍCIOS EM PACIENTES NO PÓS-OPERATÓRIO DE CIRURGIA CARDÍACA

A cirurgia cardíaca está associada a complicações sistêmicas no período pós-operatório, que podem:

- Aumentar a duração da ventilação mecânica e a necessidade de sedação.
- Promover fraqueza muscular e reduzir a mobilidade.
- Prolongar o período de internação hospitalar.

A atuação fisioterapêutica no ambiente da terapia intensiva tem sido destacada, assim como a importância da mobilização e de protocolos de exercícios para pacientes cirúrgicos, sendo considerada segura e viável. Entretanto, diversos fatores podem restringir a prática da mobilização, como exposto no Quadro 2.

QUADRO 2 Barreiras para a mobilização na UTI

▪ Estado nutricional
▪ Necessidade de sedação
▪ Instabilidade hemodinâmica
▪ Uso de drenos, sondas e cateteres
▪ Equipe multiprofissional inadequada
▪ Falta de equipamentos e dispositivos
▪ Preocupação em relação à segurança do paciente

Ainda no leito, devem ser estimulados exercícios assistidos e ativos de membros superiores e inferiores, progredindo para as transferências à beira do leito e poltrona, além da deambulação. A mobilização nessa fase pode ser associada a exercícios respiratórios.

Apesar das limitações, o paciente submetido a cirurgia cardíaca pode ser retirado precocemente do leito, a partir do primeiro dia de pós-operatório, e receber assistência fisioterapêutica em sedestação, mesmo portando drenos ou recebendo infusão de medicamentos vasopressores.

A deambulação precoce e assistida é uma opção terapêutica de baixo custo, bem tolerada e segura, acarretando benefícios cardiovasculares e respiratórios, bem como reduzindo os custos e o tempo de internação hospitalar.

A realização de exercícios aeróbicos utilizando cicloergômetro tem sido difundida na prática clínica nos últimos anos, sendo considerada segura e viável tanto na UTI, desde o primeiro dia de pós-

-operatório, quanto na enfermaria. As sessões de exercícios podem variar de 5 a 20 minutos, até duas vezes ao dia. Os benefícios incluem melhora nos parâmetros hemodinâmicos e na capacidade funcional.

A prática precoce de exercícios resistidos de membros superiores e inferiores, com halteres e caneleiras (0,5 a 2 kg), em pacientes submetidos a revascularização do miocárdio pode promover benefícios na capacidade funcional quando comparada à fisioterapia convencional.

Outra opção terapêutica consiste no uso da realidade virtual por meio de jogos interativos, que é capaz de promover aumentos na *performance* funcional, nos níveis energéticos, na distância percorrida no teste de caminhada de seis minutos, além de redução da dor associada ao exercício.

A mobilização nesses pacientes, independentemente do protocolo de assistência e do tipo de exercício realizado, deve ser interrompida nas condições descritas no Quadro 3.

QUADRO 3 Critérios para interrupção da mobilização precoce em pacientes submetidos à cirurgia cardíaca

- Pressão arterial sistólica < 90 mmHg ou > 200 mmHg
- Frequência cardíaca > 120 bpm
- Saturação periférica de oxigênio < 85%
- Escala de Borg > 3
- Angina, síncope ou cãibras
- Alterações eletrocardiográficas

Assim, a mobilização após cirurgia cardíaca consiste em procedimento seguro, devendo ser realizada com rigorosa monitorização clínica e hemodinâmica no ambiente de terapia intensiva.

A Tabela 3 apresenta uma proposta de protocolo de mobilização após cirurgia cardíaca, com atividades divididas por dia de pós-operatório, realizadas duas vezes/dia.

TABELA 3 Proposta de protocolo de mobilização após cirurgia cardíaca

1º dia de pós-operatório	▪ Cabeceira elevada a 45º ▪ Exercícios assistidos e/ou ativos de membros superiores e inferiores (1 a 3 séries de 10 a 15 repetições) ▪ Exercícios de membros inferiores com cicloergômetro durante 20 minutos (5 minutos de aquecimento, 10 minutos de exercício de intensidade moderada [Borg modificado 3 a 5] e 5 minutos de recuperação)
2º dia de pós-operatório	▪ Exercícios ativos de membros superiores e inferiores (1 a 3 séries de 10 a 15 repetições) ▪ Bipedestação (1 minuto) ▪ Marcha estacionária (3 séries de 1 minuto com 1 minuto de repouso) ▪ Exercícios de membros inferiores com cicloergômetro durante 20 minutos, conforme 1º dia
3º dia de pós-operatório	▪ Exercícios resistidos de membros superiores e inferiores (2 a 3 séries de 8 a 12 repetições, com 40% de 1RM) ▪ Deambulação por 7 minutos, com intensidade moderada (Borg modificado 3 a 5) ▪ Sedestação em poltrona (30 a 60 minutos)
4º dia de pós-operatório	▪ Mesmos exercícios do 3º dia de pós-operatório ▪ Deambulação por 10 minutos, com intensidade moderada (Borg modificado 3 a 5) ▪ Sedestação em poltrona (30 a 60 minutos)
5º dia de pós-operatório	▪ Exercícios resistidos de membros superiores e inferiores (2 a 3 séries de 8 a 12 repetições, com 50% de 1RM) ▪ Deambulação por 15 minutos, com intensidade moderada (Borg modificado 3 a 5) ▪ Sedestação em poltrona (30 a 90 minutos)
6º dia de pós-operatório	▪ Mesmos exercícios do 5º dia de pós-operatório ▪ Deambulação por 20 minutos, com intensidade moderada (Borg modificado 3 a 5) ▪ Treino de *step* (subir e descer degraus de 20 cm de altura, 3 séries de 1 minuto)

(continua)

TABELA 3 Proposta de protocolo de mobilização após cirurgia cardíaca (*continuação*)

7º dia de pós-operatório	▪ Mesmos exercícios do 6º dia de pós-operatório ▪ Deambulação por 20 minutos, com intensidade moderada (Borg modificado 3 a 5) ▪ Treino de *step* (subir e descer degraus de 20 cm de altura, 6 séries de 1 minuto)

1RM: máxima carga suportada em uma repetição.

A realização do treinamento muscular inspiratório também é uma estratégia possível no contexto do pós-operatório de cirurgia cardíaca, apresentando benefícios quanto à manutenção da força muscular inspiratória e do pico de fluxo expiratório.

MOBILIZAÇÃO PRECOCE EM PACIENTES SUBMETIDOS A PROCEDIMENTOS PERCUTÂNEOS

Pacientes submetidos a procedimentos cardíacos percutâneos, tais como cateterismo cardíaco, angiografia ou angioplastia coronária, frequentemente permanecem restritos ao leito na posição supina, com limitação de movimentos e imobilização do membro afetado, com o intuito de reduzir a chance de sangramento ou complicações vasculares.

A recomendação para restrição ao leito varia de 2 a 4 horas. Entretanto, o repouso prolongado no leito por desencadear desconforto urinário, insatisfação, dores na coluna e no local da punção.

Mudanças intermitentes no posicionamento do paciente no leito, conforme apresentado na Tabela 4, podem reduzir as dores na coluna e promover conforto físico.

TABELA 4 Protocolo de mudanças de posicionamento após procedimentos cardíacos percutâneos

1ª hora	Posição supina, com cabeceira elevada a 15°
2ª hora	Posição supina, com cabeceira elevada a 30°
3ª hora	Decúbito lateral, do lado oposto ao local da punção
3ª a 6ª horas	Livre para mudar de posição de supino a 30° para decúbito lateral

A deambulação precoce após procedimentos percutâneos pode reduzir significativamente o risco de desconforto urinário e de dores na coluna. Além disso, pode promover redução na duração da internação hospitalar e nos custos.

A deambulação deve ser estimulada e realizada de forma segura a partir de 2 a 3 horas após o procedimento ou retirada do introdutor, não havendo risco de aumento das complicações vasculares, tais como sangramento ou hematomas.

MOBILIZAÇÃO EM PACIENTES COM DISPOSITIVOS CARDÍACOS IMPLANTÁVEIS

Entre os diversos tratamentos para as arritmias são incluídos os dispositivos cardíacos eletrônicos implantáveis (DCEI). A escolha do tipo de DCEI depende do tipo de arritmia apresentado e do risco de morte súbita. Dentre os dispositivos, destaca-se o marca-passo (MP), o mais utilizado, o cardiodesfibrilador implantável (CDI) e o ressincronizador (Tabela 5).

A reabilitação dos pacientes com DCEI ainda é cercada de divergências, a começar pela definição do momento ideal para o início da mobilização. Alguns centros de saúde sugerem imobilismo e restrição no leito nas primeiras 24 horas para minimizar o risco de deslocamento do eletrodo de estimulação, oferecendo, assim, barreira à mobilização desses pacientes. Entretanto, não existem evidências

TABELA 5 Principais características dos dispositivos cardíacos eletrônicos implantáveis

Tipo de dispositivo	Indicação	Principal função	Ação
MP	▪ Disfunção do nodo sinusal ▪ Disfunção do nodo atrioventricular ▪ Bradiarritmias, de forma geral	Reverter bradiarritmias	Estimulação/ sensibilidade no átrio/ ventrículo
CDI	Taquiarritmias ou bradiarritmias ventriculares	Reverter fibrilação e taquicardia ventricular	Cardioversão/ desfibrilação
Ressincronizador cardíaco	▪ Prevenção de morte súbita ▪ IC avançada ▪ FE ≤ 35%, QRS alargado (> 120 ms) e; com a terapêutica clínica otimizada	Melhorar a função ventricular e a classificação funcional	Estimulação multissítio (biventricular)

CDI: cardiodesfibrilador implantável; FE: fração de ejeção; IC: insuficiência cardíaca; MP: marca-passo.

para sustentar essa hipótese, além disso os efeitos deletérios do repouso prolongado são bastante demonstrados na literatura.

Ainda que haja resistência da equipe sobre a realização da mobilização de forma precoce, é importante destacar o estudo de Budano et al. em que foi possível concluir que a mobilização três horas após o implante do DCEI é segura e viável e não está associada a complicações, tais como hematomas e deslocamento de dispositivos.

Existem dúvidas sobre a modalidade de exercício a ser empregada, a intensidade, a frequência e a monitorização, uma vez que esses pacientes apresentam arritmias frequentes e respostas cronotrópicas diminuídas. Por esse motivo, é importante a avaliação criteriosa do estado geral do paciente, incluindo principalmente informações sobre o dispositivo implantado.

Em relação ao tipo de exercício, destacam-se os exercícios resistidos, que são considerados mais bem tolerados em indivíduos com baixa capacidade funcional e fração de ejeção de ventrículo esquerdo. Vale ressaltar que exercícios localizados para peitorais devem ser prescritos após a liberação médica, e que a carga não deve ultrapassar 50% de uma repetição máxima. Cargas mais altas podem deslocar o equipamento, promovendo desconforto e/ou dano ao dispositivo.

Quanto à intensidade, para os pacientes em uso de marca-passo que apresentam FC pouco variável ou fixa, é sugerida a utilização da pressão arterial sistólica para guiar a intensidade da terapia ou a escala de Borg.

Nos pacientes em uso de CDI, é importante respeitar o limite de 10 a 15 bpm abaixo do que foi programado para deflagrar o choque do aparelho e assim evitar choque inadvertido.

MOBILIZAÇÃO EM PACIENTES COM DISPOSITIVOS DE ASSISTÊNCIA CIRCULATÓRIA MECÂNICA

Os dispositivos de assistência circulatória mecânica (DACM) consistem em bombas mecânicas com o intuito de auxiliar ou até mesmo substituir a função ventricular direita, esquerda ou biventricular. Em relação ao período de suporte, podem ser temporários, extra ou paracorpóreos, ou de longo prazo, sendo intracorpóreos.

Os DACM podem ser utilizados conforme três indicações:

1. Uso temporário, como ponte para a recuperação do miocárdio.
2. Uso de longo prazo, como ponte para o transplante cardíaco.

3. Uso de longo prazo, como uso permanente, para pacientes que não têm indicação para o transplante cardíaco – denominado terapia de destino.

Nos casos de indicação como ponte para a recuperação do miocárdio, são utilizados apenas os dispositivos extracorpóreos. Por esse motivo têm curto prazo de duração (menos de trinta dias). São exemplos de dispositivos: Impella®, Tandem Heart, CentriMag®, Ventricular Assist System, balão intra-aórtico (BIA) e oxigenação por membrana extracorpórea (ECMO).

Por outro lado, aqueles utilizados como ponte para transplante cardíaco e como terapia de destino são dispositivos implantáveis duráveis que geralmente auxiliam apenas o ventrículo esquerdo. Esses dispositivos permitem alta segura, e os pacientes que fazem uso deles apresentam melhor tolerância ao exercício. São exemplos: HeartMate II® e HeartWare Ventricular Assist System.

A Tabela 6 apresenta as principais características dos tipos de dispositivos utilizados com maior frequência no Brasil.

Critérios para iniciar e progredir com os protocolos de mobilização

Apesar de quase todos os pacientes internados em UTI terem condição para a realização de mobilização passiva, é necessário que seja realizada avaliação criteriosa e individualizada prévia antes do início, conforme mostra o Quadro 4.

Durante a mobilização, a equipe deve estar atenta à presença de fraqueza e de efeitos adversos. No caso de ocorrer algum sinal, a terapia deverá ser suspensa até a resolução do quadro. Os principais sinais de intolerância à mobilização são:

- Dispneia.
- SpO_2 < 90%.
- Tontura, diaforese e palidez.

TABELA 6 Principais características dos dispositivos de assistência circulatória mecânica utilizados no Brasil

	BIA	ECMO	TandemHeart	Impella®	CentriMag®	HeartMate II®
Definição	Técnica de contrapulsação aórtica que aumenta o débito cardíaco por meio do aumento da perfusão coronariana e redução da pós-carga	Dispositivo utilizado para fornecer suporte cardiopulmonar parcial ou total para pacientes com choque cardiogênico e/ou insuficiência respiratória aguda. Pode ser de dois tipos: venoarterial e venovenoso	Dispositivo que bombeia sangue do átrio esquerdo por meio de uma bomba centrífuga extracorpórea para o sistema arterial ileofemoral	Dispositivo composto por um pequeno cateter por meio da artéria femoral para o ventrículo esquerdo. Esse cateter possui uma pequena bomba motorizada que movimenta o sangue do ventrículo esquerdo para a aorta	Bomba centrífuga de fluxo contínuo que utiliza levitação magnética para a rotação	Dispositivo de longa permanência de 2ª geração que apresenta fluxo contínuo e axial
Via de acesso	Percutâneo	Percutâneo/por meio de toracotomia	Percutâneo	Percutâneo ou dissecção	Por meio de toracotomia	Por meio de toracotomia

(continua)

TABELA 6 Principais características dos dispositivos de assistência circulatória mecânica utilizados no Brasil (*continuação*)

	BIA	ECMO	TandemHeart	Impella®	CentriMag®	HeartMate II®
Indicação	Choque cardiogênico pós-IAM, complicação mecânica pós-IAM com choque cardiogênico, angina refratária após tratamento padrão de SCA, choque cardiogênico em miocardiopatia crônica isquêmica ou não isquêmica, suporte em intervenções de pacientes de alto risco cardíaco	Ponte para decisão ou recuperação e ponte para transplante	Choque cardiogênico pós-IAM e suporte em intervenções de pacientes cardíacos de alto risco	Choque cardiogênico pós-IAM e suporte em intervenções de pacientes cardíacos de alto risco	Choque cardiogênico refratário com alto risco de mortalidade	Ponte para transplante, em casos de necessidade de longa espera e como terapia de destino para aqueles que não têm indicação de transplante cardíaco

BIA: balão intra-aórtico; ECMO: oxigenação por membrana extracorpórea; IAM: infarto agudo do miocárdio; SCA: síndrome coronariana aguda.

QUADRO 4 Itens de avaliação prévia à mobilização

▪ Histórico do paciente (histórico médico, procedimento cirúrgico atual, nível anterior de atividade, sinais vitais e medicações)
▪ Estado mental do paciente
▪ Resposta a estímulos e nível de sedação
▪ Necessidade de analgesia
▪ Oxigenação. A necessidade de PEEP > 10 cmH_2O e FiO_2 > 60% pode limitar a participação nos protocolos de mobilização precoce
▪ Avaliação cardiovascular (PA, FC, DC, necessidade de vasopressores). O uso em doses elevadas pode limitar a participação

PEEP: pressão positiva expiratória final; FiO_2: fração inspirada de oxigênio; PA: pressão arterial; FC: frequência cardíaca; DC: débito cardíaco.

- Queda da pressão arterial média, taquicardia ou arritmias complexas.
- Dispositivo: alterações da taxa de fluxo, velocidade, potência, taxa de preenchimento dos ventrículos (apenas para o coração artificial total).

Existem poucos estudos que descrevam protocolos de reabilitação em pacientes que utilizem os DACM. O uso desses dispositivos trouxe diversos desafios para a fisioterapia, pois esses pacientes, na maioria das vezes, apresentam estabilidade hemodinâmica, que permite a intervenção fisioterapêutica. A imobilidade prolongada afeta drasticamente a capacidade funcional, promovendo resultados desfavoráveis pós-inserção dos DACM e aumentando o tempo de permanência na UTI.

O processo de reabilitação desses pacientes pode ser dividido de acordo com o tempo de uso dos dispositivos e as vias de acesso (Tabela 7).

TABELA 7 Considerações sobre a reabilitação de pacientes com DACM

Dispositivos de assistência circulatória mecânica (DACM)	Tempo	Atividades	Considerações e equipamentos
Implantados por via percutânea na artéria femoral Exemplos: BIA, Impella® e TandemHeart	Enquanto estiver utilizando o dispositivo	Restrito ao leito, podendo lateralizar a cada 2 horas e realizar mobilização ativa e passiva, exceto na extremidade em que o membro estiver inserido	▪ Antes de mobilizar, checar se o dispositivo está fixado adequadamente ▪ Inclinação de cabeceira até 30° ▪ Travesseiros e dispositivos de suporte
Implantados por via central. Exemplo: CentriMag®	0 a 12 horas após implante	Restrito ao leito, podendo lateralizar a cada 2 horas	▪ Inclinação de cabeceira até 30° ▪ Travesseiros e dispositivos de suporte
	12 a 24 horas após implante	Sedestação à beira do leito com os pés pendentes	▪ Faixa abdominal para imobilizar o dispositivo e monitorá-lo para que não haja remoção acidental ▪ Assistência mínima de 2 pessoas, uma para o DACM e outra para o paciente ▪ Dispositivo de auxílio da marcha ▪ Oxigênio ▪ Monitor cardíaco portátil ▪ Cadeira de rodas ▪ Precaução com o esterno
	24 a 48 horas após implante	Transferência da cama para a poltrona e deambulação 2 vezes/dia, se tolerado	
	Após 48 horas	Transferência da cama para a poltrona de 2 a 3 vezes/dia e deambulação no corredor de 2 a 3 vezes/dia	

(continua)

TABELA 7 Considerações sobre a reabilitação de pacientes com DACM *(continuação)*

Dispositivos de assistência circulatória mecânica (DACM)	Tempo	Atividades	Considerações e equipamentos
Dispositivos implantáveis de longa permanência. Exemplo: HeartMate II® Heartware	0 a 24 horas após o implante (tórax aberto)	Restrito ao leito, podendo lateralizar a cada 2 horas	▪ Inclinação de cabeceira até 30º ▪ Travesseiros e dispositivos de suporte
	24 a 48 horas após o implante (tórax fechado)	Sedestação à beira do leito e transferência do leito para a cadeira, se possível	▪ Faixa abdominal para imobilizar o dispositivo e monitorá-lo para que não haja remoção acidental ▪ Assistência mínima de 2 pessoas, uma para o DACM e outra para o paciente ▪ Dispositivo de auxílio da marcha ▪ Oxigênio ▪ Monitor cardíaco portátil ▪ Cadeira de rodas ▪ Precaução com o esterno
	48 a 72 horas após o implante	Transferência do leito para a cadeira e deambulação próxima ao leito	
	Após 72 horas	Sair do leito de 2 a 3 vezes/dia e deambulação no corredor de 2 a 3 vezes/dia	

BIBLIOGRAFIA

1. Adler J, Malone D. Early mobilization in the intensive care unit: a systemic review. Cardiopulm Phys Ther J. 2012;23(1):5-13.
2. Aires M, Paskulin LM, Morais EP. Capacidade funcional de idosos mais velhos: estudo comparativo entre três regiões do rio Grande do Sul. Rev Lat Am Enfermagem. 2010;18(1):11-7.
3. Almeida KS, Novo AFMP, Carneiro SR, Araújo LNQ. Análise das variáveis hemodinâmicas em idosos revascularizados após mobilização precoce no leito. Rev Bras Cardiol. 2014;27(3):165-71.
4. Alvarez P, Hannawi B, Guha A. Exercise and heart failure: advancing knowledge and improving care. Methodist Debakey Cardiovasc J. 2016;12(2):110-5.
5. Alves FMA, Miranda VCR, Pereira WMP, Cusmanish KG, Teodoro ECM. A atuação da fisioterapia na fase I da reabilitação cardíaca após infarto agudo do miocárdio. Fisioter Bras. 2018;19(3):400-13.
6. American Association of Cardiovascular and Pulmonary Rehabilitation. Guidelines for cardiac reabilitation and secondary prevention programs. 4.ed. Champaign: Human Kinetics; 2004.
7. American College of Sports Medicine. Diretrizes do ACSM para os testes de esforço e sua prescrição. 10.ed. Rio de Janeiro: Guanabara Koogan; 2018.
8. Ayub-Ferreira SM, Souza Neto JD, Almeida DR, Biselli B, Avila MS, Colafranceschi AS, et al. Diretriz de assistência circulatória mecânica da Sociedade Brasileira de Cardiologia. Arq Bras Cardiol. 2016;107(Supl 2):1-33.
9. Bakhshi F, Namjou Z, Andishmand A, Panabadi A, Bagherinasab M, Sarebanhassanabadi M. Effect of positioning on patient outcome after coronary angiography: a single-blind randomized controlled trial. The Journal of Nursing Research. 2014;22(1):45-9.
10. Berg SR, Moons P, Zwisler AD, Winkel P, Pedersen BD, Pedersen PU, et al. Phantom shocks in patients with implantable cardioverter defibrillator: results from a randomized rehabilitation trial (COPE-ICD). Europace. 2013;15(10):1463-7.
11. Bindoff C. Considerations for exercise therapy with short-term and long-term mechanical circulatory support. Medical Sciences. 2011;36:19-23.
12. Bloomfield SA. Changes in musculoskeletal structure and function with prolonged bed rest. Med Sci Sports Exerc. 1997;29:197-206.
13. Bogart MA, Bogart DB, Rigden LB, Jung SC, Liston MJ. A prospective randomized trial of early ambulation following 8 French diagnostic cardiac catheterization. Catheterization and Cardiovascular Interventions. 1999;47(2):175-8.

14. Borges DL, Silva MG, Silva LN, Fortes JV, Costa ET, Assunção EP, et al. Effects of aerobic exercise applied early after coronary artery bypass grafting on pulmonary function, respiratory muscle strength, and functional capacity: a randomized controlled trial. J Phys Act Health. 2016;13(9):946-51.
15. Boztosun B, Günes Y, Yildiz A, Bulut M, Saglam M, Kargin R, et al. Early ambulation after diagnostic heart catheterization. Angiology. 2008;58(6):743-6.
16. Budano C, Garrone P, Castagno D, Bissolino A, Andreis A, Bertolo L, et al. Same-day CIED implantation and discharge: is it possible? The Emotion trial (Early Mobilization after pacemaker implantaTION). Int J Cardiol. 2019;288:82-6.
17. Cacau LAP, Oliveira GU, Maynard LG, Araújo Filho AA, Silva WM, Cerqueria Neto ML, et al. The use of the virtual reality as intervention tool in the postoperative of cardiac surgery. Rev Bras Cir Cardiovasc. 2013;28(2):281-9.
18. Camp SPV, Cantwell JD, Fletcher GF, Smith LK, Thompson PD. American College of Sports Medicine. Exercício para pacientes com doença arterial coronariana. Rev Bras Med Esporte. 1998;4(4):122-6.
19. Carvalho T, Milani M, Ferraz AS, Silveira AD, Herdy AH, Hossri CAC, et al. Diretriz brasileira de reabilitação cardiovascular – 2020. Arq Bras Cardiol. 2020;114(5):943-87.
20. Cassina T, Putzu A, Santambrogio L, Villa M, Licker MJ. Hemodynamic challenge to early mobilization after cardiac surgery: a pilot study. Annals of Cardiac Anaesthesia. 2016;19(3):425-32.
21. Chair SY, Thompson DR, Li SK. The effect of ambulation after cardiac catheterization on patient outcomes. Journal of Clinical Nursing. 2007;16(1):2124.
22. Cordeiro AL, Barbosa AFN, Leitão LP, Araújo PAS, Carvalho S. Efeitos hemodinâmicos do treino em ciclo ergômetro em pacientes no pós-operatório de cirurgia cardíaca. Rev DERC. 2014;20(3):90-3.
23. Cordeiro AL, Silva AA, Santana SC, et al. Impacto hemodinâmico da deambulação nos pacientes submetidos a cirurgia cardíaca. Rev DERC. 2015;21(2):54-7.
24. Cornish AK, Broadbent S, Cheema BS. Interval training for patients with coronary artery disease: a systematic review. Eur J Appl Physiol. 2011;147(1):113-20.
25. Corrà U, Pistono M, Mezzani A, Gnemmi M. Cardiovascular prevention and rehabilitation for patients with ventricular assist device from exercise therapy to long-term therapy part I: exercise therapy. Monaldi Arch Chest Dis. 2011;76:27-32.
26. Devaux M, Lerouge A, Ventelou B, Goryakin Y, Feigl A, Vuik S, et al. Assessing the potential outcomes of achieving the World Health Organization global non-communicable diseases targets for risk factors by 2025: is there also an economic dividend? Public Health. 2019;169:173-9.

27. Diretrizes brasileiras de dispositivos cardíacos eletrônicos implantáveis (DCEI). Arq Bras Cardiol. 2007;89(6):e210-e237.
28. Dowling K, Todd D, Siskin G, Stainken B, Dolen E, Sansivero G, et al. Early ambulation after diagnostic angiography using 4-F catheters and sheaths: a feasibility study. Journal of Endovascular Therapy. 2002;9(5):618-21.
29. Engel HJ, Needham DM, Morris PE, Gropper MA. ICU early mobilization: from recommendation to implementation at three medical centers. Crit Care Med. 2013;41(9 Suppl 1):S69-S80.
30. Forestieri P, Bolzan DW, Santos VB, Moreira RSL, de Almeida DR, Trimer R, et al. Neuromuscular electrical stimulation improves exercise tolerance in patients with advanced heart failure on continuous intravenous inotropic support userandomized controlled trial. Clin Rehabil. 2018;32(1):66-74.
31. Fortes JVS, Borges MGB, Marques MJS, Oliveira RL, Rocha LR, Castro EM, et al. Effects of inspiratory muscle training using an electronic device on patients undergoing cardiac surgery: a randomized controlled trial. International Journal of Cardiovascular Sciences. 2021;34(1):44-52.
32. Freeman R, Maley K. Mobilization of intensive care cardiac surgery patients on mechanical circulatory support. Crit Care Nurs Q. 2013;36(1):73-88.
33. Gianakos S, Keeling AW, Haines D, Haugh K. Time in bed after electrophysiological procedures (TIBS IV): a pilot study. Am J Crit Care. 2004;13(1):56-8.
34. Godoy M, Bellini AJ, Passaro LC, Mastrocolla LE, Sbissa AS, Araujo CGS, et al. I Consenso Nacional de Reabilitação Cardiovascular (fase crônica). Arq Bras Cardiologia. 1996;69(4):267-91.
35. Griffith KE, Jenkins E, Stulak J, Paugh T, Pagani FD. FD. Long-term use of the CentriMag® ventricular assist system as a right ventricular assist device: a case report. Perfusion. 2011;27(1):65-70.
36. Hiss MDBS, Neves VR, Hiss FC, Silva E, Silva AB, Catai AM. Safety of early physical therapy intervention after acute myocardial infarction. Fisioter Mov. 2012;25(1):153-63.
37. Hodgson CL, Stiller K, Needham DM, Tipping CJ, Harrold M, Baldwin CE, et al. Expert consensus and recommendatios on safety criteria for active mobilization of mechanically ventilated critically ill adults. Crit Care. 2014;18:658.
38. Hopkins RO. Early activity in the ICU: beyond safety and feasibility. Respir Care. 2010;55(4):481-4.
39. Kawaguchi YM, Nawa RK, Figueiredo TB, Martins L, Pires-Neto RC. Perme intensive care unit mobility score and ICU mobility scale: translation into Portuguese and cross-cultural adaptation for use in Brazil. J Bras Pneumol. 2016 Nov/Dec;42(6):429-34.

40. Laizo A, Delgado FE, Rocha GM. Complications that increase the time of hospitalization at ICU of patients submitted to cardiac surgery. Rev Bras Cir Cardiovasc. 2010;25(2):166-71.
41. Laoutaris ID, Adamapoulos S, Manginas A, Panagiotakos DB, Cokkinos DV, Dritsas A. Inspiratory work capacity is more severely depressed than inspiratory muscle strength in patients with heart failure: novel applications for inspiratory muscle training. Int J Cardiol. 2016;221:622-26.
42. Leditschke IA, Green M, Irvine J, Bissett B, Mitchell IA. What are the barriers to mobilizing intensive care patients? Cardiopulm Phys Ther J. 2012;23(1):26-9.
43. Levine DA, Davydow DS, Hough CL, Langa KM, Rogers MAM, Iwashyna TJ. Functional disability and cognitive impairment after hospitalization for myocardial infarction and stroke. Circulation: Cardiovascular Quality and Outcomes. 2014 Nov;7(Issue 6).
44. Malta DC, Campos MO, Oliveira MM de, Iser BPM, Bernal RTI, Claro RM, et al. Prevalência de fatores de risco e proteção para doenças crônicas não transmissíveis em adultos residentes em capitais brasileiras, 2013. Epidemiol Serv Saúde. 2015;23(4):387-73.
45. Mann D, Zipes DP, Libby P, Bonow RO. Braunwald: tratado de doenças cardiovasculares. 10.ed. Rio de Janeiro: Elsevier; 2017.
46. Marcondes-Braga FG, Moura LAZ, Issa VS, Vieira JL, Rohde LE, Simões MV, et al. Atualização de tópicos emergentes da diretriz brasileira de insuficiência cardíaca – 2021. Arq Bras Cardiol. 2021;116(6):1174-212.
47. Marcondi NO, Rocco IS, Bolzan DW, Pauletti HO, Begot I, Anjos NR, et al. Noninvasive ventilation after coronary artery bypass grafting in subjects with left-ventricular dysfunction. Respir Care. 2018;63(7):879-85.
48. Ministério da Saúde (MS). Departamento de Informática do SUS – Datasus. Informações de saúde. Epidemiológicas e morbidade. Brasília, 2017. Disponível em: http://datasus.saude.gov.br/epidemiologicas-e-morbidade/; acessado em dezembro de 2021.
49. Mohammady M, Heidari K, Sari AA, Zolfaghari M, Janani L. Early ambulation after diagnostic transfemoral catheterisation: a systematic review and meta-analysis. International Journal of Nursing Studies. 2014;51:39-50.
50. Morrone T, Buck L, Catanese K, Goldsmith RL, Cahalin LP, Oz MC, et al. Early progressive mobilization of patients with left ventricular assist devices is safe and optimises recovery before heart transplantation. Journal of Heart Lung Transplantation. 1996;15:423-9.
51. Nascimento J. Prescrição clínica de exercício: a visão do novo fisioterapeuta. São Paulo: Fisiointensiva; 2021.

52. Needham DM. Mobilizing patients in the intensive care unit improving neuromuscular weakness and physical function. JAMA. 2008;300(14):1685-90.
53. Nicholson C, Paz J. Total artificial heart and physical therapy management. Cardiopulm Phys Ther J. 2010;21(2):13-21.
54. Oliveira FTO, Petto J, Gardenghi G. Exercício físico em pacientes com dispositivos cardíacos eletrônicos implantáveis. In: Associação Brasileira de Fisioterapia Cardiorrespiratória e Fisioterapia em Terapia Intensiva; Martins JA, Karsten M, dal Corso S (orgs.). Profisio: Programa de Atualização em Fisioterapia Cardiovascular e Respiratória: ciclo 2. Porto Alegre: Artmed Panamericana; 2015. p.33-78 (Sistema de Educação Continuada a Distância, v.1).
55. Papa V, Guizilini S, Bublitz CB, Rocco IS, Bertini C, Xavier VB, et al. Reabilitação cardiovascular baseada em exercício físico na insuficiência cardíaca: fase hospitalar e ambulatorial. Rev Soc Cardiol Estado de São Paulo. 2020;30(2):264-72.
56. Perme C, Chandrashekar R. Early mobility and walking program for patients in intensive care units: creating a standard of care. Am J Crit Care. 2009;18(3):212-21.
57. Perme CS, Southard RE, Joyce DL, Noon GP, Loebe M. Early mobilization of LVAD recipients who require prolonged mechanical ventilation. Tex Heart Inst J. 2006;33(2):130-3.
58. Petto J, Gomes VAF, Barbosa TA, Santos LSTA, Oliveira FTO, Magalhães Filho J. Comportamento da lactacemia pós-exercício contínuo e intervalado em indivíduos com cardiomiopatia chagásica sintomáticos e assintomáticos. Rev Soc Cardiol Estado de São Paulo. 2013;23(2 Supl A):19-24.
59. Rezaei-Adaryani M, Ahmadi F, Sghari-Jafarabadi M. The effect of changing position and early ambulation after cardiac catheterization on patients outcomes: a single-blind randomized controlled trial. International Journal of Nursing Studies. 2009;46(8):1047-53.
60. Rohde LEP, Montera MW, Bocchi EA, Clausell NO, Albuquerque DC, Rassi S, et al. Diretriz brasileira de insuficiência cardíaca crônica e aguda. Arq Bras Cardiol. 2018;111(3):436-59.
61. Roseli E, Dallazen F, Beerbaum A, Cristina J, Windmoller P. Analyses of steps adapted protocol in cardiac rehabilitation in the hospital phase. Braz J Cardiovasc Surg. 2015;30(1):40-8.
62. Silva LN, Marques MJS, Lima RS, Fortes JVS, Silva MGB, Baldez TEP, et al. Early sitting out of bed after cardiac surgery: cardiopulmonary repercussions and effects on peripheral and respiratory muscle strength, functional capacity and pulmonary function. Assobrafir Ciência. 2017;8(2):25-39.

63. Soares GMT, Ferreira DCS, Goncalves MPC, Alves TGS, David FL, Henriques KMC, et al. Prevalence of major postoperative complications in cardiac surgery. Rev Bras Cardiol. 2011;24(3):139-46.
64. Suggs PM, Lewis R, Hart AC, Troutman-Jordan M, Hardin SR. What's your position? Strategies for safely reaching patient comfort goals after cardiac catheterization via femoral approach. Dimensions of Critical Care Nursing. 2017;36(2):87-93.
65. Titoto L, Sansão MS, Marino LHC, Lamari NM. Reabilitação de pacientes submetidos à cirurgia de revascularização do miocárdio: atualização da literatura nacional. Arq Ciênc Saúde. 2005;12(4):216-9.
66. Torres DC, Santos PMR, Reis HJL, Paisani DM, Chiavegato LD. Effectiveness of an early mobilization program on functional capacity after coronary artery bypass surgery: a randomized controlled trial protocol. SAGE Open Medicine. 2017;4(1-8).
67. Trevisan MD, Lopes DGC, Mello RGC, Macagnan FE, Kessler A. Alternative physical therapy protocol using a cycle ergometer during hospital rehabilitation of coronary artery bypass grafting: a clinical trial. Braz J Cardiovasc Surg. 2015;30(6):615-9.
68. Tucker WJ, Haykowsky MJ, Seo Y, Stehling E, Forman DE. Impaired exercise tolerance in heart failure: role of skeletal muscle morphology and function. Curr Heart Fail Rep. 2018;15(6):323-31.
69. Ueno A, Tomizawa Y. Cardiac rehabilitation and artificial heart devices. J Artif Organs. 2009;12:90-7.
70. Winkelman C. Bed rest in health and critical illness: a body systems approach. AACN Adv Crit Care. 2009;20(3):254-66.
71. Winkelmann ER, Dallazen F, Bronzatti ABS, Lorenzoni JCW, Windmöller P. Analysis of steps adapted protocol in cardiac rehabilitation in the hospital phase. Braz J Cardiovasc Surg. 2015;30(1):40-8.
72. Ximenes NPPS, Borges DL, Lima RO, Silva MGB, Silva LN, Costa MAG, et al. Effects of resistance exercise applied early after coronary artery bypass grafting: a randomized controlled trial. Braz J Cardiovasc Surg. 2015;30(6):620-5.
73. Zomorodi M, Topley D, McAnaw M. Developing a mobility protocol for early mobilization of patients in a surgical/trauma ICU. Crit Care Res Pract. 2012;201(4):964547.

Mobilização precoce no paciente com alteração neurológica na UTI

13

José Aires de Araújo Neto
Fernando Viegas do Monte

INTRODUÇÃO

A imobilidade no leito é condição frequente na unidade de terapia intensiva (UTI) e pode levar complicações à saúde do paciente. Sobreviventes de doenças críticas são frequentemente afetados pela deterioração cognitiva, neuromuscular, psicológica e funcional, conhecida como síndrome pós-terapia intensiva.

A mobilização precoce na UTI reduz a frequência e a duração do *delirium*, o tempo de ventilação mecânica, o risco de infecções hospitalares, o tempo de internação na UTI e o tempo total de internação hospitalar, além de proporcionar ao paciente um melhor estado funcional no momento da alta hospitalar.

A mobilização precoce é uma estratégia importante na prevenção dessas complicações em pacientes críticos. No entanto, nos pacientes com lesões neurológicas agudas, como acidentes vasculares cerebrais isquêmicos, hemorragias subaracnóideas aneurismáticas, hemorragias intracerebrais e neurotraumas, a realização de um planejamento de mobilização ainda é um desafio. Os efeitos das mudanças posicionais, do exercício, o tempo entre o início dos sintomas e o início da mobilização precoce, bem como a intensidade do exercício prescrito, devem ser levados em consideração no momento de desenvolver um programa de mobilidade para pacientes com alteração neurológica na UTI.

CRITÉRIOS DE SEGURANÇA E ELEGIBILIDADE PARA A MOBILIZAÇÃO PRECOCE EM PACIENTES NEUROLÓGICOS

A implementação de um programa de mobilização precoce em pacientes neurológicos pode ser desafiadora. Entretanto, a possibilidade de adotar estratégias como retirada diária de sedação, realizações de teste de respiração espontânea, controle e avaliação de risco de *delirium*, além da otimização da funcionalidade desses pacientes, pode oferecer um cenário favorável ao início de um programa de mobilização.

O manejo de sedação dos pacientes neurológicos graves tem suas particularidades e indicações específicas em lesões agudas. A sedação pode ser indicada para reduzir a demanda metabólica cerebral e os riscos de isquemia, controlar convulsões, manter a temperatura e controlar a pressão intracraniana (PIC). Essas indicações "neuroespecíficas" de sedação podem representar uma barreira para as interrupções diárias e o despertar do paciente e, consequentemente, para o início da mobilização precoce efetiva. Discussões diárias com a equipe multiprofissional (médico intensivista, neurologistas, fisioterapeutas, enfermeiros) se tornam ainda mais importantes para evitar o aumento das lesões e a piora do prognóstico.

Critérios de segurança e elegibilidade são fundamentais para a mobilização precoce de pacientes neurocríticos agudos. Em alguns casos o início da mobilização pode não ser indicado devido à instabilidade fisiológica e hemodinâmica desses pacientes. Dessa forma, torna-se válida a aplicação de um *checklist* de verificação de critérios para inclusão ou contraindicação no programa de mobilização precoce.

Importante destacar que monitorizações específicas devem ser avaliadas e controladas durante as atividades com os pacientes neu-

TABELA 1 *Checklist* para mobilização precoce de pacientes neurológicos críticos

Sim	Não	N/A	Critérios de inclusão
( )	( )	( )	Se houver uma DVE, pode ser fechada e segura para mobilização?
( )	( )	( )	A PIC foi bem controlada por 24 horas sem administração de manitol ou solução salina hipertônica?
( )	( )	( )	Não há titulação ativa de vasopressores parenterais ou anti-hipertensivos?
( )	( )	( )	O CAM-ICU é negativo para o *delirium*?
( )	( )	( )	O paciente tem um exame neurológico estável?
( )	( )	( )	Se o paciente teve um AVCi, foi 24 horas após o início dos sintomas?
( )	( )	( )	Se o paciente tiver uma HSAa, o aneurisma foi tratado?
( )	( )	( )	Se o paciente tiver uma HIC espontânea, o volume de hemorragia permanecerá estável por 24 horas?

Se todas as perguntas forem respondidas com sim ou N/A, prosseguir com a mobilização precoce. DVE: derivação ventricular externa; PIC: pressão intracraniana; CAM-ICU: método de avaliação de confusão/*delirium*; AVCi: acidente vascular cerebral isquêmico: HSAa: hemorragia subaracnóidea aneurismática; HIC: hemorragia intracerebral.
Fonte: adaptada de Neurocrit Care. 2017;27:141-50.

rológicos, tais como PIC, pressão de perfusão cerebral (PPC), pressão arterial média (PAM), frequência cardíaca (FC) e saturação periférica de oxigênio (SpO_2).

Como os programas de mobilidade se tornam mais comuns, é imperativo que a equipe assistencial esteja ciente dos danos potenciais da mobilização em pacientes com esses tipos de lesões. O diagnóstico, o tempo até o início da atividade, o efeito das mudanças posturais e do exercício precisam ser considerados de maneira cuidadosa.

Iniciadas as atividades, é importante observar que os exercícios não devem propiciar uma elevação importante da PIC. Em muitos casos, mesmo com exercícios passivos (cicloergômetro, p. ex.), pode ocorrer um leve aumento da PAM e a consequente melhora da PPC.

MOBILIZAÇÃO PRECOCE NAS PRINCIPAIS CONDIÇÕES NEUROLÓGICAS NA UTI

Acidente vascular isquêmico

As principais diretrizes para tratamento de pacientes com acidente vascular cerebral (AVC) recomendam a mobilização precoce daqueles pacientes menos críticos para prevenir complicações. No entanto, o momento em que deve ser iniciada ainda não está muito bem definido. O certo é que, de forma segura, o ideal é começar com atividades mais leves e aumentar a intensidade gradualmente.

O primeiro estágio é a elevação passiva da cabeceira do leito como forma de garantir que os pacientes alcancem estabilidade hemodinâmica e fisiológica nas posições verticais antes de estarem aptos para atividades fora do leito. Deve ser gradual, especialmente nas primeiras 24 horas, uma vez que a posição mais elevada da cabeceira pode reduzir o fluxo sanguíneo cerebral no hemisfério cerebral afetado, diminuindo a perfusão cerebral e aumentando a área da lesão. A mobilização mais efetiva, no período inicial das primeiras 24 horas, deve ser feita cautelosamente e caso a caso, com monitoramento cuidadoso da apresentação neurológica e resposta hemodinâmica e fisiológica.

Importante relembrar que a estabilização da lesão é critério fundamental para o início da mobilização mais efetiva, como sedestação, ortostatismo e deambulação.

A mobilização após as 24 horas iniciais se apresenta de forma mais segura. No entanto, não se deve reduzir os cuidados com o monitoramento.

Acidente vascular cerebral hemorrágico

Outro evento constante e muito importante presente nas admissões em unidades intensivas é a hemorragia intracerebral espontânea ou acidente vascular cerebral hemorrágico (AVCh). A mobilização precoce dentro das primeiras 48 horas de internação com foco em atividades fora do leito e treino de atividades de vida diária apresenta maior correlação com a sobrevida em seis meses após a alta da UTI, menor tempo de hospitalização, maior qualidade de vida e maior independência funcional no retorno à comunidade.

Vale ressaltar que pacientes com AVCh necessitam de critérios mais bem definidos para o início da mobilização precoce, em especial a avaliação quanto à estabilidade do sangramento.

Alguns cuidados são fundamentais para garantir a segurança da mobilização de pacientes com AVCh:

- A mobilização não deve ser iniciada até que o volume da hemorragia se estabilize por pelo menos 24 horas.
- Deve-se monitorar o volume da hemorragia e manter a pressão arterial sistólica (PAS) abaixo de 140 mmHg.
- Em razão da flutuação causada pelo exercício e verticalização do paciente, o monitoramento da pressão arterial deve ser concluído antes, durante e após a mobilização.
- A elevação da cabeceira da cama e o exercício ativo no leito podem até diminuir a PIC (pacientes com esse tipo de monitorização geralmente não são autorizados a realizar atividades fora do leito).
- A mobilização não deve ser iniciada em pacientes com PIC superior a 20 mmHg.

Hemorragia subaracnóidea aneurismática

Outro evento neurológico visto com frequência nas UTI é a hemorragia subaracnóidea aneurismática (HSAa). Pronuncia-se com um significativo e potencial risco de imobilidade, deterioração cognitiva, neuromuscular, psicológica e funcional.

Para esses pacientes, a verticalização por meio da elevação da cabeceira pode ser iniciada após as primeiras 24 horas do tratamento do aneurisma, enquanto as atividades fora do leito devem aguardar o segundo dia após o tratamento, exceto naqueles pacientes com grau mais leve de hemorragia e controle da lesão. Alguns critérios são descritos como barreiras para a progressão da mobilização, como elevação da PIC (> 15 a 20 mmHg), PAM insuficiente (< 80 mmHg) e evidências de vasoespasmo. Nesses casos, o paciente deverá ser monitorado com cateteres específicos para essas mensurações.

O vasoespasmo cerebral e a isquemia cerebral tardia são complicações que podem ocorrer com esse tipo de paciente, e a mobilização precoce ainda pode ser vista como fator desencadeante. Entretanto, um protocolo de mobilidade, quando bem aplicado, não provoca aumento da PIC ou redução da PPC. Ao contrário, o posicionamento da cabeça, a elevação da cabeceira, bem como a cinesioterapia passiva não alteram a hemodinâmica cerebrovascular. A mobilização precoce, associada à drenagem do líquido cefalorraquidiano, pode agir favorecendo menor sedimentação dos produtos sanguíneos, permitindo menor carga de coágulos e menos vasoespasmo, o que colabora para um risco menor.

Lesão medular aguda e traumatismo cranioencefálico

Pacientes politraumatizados com lesão medular aguda e traumatismo cranioencefálico (TCE) são muito frequentes no cotidiano das UTI.

As diretrizes para o tratamento agudo de pacientes com lesão medular recomendam a reabilitação precoce. No entanto, seu efeito ainda não é totalmente conhecido. Alguns dos benefícios percebidos incluem redução nas complicações associadas à imobilidade, como pneumonia, úlceras de decúbito, tromboembolismo venoso e reinternações hospitalares.

A reabilitação precoce e a participação do paciente em atividades fora do leito, assim que a estabilidade da lesão é alcançada, demonstram prognósticos melhores, principalmente na preparação da reabilitação pós-hospitalar.

A mobilização precoce após lesão medular aguda pode ser um desafio devido à hipotensão ortostática, já que os pacientes muitas vezes experimentam esses sinais durante as transferências e na posição ereta sustentada. A hipotensão ortostática pode ser causada pela perda do tônus vascular mediado pelo sistema simpático, função barorreflexa alterada, falta de atividade de bombeamento do músculo esquelético, descondicionamento cardiovascular e/ou balanço salino e hídrico alterados.

Algumas intervenções não farmacológicas, dentre elas o uso de meias de compressão graduada de membros inferiores e de ligantes abdominais, podem ser estratégias para reduzir os riscos de hipotensão ortostática. A estimulação elétrica funcional tem reduzido a ocorrência da hipotensão ortostática.

De maneira semelhante aos pacientes com hemorragia intracerebral espontânea, o manejo do TCE inclui o monitoramento da PIC e *status* neurológico com possibilidade de descompressão cirúrgica em casos graves. A mobilização de pacientes com TCE grave demora mais a começar do que em pacientes com AVC agudo. Além disso, uma verticalização mais passiva (prancha ortostática) é utilizada inicialmente devido a um distúrbio da consciência ou à incapacidade do paciente de seguir os comandos. Nesse momento ainda é incerta a avaliação do benefício da mobilização precoce em pacientes após TCE grave.

Complicações neurológicas em pacientes com Covid-19

Manifestações do sistema nervoso central (SNC) e periférico (SNP) podem ocorrer durante e após a doença por coronavírus 2019

(Covid-19), mas os mecanismos subjacentes, a semiologia e a frequência dessas complicações não estão totalmente compreendidos.

Há um reconhecimento crescente de que a infecção por síndrome respiratória aguda grave por coronavírus-2 (SARS-CoV-2) pode levar a sequelas neurológicas agudas e de longo prazo. Além das consequências neurológicas da doença grave em si, os mecanismos propostos de complicações neurológicas associadas ao SARS-CoV-2 incluem neuroinvasão direta e mecanismos indiretos de origem vascular e inflamatória/autoimune. A identificação e o diagnóstico dessas complicações neurológicas são desafiadores, particularmente no contexto de sistemas médicos sobrecarregados, nos quais um sub-reconhecimento das manifestações neurológicas pode contribuir para um aumento nas complicações agudas e de longo prazo e resultados ruins. Além disso, há alta incidência de doenças gerais de complicações de cuidados intensivos, por exemplo, hipóxia, distúrbios metabólicos, inflamação geral e toxicidade/efeitos colaterais de medicamentos, que podem dificultar a atribuição adequada à doença coronavírus 2019 (Covid-19).

Mobilização precoce

A mobilização precoce deve ser parte integrante de um programa de reabilitação do paciente neurológico. Esse programa se inicia com o posicionamento da cabeça e a elevação da cabeceira, passa pela verticalização e as atividades fora do leito, sempre com foco na funcionalidade. Em sua fase hospitalar, deve terminar com o planejamento da alta, a transição para a reabilitação ambulatorial e a reinserção na comunidade. Entretanto, existem outros fatores importantes para a qualidade e segurança no cuidado desses pacientes. As úlceras de pressão causadas por contraturas articulares e musculares podem ser prevenidas com a mobilização. Por sua vez, a prevenção de quedas deve ser considerada com a implementação de programas de treinamento de equilíbrio, treino de transferências e marcha assistida.

Independentemente das alterações ou diagnósticos específicos, a reabilitação do paciente neurológico na fase hospitalar deve terminar com o planejamento da alta e a transição para reabilitação ambulatorial e reinserção na sociedade.

A comunicação eficaz entre os diferentes setores e entre os profissionais é de extrema importância para a segurança do paciente e a continuidade no tratamento iniciado nas UTI, evitando assim o desnivelamento assistencial.

Mesmo seguindo todas as recomendações para cada tipo de paciente neurológico (Tabela 2), ainda no ambiente hospitalar podemos já observar sequelas motoras definitivas, tais como padrões espásticos, hemiplegias, paraplegias, afasias, déficits cognitivos, dentre outros.

O treinamento e a adaptação do indivíduo, em sua nova condição, devem acontecer de maneira progressiva e com objetivos específicos a curto e médio prazos. Uma avaliação criteriosa do nível de atividade atual e do prognóstico funcional é de extrema importância.

Para uma avaliação mais criteriosa, a definição de uma escala de progressão de mobilidade, associada a avaliação da força muscular, ajudam a definir o prognóstico funcional desses indivíduos.

Portanto, a associação do nível de atividade atual com a força muscular auxilia na definição do planejamento terapêutico durante a internação hospitalar e a continuidade do tratamento em domicílio.

Várias são as escalas que podemos usar para avaliar a funcionalidade dos pacientes: *Barthel Index*; *Funcional Independence Measure* (FIM), *Functional Status Score for the ICU* (FSS-ICU), *Physical Function ICU Test* (PFIT), entre outras.

Após a definição do diagnóstico funcional e determinados os objetivos terapêuticos a serem alcançados, a fisioterapia visa sempre alcançar a maior funcionalidade possível para a realização das atividades diárias, obedecendo à progressão de mobilidade (levantar, ficar em pé, realizar transferências independentes etc.).

TABELA 2 Recomendações e considerações para a mobilização precoce em pacientes neurológicos críticos

Diagnóstico	Início da mobilização precoce	Intensidade	Nível de evidência	Considerações	Solução
AVCi	24 horas de início dos sintomas	A mobilização em dose elevada entre as 24 e 48 horas não demonstrou benefício	2	Elevação da cabeceira nas primeiras 24 horas após o início dos sintomas Manter pressão arterial mais elevada	Novos estudos para determinar os resultados da elevação da cabeceira Monitoramento da PA antes, durante e depois da mobilização. Considerar a mobilização se o paciente estiver estável
Hemorragia subaracnóidea aneurismática	24 a 48 horas após tratamento do aneurisma	Após o tratamento do aneurisma, deve-se realizar a elevação gradual da cabeceira entre 24 e 48 horas e a mobilização fora do leito após as 48 horas	3	Drenagem ventricular externa Vasoespasmo assintomático Pico único de pressão intracraniana	Garantir que a DVE seja manipulada de forma segura e os níveis de PIC permaneçam abaixo de 20 mmHg Se o exame neurológico estiver estável, não deve impedir a mobilização O pico de PIC relacionado a uma razão aceitável não deve impedir a mobilização

(continua)

TABELA 2 Recomendações e considerações para a mobilização precoce em pacientes neurológicos críticos *(continuação)*

Diagnóstico	Início da mobilização precoce	Intensidade	Nível de evidência	Considerações	Solução
Hemorragia intracerebral espontânea	24 horas após a estabilização do volume da hemorragia	Desconhecida	3	Flutuações da pressão arterial	Garantir o controle adequado da PA com medicamentos orais ou contínuos antes da mobilização
				Pico único da pressão intracraniana	O pico de PIC relacionado a uma razão aceitável não deve impedir a mobilização
Lesão medular	24 horas após a estabilização da coluna vertebral	Desconhecida	5	Hipotensão ortostática	Monitoramento da PA antes, durante e após a mobilização. Considerar a mobilização se o paciente estiver estável
Traumatismo cranioencefálico	24 horas após a estabilização do volume da hemorragia	Desconhecida	5	Pico único da pressão intracraniana	O pico de PIC relacionado a uma razão aceitável não deve impedir a mobilização

The Oxford 2011 Levels of Evidence. www.cebm.net/ocebm-levels-of-ividence. Oxford Center for Evidence-Based Medicine Levels of Evidence Working Group.
Fonte: adaptada de Neurocrit Care. 2017;27:141-50.

O grande desafio do fisioterapeuta é garantir que os pacientes consigam retornar à comunidade, exercendo suas atividades de vida diária, vida prática e laboral. Aproximadamente 27% dos indivíduos que adquiriram fraqueza muscular do paciente crítico na UTI relatam diminuição de produtividade em suas atividades laborais. Quando acrescentamos alterações com acometimentos neurológicos, certamente esse número se eleva de forma considerável.

Assim que determinada a alta hospitalar, é importante assegurar o seguimento do tratamento. O plano de alta é uma ferramenta importante para definir prioridades assistenciais e favorecer a comunicação entre os profissionais e serviços de saúde. Esse planejamento tem como principal objetivo definir a funcionalidade no momento da alta, o nível de atenção pós-alta (domiciliar ou ambulatorial), minimizar ocorrências de reinternações e fornecer orientações importantes aos pacientes e familiares.

A transição dos cuidados de internação para casa após um acidente vascular cerebral pode ser difícil para pacientes e cuidadores. Os pacientes que necessitam de atenção contínua após a alta devem continuar sendo acompanhados, sempre que possível, por uma equipe de atendimento com experiência em reabilitação.

Para os pacientes que sofreram algum dano neurológico e recebem alta dos cuidados intensivos, o planejamento deve incluir o fisioterapeuta como profissional de reabilitação, com o objetivo de identificar as necessidades a longo prazo e de ajudar a organizar a provisão desses serviços.

BIBLIOGRAFIA

1. Bartolo M, Bargellesi S, Castioni CA, Bonaiuti D; Intensive Care and Neurorehabilitation Italian Study Group; Antenucci R, et al. Early rehabilitation for severe acquired brain injury in intensive care unit: multicenter observational study. Eur J Phis Rehabil Med. 2016;52:90-100.

2. Bernhardt J, English C, Johnson L, Cumming TB. Early mobilization after stroke: early adoption but limited evidence. Stroke. 2015;46:1141-6.
3. Bernhardt J, Langhorne P, Lindley RI, et al. Efficacy and safety of very early mobilisation within 24 h of stroke onset (Avert): a randomised controlled trial. Lancet. 2015;386:46-55.
4. Christakou A, Papadopoulos E, Patsaki I, Sidiras G. Functional assessment scales in a general intensive care unit: a review. Hospital Chronicles. 2013;8(4):164-70.
5. Huang M, Chan KS, Zanni JM, Parry SM, G B Neto S-C, AA Neto J, et al. Functional status score for the ICU: an international clinimetric analysis of validity, responsiveness, and minimal important difference. Crit Care Med. 2016;44(12):e1155-64.
6. Intiso D, Di Rienzo F, Fontana A, Tolfa M, Bartolo M, Copetti M. Functional outcome of critical illness polyneuropathy in patients affected by severe brain injury. Eur J Phys Rehabil Med. 2017;53:910-9.
7. Intiso D, Fontana A, Maruzzi G, Tolfa M, Copetti M, Di Rienzo F. Readmission to the acute care unit and functional outcomes in patients with severe brain injury during rehabilitation. Eur J Phys Rehabil Med. 2017;53:268-76.
8. Karic T, Roe C, Nordenmark TH, Becker F, Sorteberg W, Sorteberg A. Effect of early mobilization and rehabilitation on complications in aneurysmal subarachnoid hemorrhage. J neurosurg. 2017;126:518-26.
9. Karic T, Roe C, Nordenmark TH, Becker F, Sorteberg A. Impact of early mobilization and rehabilitation on global functional outcome one year after aneurysmal subarachnoid haemorrage. J Rehabil Med. 2016;48:676-82.
10. Kumble S, Zink EK, Burch M, Deluzio S, Stevens RD, Bahouth MN. Physiological effects of early incremental mobilization of a patient with acute intracerebral and intraventricular hemorrhage requiring dual external ventricular drainage. Neurocrit Care. 2017;27:115-19.
11. Muhl L, Kulin J, Dagonnier M, Churilov L, Dewy H, Lindén T, et al. Mobilization after thrombolysis (rtPA) within 24 hours of acute stroke: what factors influence inclusion of patients in a very early rehabilitation trial (Avert)? BMC Neurology. 2014;14:163-66.
12. Olkowski BF, Shah SO. Early mobilization in the neuro-ICU: how far can we go? Neurocrit Care. 2017;27:141-50.
13. Parry SM, Denehy L, Beach LJ, Berney S, Williamson HC, Granger CL. Functional outcomes in ICU: what should we be using? An observational study. Critical Care. 2015;19:127.
14. Rocca A, Pignat JM, Berney L, Jöhr J, Van de Ville D, Daniel RT, et al. Sympathetic activity and early mobilizationin patients in intensive and intermediate

care with severe brain injuries: a preliminary prospective randomized study. BMC Neurology. 2016;16:169-78.
15. Silva VZM, Neto JAA, Cipriano Jr G, Pinedo M, Needham DM, Zanni JM, et al. Brazilian version of the functional status score for the ICU: translation and cross-cultural adaptation. Rev Bras Ter Intensiva. 2017;29(1):34-8.
16. Sonneville R, Dangayach NS, Newcombe VFJ. Neurological complications of Covid-19. Intensive Care Med. 2021;47:1021-3.
17. Thellandersson A, Nellgard B, Ricksten SE, Cider Å. Effects of early bedside cycle exercise on intracranial pressure and systemic hemodynamics in critically Ill patients in a neurointensive care unit. Neurocrit Care. 2016;25:434-39.
18. Winstein CJ, Stein J, Arena R, Cherney LR, Cramer SC, Deruyter F, et al. Guidelines for adult stroke rehabilitation and recovery: a guideline for healthcare professionals from the American Heart Association / American Stroke Association. Stroke. 2016;47:e98-e169.

Mobilização precoce no paciente com alteração obstrutiva na UTI

14

Audrey Borghi-Silva
Flávia C. Rossi Caruso
Murillo Frazão de Lima e Costa

INTRODUÇÃO

A doença pulmonar obstrutiva crônica (DPOC) cursa com o agravamento da doença, e as exacerbações frequentes culminam em hospitalizações e em necessidade de ventilação mecânica.

O período prolongado de assistência ventilatória mecânica, e o de internação, culminam com prejuízos estruturais musculares, perda de força e atrofia muscular acentuada, fraqueza muscular e astenia. Adicionalmente, os sintomas de dispneia são mais acentuados e prolongados, e acarretam maior aumento do trabalho ventilatório para dada tarefa.

A avaliação do paciente com DPOC internado em unidade de terapia intensiva (UTI) deve consistir em uma avaliação cuidadosa da função pulmonar, da força muscular respiratória e periférica, da capacidade de exercício e dos sintomas em repouso e no esforço físico.

A realização precoce de exercícios físicos aeróbios, resistidos e associados a recursos adjuntos na terapia à beira-leito é importante para atenuar os efeitos deletérios na musculatura ventilatória e periférica, bem como na capacidade de exercício. Contudo, embora esse campo de pesquisa tenha se desenvolvido rapidamente somente nos últimos anos, ainda há grande quantidade de pesquisas em ensaios pobremente descritos, tamanho amostral reduzido e deficiências metodológicas que impedem recomendações consistentes.

Nesse sentido, tornam-se importantes estudos futuros mais robustos, com amostra consistente e desenho experimental detalhado, cegamento dos sujeitos e avaliadores para que se possa ter recomendações sobre os potenciais desfechos nessa população de pacientes, sobretudo no tempo de internação na UTI, no tempo total de internação e na mortalidade.

A DOENÇA PULMONAR OBSTRUTIVA CRÔNICA, A EXACERBAÇÃO E SEU IMPACTO NO PREJUÍZO FUNCIONAL

Durante a progressão da DPOC ocorrem episódios de instabilidade da doença, que podem ser definidos como exacerbações.[1] A exacerbação pode ser definida como "um evento no curso natural da doença caracterizado por um aumento da dispneia, tosse e/ou expectoração além das variações normais diárias. No entanto, pode resultar em mudança na medicação regular e/ou hospitalização".[1]

Aliadas às exacerbações, as comorbidades que normalmente se confundem com a DPOC (síndrome da apneia obstrutiva do sono, doenças cardiovasculares e atualmente o vírus da SARS-CoV-2, entre outras) também podem ser fatores confundidores para estratificar a exacerbação, pois podem causar sintomas respiratórios e influenciar a relação entre a DPOC e a qualidade de vida relacionada à saúde.[2-5] As causas mais comuns de exacerbações agudas podem ser a pneumonia, a insuficiência cardíaca e a embolia pulmonar,[5] culminando em inúmeras consequências negativas, listadas no Quadro 1, a seguir.

A exacerbação com hospitalização pode ser considerada um evento crítico em razão dos efeitos deletérios ocasionados, especial-

QUADRO 1 Consequências negativas da exacerbação

- Redução de força muscular periférica, respiratória e descondicionamento físico
- Internações hospitalares frequentes
- Aumento dos sintomas
- Diminuição da capacidade funcional e da qualidade de vida
- Ansiedade e depressão
- Aumento dos custos financeiros e mudança de rotina

mente em pacientes mais idosos e com a presença de fatores de risco para o declínio da capacidade funcional associado à hospitalização.[6] A redução da força muscular combinada a alguns fatores, por exemplo, tratamento com esteroides, mudanças metabólicas e nutricionais e o estado inflamatório que frequentemente ocorre em pacientes internados em UTI, acarreta inatividade e/ou imobilismo, refletindo em impacto negativo no desmame da assistência ventilatória mecânica e, consequentemente, comprometendo a capacidade funcional do paciente, a mobilização precoce e, por fim, prolongando o tempo de internação.[7]

Estudos nesse contexto têm demonstrado que as exacerbações com períodos prolongados de internações podem impactar negativamente na população idosa. Entretanto, esse impacto pode ser ainda mais evidente nos pacientes com DPOC.[8-9] Um estudo realizado por Spruit et al. demonstrou redução significativa de força muscular de pacientes com DPOC exacerbados hospitalizados quando comparados a pacientes com DPOC estável.[8] De modo interessante, notou-se a redução da força muscular do quadríceps durante o período de internação hospitalar, que foi parcialmente recuperada somente após três meses da alta hospitalar. Portanto, a exacerbação pode impactar na deterioração física e na capacidade funcional, em indivíduos com DPOC.[8]

A DISFUNÇÃO MUSCULAR ESQUELÉTICA PERIFÉRICA NA DPOC EXACERBADA EM UTI

A causa da disfunção muscular periférica durante a exacerbação pode ser de origem multifatorial e variar para cada paciente e de acordo com a gravidade da doença. Com o objetivo de manter a massa muscular, é estabelecido um equilíbrio entre o anabolismo e o catabolismo muscular. Contudo, os períodos de exacerbações podem deteriorar a função muscular, inibindo o anabolismo por causa da depleção do estado nutricional, aliado à dificuldade de realimentação.[10-11] Além disso, o uso de corticosteroides, a inflamação sistêmica e o aumento do estresse oxidativo contribuem para agravar o catabolismo, comprometendo ainda mais esse equilíbrio[10-11] (Figura 1).

A disfunção muscular periférica comumente observada no período de exacerbação da DPOC pode resultar em diminuição da capacidade para o exercício físico e em aumento da morbimortalidade. Evidências recentes têm demonstrado que na vida cotidiana do paciente com DPOC, preferencialmente, a redução de força muscular é mais evidente nos membros inferiores quando comparada à dos membros superiores. A possível explicação para essa predileção se relaciona ao fato de que pacientes com DPOC reduzem frequentemente as atividades de deambulação e, ao contrário, gastam maior tempo sentados e deitados.[8-11] Além disso, grande parte dos músculos de cintura escapular, responsáveis pela elevação dos membros superiores, participa fortemente da respiração acessória. Portanto, nos casos de internação, a perda de força muscular, sobretudo de membros inferiores, torna-se acentuada pelo imobilismo.[8-11]

Acredita-se que as alterações musculares observadas na exacerbação da DPOC sejam de múltiplas origens, no entanto o tratamento com o uso de esteroides e alterações inflamatórias (locais e sistêmicas), durante o período de internação, aliados às disfunções metabólicas que ocorrem por conta do uso de inúmeras medicações e

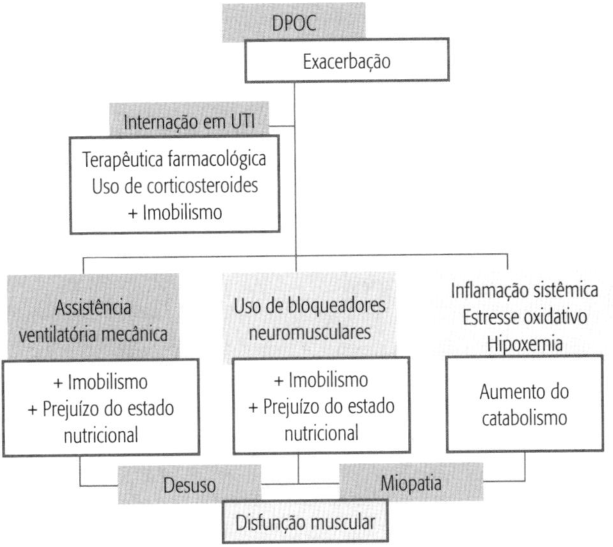

FIGURA 1 A disfunção muscular periférica no paciente exacerbado em UTI.

devido ao aumento do estresse oxidativo, contribuem para a redução significativa da força muscular.[10-11]

O fator de crescimento semelhante à insulina I (IGF-I) e marcadores inflamatórios também contribuem para a fraqueza muscular periférica. Além disso, nesses pacientes podem ser encontradas baixas concentrações de aminoácidos como o glutamato e glutamina, que desempenham relevante função na gliconeogênese, isto é, são importantes na nutrição dos leucócitos e fibroblastos e nas reações de transaminação.[8] Portanto, a disfunção muscular periférica é uma das principais manifestações extrapulmonares da DPOC. Embora essa disfunção tenha causa multifatorial, apresenta-se como principal fator das alterações musculares durante o período de internação na UTI.[8-9]

Finalmente, a assistência ventilatória prolongada, o desmame difícil, que normalmente ocorre nessa população, e o uso de bloqueadores neuromusculares agravam a disfunção muscular, tanto ventilatória como perifericamente, e prolongam o tempo de internação e os gastos totais com o tratamento, aumentando a invalidez e a mortalidade.[12]

AVALIAÇÃO DO PACIENTE COM DPOC HOSPITALIZADO SOB CUIDADOS CRÍTICOS

Para traçar a linha terapêutica mais adequada ao paciente com DPOC exacerbada, determinar seu prognóstico e quantificar a eficácia terapêutica, deve-se mensurar o impacto da doença (e da exacerbação) sobre os principais sistemas fisiológicos. Objetivamente, a avaliação funcional desse paciente deve conter a prova de função pulmonar, a avaliação dos sintomas em repouso e ao esforço, a determinação da força muscular respiratória e periférica e a avaliação de aptidão cardiorrespiratória, bem como os sintomas ao repouso e aos esforços físicos.

Prova de função pulmonar

O padrão ouro para avaliação de função pulmonar é a espirometria. Atualmente, aparelhos portáteis e de alto desempenho permitem uma avaliação prática e acurada à beira do leito. A espirometria é um teste não invasivo que mensura os volumes pulmonares em função do tempo. O paciente deve realizar uma inspiração máxima (próximo à capacidade pulmonar total) seguida de uma expiração forçada máxima (próximo ao volume residual). De modo geral, a interpretação da espirometria é conduzida pela análise dos valores de capacidade vital forçada (CVF), do volume expiratório forçado no primeiro segundo (VEF_1) e da relação VEF_1/CVF, além do pico de fluxo expiratório (PFE).[13] A DPOC exacerbada acarreta redução adicional do fluxo aéreo durante a expiração, reduzindo ainda mais os volumes e fluxos descritos anteriormente, mesmo após o uso de broncodilatador.

Determinação da força muscular respiratória

A força muscular respiratória pode ser determinada em avaliações estáticas ou dinâmicas. A força dos músculos respiratórios pode ser determinada com base na pressão, em cmH_2O, gerada nas vias aéreas. De forma estática, o teste a ser realizado é a manovacuometria. Para determinar a força dos músculos inspiratórios mensura-se a pressão inspiratória máxima – $PI_{máx}$. O paciente deve realizar uma expiração máxima (próxima ao volume residual), acoplar a boca no bucal do aparelho de manovacuometria e em seguida realizar uma inspiração máxima.[14]

A determinação da pressão inspiratória dinâmica (S-Index) é realizada por um dispositivo específico (POWERBreathe Kinetic Series®), no qual os sinais de fluxo e pressão são processados a 500 Hz, o que permite a visualização da pressão inspiratória em tempo real durante toda a variação de volume pulmonar.[15] Para a mensuração, deve ser solicitado ao paciente que faça uma expiração máxima (próximo ao volume residual) de forma lenta, seguida de uma inspiração máxima (próximo à capacidade pulmonar total) de forma explosiva.

A DPOC promove alterações no trofismo dos músculos respiratórios, e a hiperinsuflação pulmonar promove o rebaixamento das cúpulas diafragmáticas e o encurtamento muscular respiratório, fatores que reduzem a capacidade de geração de força. Essas alterações são demonstradas por meio da redução dos valores de $PI_{máx}$ e S-Index.

Determinação da força muscular periférica

A força muscular periférica pode ser avaliada por meio de prova de função muscular ou por dinamometria. A prova de função muscular é um teste manual de força muscular que utiliza o escore estabelecido pelo *Medical Research Council* (MRC). O escore do

MRC utiliza variáveis categóricas ordinais que variam de 0 (ausência de contração) até 5 (força muscular normal contra resistência) para cada grupo muscular, sendo avaliados doze grupos musculares (abdutores de ombro, flexores de cotovelo, extensores de punho, flexores de quadril, extensores de joelho e dorsiflexores, avaliados bilateralmente). O escore total apresenta pontuação de 0 a 60 pontos.

A avaliação de força muscular por dinamometria é um método mais acurado. Os dois tipos de dinamômetros mais utilizados em UTI são o de contração máxima contra o dinamômetro (*handheld*) e o de preensão palmar (*handgrip*). Para uso do *handheld*, são descritos dois métodos:

- No método *make test*, a técnica requer que o paciente exerça uma contração isométrica máxima enquanto o examinador segura o dinamômetro em posição fixa.
- No método *brake*, o paciente também terá de realizar um esforço máximo, porém produzindo força muscular excêntrica.

O dinamômetro de preensão palmar também é sensível para detectar fraqueza muscular. Essa é uma técnica rápida e de fácil realização, uma alternativa simples ao MRC. Apesar de avaliar apenas a força de preensão palmar, essa medida tem relação com a força muscular global.[16]

A DPOC também promove alterações no metabolismo e no trofismo dos músculos periféricos (conforme descrito anteriormente), fatores que reduzem a capacidade de geração de força. Essas alterações são demonstradas por meio da redução dos valores de MRC e da dinamometria.

Avaliação de aptidão cardiorrespiratória

A aptidão cardiorrespiratória deve ser mensurada por meio de teste de capacidade física. Devido a algumas limitações de execução no ambiente de UTI, testes clássicos (como o teste de caminhada de seis minutos) podem ser substituídos por teste práticos e que não necessitem de grandes espaços para serem realizados. Diante desse cenário, o teste do degrau pode ser aplicado como forma de avaliação cardiorrespiratória, e o teste do degrau incremental sintoma limitado[17] pode ser facilmente realizado. O paciente deve subir e descer em um degrau de 20 cm de altura, iniciando com uma cadência de 10 degraus/minuto e incremento de cadência de 1 degrau a cada 30 segundos, até o limite de tolerância (quanto maior o número de degraus vencidos, melhor a aptidão cardiorrespiratória). O teste de sentar-levantar também pode avaliar a aptidão cardiorrespiratória, além de avaliar o desempenho em atividades de vida diária.

A DPOC reduz a capacidade ventilatória, o desempenho cardiovascular e altera a capacidade metabólica muscular, reduzindo a capacidade de consumo de oxigênio. Essas alterações são refletidas em menor quantidade de degraus vencidos pelo paciente.

MOBILIZAÇÃO PRECOCE: EVIDÊNCIAS CIENTÍFICAS

Exacerbações da DPOC contribuem para a progressão da doença, com impacto significativo na disfunção multissistêmica. Tipicamente, a função pulmonar é prejudicada agudamente durante a exacerbação, assim como o desempenho muscular e cardiovascular. Pacientes que são hospitalizados com exacerbação aguda da DPOC reduzem bastante seu nível de atividade física, passando a maior parte do tempo sentados. Esses pacientes não retornam ao nível basal de atividade mesmo após um mês de alta.[9]

Dado o papel do treinamento físico na melhora da capacidade de exercício, nível de atividade, função muscular esquelética e qualidade de vida relacionada à saúde em pacientes estáveis, parece lógico considerar o treinamento físico (mobilização precoce) no cenário de DPOC com exacerbação aguda (DPOCEA) e internação hospitalar.[18]

Embora dificultado pela limitação ventilatória, o treinamento aeróbio durante a DPOCEA tem grande valia. Mesmo uma simples caminhada de intensidade autosselecionada já consegue melhorar a capacidade física,[19] com aumento do consumo de oxigênio, melhora do desempenho ventilatório e redução do acúmulo de ácido lático[20] de pacientes hospitalizados. A melhora da capacidade oxidativa leva a menor necessidade ventilatória para dada carga de trabalho, e pode reduzir a hiperinflação dinâmica e a dispneia aos esforços.

Considerado a pedra angular da reabilitação pulmonar, o treinamento físico é o melhor meio disponível para melhorar a função muscular na DPOC. Mesmo aqueles pacientes com DPOC severa podem suportar a intensidade e a duração do treinamento necessário para que ocorram adaptações ao músculo esquelético. O treinamento de músculos dos membros inferiores durante a hospitalização por DPOCEA é bem tolerado, seguro e melhora a função muscular. O treinamento resistido promove aumento da força e do anabolismo muscular, sem aumentar o processo inflamatório deflagrado pela exacerbação.[21] O treinamento resistido é seguro, consegue contrabalancear com sucesso a disfunção muscular esquelética durante as exacerbações agudas da DPOC e pode regular positivamente o meio anabólico no músculo esquelético, evitando grandes perdas de massa muscular.

A estimulação elétrica neuromuscular também é um método alternativo de treinamento seguro e eficaz que pode prevenir o declínio da função muscular e acelerar a recuperação da mobilidade para indivíduos hospitalizados, particularmente os pacientes em ventilação mecânica. O uso da eletroestimulação consegue aumentar a força muscular e melhorar a capacidade física, secundariamente alterando o padrão ventilatório e reduzindo a dispneia.[22-23] Melhorias na função muscular esquelética após o treinamento físico levam a ganhos na capacidade de exercício, apesar da ausência de alterações na função pulmonar.

Quanto à intensidade do treinamento físico, aparentemente não há diferenças na melhora da capacidade física em programas de baixa intensidade comparados a programas de moderada a alta intensidade, sendo ambos facilmente aplicáveis e seguros.[24] Contudo, dada a escassez de estudos em inúmeros protocolos de treinamento no paciente internado e o escasso poder amostral de grande parte dos estudos, ainda é incerto qual terapia seria de escolha para esses pacientes no ambiente hospitalar.[25]

A Tabela 1 apresenta um resumo dos principais estudos de mobilização precoce em pacientes com DPOCEA.

TABELA 1 Resumo dos principais estudos de mobilização precoce em pacientes com DPOC

Estudo	Sujeitos	Intensidade e componentes de intervenção	Duração do programa	Desfechos
Kirsten et al., 1998[26]	29 DPOC (VEF_1 = 36%)	5 sessões diárias de caminhada em corredor com velocidade autosselecionada	10 dias	Aumento do VO_2, VE e redução do ácido lático
Nava, 1998[27]	80 DPOC (78% sob ventilação mecânica (VEF_1= ?)	Mobilização passiva, deambulação, treinamento muscular respiratório, treinamento resistido para membros inferiores	Durante toda a internação na UTI	Aumento na distância do TC6M, aumento da $PI_{máx}$ e redução da dispneia

(continua)

TABELA 1 Resumo dos principais estudos de mobilização precoce em pacientes com DPOC (*continuação*)

Estudo	Sujeitos	Intensidade e componentes de intervenção	Duração do programa	Desfechos
Behnke et al., 2000[19]	46 DPOC (VEF_1 = 36%)	5 sessões diárias de caminhada em corredor com velocidade autosselecionada	10 dias	Aumento na distância do TC6M
Zanotti et al., 2003[22]	24 DPOC sob ventilação mecânica (VEF_1= ?)	Mobilização ativa de membros e eletroestimulação neuromuscular	Durante toda a internação na UTI	Aumento da força muscular, redução da frequência respiratória e redução do número de dias para transferência da cama para a cadeira
Troosters et al., 2010[21]	40 DPOC (VEF_1 = 49%)	Treinamento resistido para quadríceps a 70% de 1 RM (3 séries de 8 repetições)	Durante toda a internação hospitalar	Aumento da força e do anabolismo muscular
Greening et al., 2014[23]	389 pacientes (78% DPOC) (VEF_1 = 57%)	Treinamento aeróbico, resistido e eletroestimulação neuromuscular	48h após a admissão hospitalar	Aumento da distância do *shuttle walking test*, aumento da força muscular de quadríceps

DPOC: doença pulmonar obstrutiva crônica, VEF_1: volume expiratório forçado no primeiro segundo, RM: repetição máxima, VO_2: consumo de oxigênio, VE: capacidade ventilatória, TC6M: teste de caminhada de 6 minutos.

NOVAS ABORDAGENS TERAPÊUTICAS PARA A MOBILIZAÇÃO PRECOCE: O QUE ASSOCIAR PARA POTENCIALIZAR OS EFEITOS?

Pacientes com DPOC durante o período de internação experienciam sintomas excessivos de dispneia, fraqueza e fadiga muscular.[28] O imobilismo afeta progressivamente a capacidade de exercício e a força muscular, produzindo modificações estruturais e funcionais deletérias para a realização do exercício físico.[29]

O uso da oxigenioterapia pode aliviar os sintomas e o trabalho respiratório durante o exercício, e é a terapia de escolha na insuficiência respiratória aguda.[30] Sua associação durante o exercício no paciente internado, portanto, é imperativa. Além disso, a ventilação não invasiva também tem efeitos benéficos importantes durante o exercício do paciente hospitalizado, pois permite manter níveis de oxigenação adequados e pode reduzir o trabalho ventilatório durante o exercício.[31-32] Um importante estudo mostrou que, em pacientes DPOC com hipercapnia persistente, após uma exacerbação aguda da doença, a adição de ventilação não invasiva associada a oxigenoterapia domiciliar prolongou o tempo de readmissão ou morte em doze meses.[33] Portanto, estudos são necessários para avaliar os efeitos do treinamento físico precoce nesses pacientes internados. Estudo prévio mostrou que a VNI associada a oxigenioterapia reduziu a hipóxia durante a caminhada de pacientes com DPOC graves exacerbados.[34]

A mobilização precoce de forma passiva parece ter poucos efeitos benefícios em termos de redução da perda de massa e consequente atrofia muscular,[35] assim como da capacidade de exercício, provocada pelos longos períodos de internação e desuso em pacientes com DPOC.[36] Assim, parece haver o consenso de que a ativação muscular tem papel importante na atenuação dos prejuízos causados pelo imobilismo nesses pacientes. Nesse sentido, a associação de recursos potenciais que possam promover a manutenção da massa muscular e da força, associando-se aos exercícios passivos ou ativoassistidos tradicionais, devem ser investigados.

Nesse contexto, estudos prévios utilizando recursos como o ciclo no leito têm despertado o interesse pela implementação em unidades de terapia intensiva.[37] Dois estudos prévios demonstraram, em populações heterogêneas, que incluíam pacientes das UTI, entre eles pacientes com DPOC agudizada, que a mobilização precoce com cicloergômetro de leito resultou em melhora da força muscular, da capacidade de exercício, além de ser um método seguro e viável.[38]

Outra terapia promissora em pacientes com DPOC tem sido o uso da eletroestimulação neuromuscular, sobretudo naqueles pacientes em que a mobilização ou a retirada do leito está impossibilitada. Um estudo mostrou que a eletroestimulação em pacientes graves com DPOC resultou em melhora da força muscular e da capacidade de exercício físico, mostrando-se eficaz e segura nesses pacientes.[22]

CONCLUSÃO E FUTURAS DIREÇÕES PARA A PRÁTICA CLÍNICA

A DPOC cursa com exacerbações frequentes, sobretudo naqueles pacientes mais graves. A disfunção muscular periférica é uma das consequências dos quadros de exacerbação e de reinternações desses pacientes, culminando em acentuada fraqueza muscular e mais sintomas aos esforços físicos. Além disso, pacientes com DPOC apresentam alto risco de contágio da Covid-19, bem como demonstram maior gravidade, requerendo ventilação mecânica e acarretando alto risco de fraqueza muscular e intolerância ao exercício.[39] Esses pacientes, adicionalmente, demandam terapia de reabilitação precoce, começando desde a fase aguda da doença até o período pós-alta hospitalar, objetivando recuperar a função física.

Os exercícios físicos e a deambulação precoce podem reduzir os efeitos deletérios do imobilismo e da disfunção muscular periférica causada pelas internações prolongadas e o uso de ventilação mecânica prolongada. Nesse contexto, uma nova abordagem para o tratamento de pacientes ventilados mecanicamente inclui a redução da sedação profunda e o aumento da terapia de reabilitação, envolvendo a mobilização logo após a admissão na UTI.[40] Os exercícios físicos aeróbios, resistidos, aliados à oxigenoterapia e à ventilação não invasiva, podem auxiliar contrabalanceando os efeitos deletérios do imobilismo e da disfunção muscular periférica provocada pelas exacerbações, tanto no ambiente hospitalar como na UTI. A estimulação elétrica pode também ser um recurso interessante, sobretudo naqueles pacientes com dificuldade para realizar os exercícios de forma volitiva.

Entretanto, estudos futuros devem ser realizados para investigar se a mobilização precoce pode trazer impacto positivo na redução de reinternações e na morbimortalidade em seguimento pós-alta. Infelizmente a literatura até o momento apresenta amostras pequenas, dificultando concluir de forma precisa sobre os reais efeitos potenciais da mobilização precoce no paciente DPOC internado em terapia intensiva. O pequeno tamanho amostral, a falta de cegamento dos participantes e do terapeuta e as inúmeras variações nas intervenções dificultam uma análise mais robusta para prover recomendações, de acordo com revisão recente.[25] Contudo, as pesquisas emergentes nesse campo já fornecem evidências preliminares que apoiam a segurança, a viabilidade e os benefícios potenciais da mobilização precoce. Mais estudos tentando sanar essas lacunas e limitações, com tamanho amostral mais robusto, cegamento dos sujeitos e dos examinadores, bem como em protocolos bem descritos, merecem ser investigados em ensaios futuros.

REFERÊNCIAS BIBLIOGRÁFICAS

1. Global Initiative for Chronic Obstructive Lung Disease, Global strategy for the diagnosis, management, and prevention of chronic obstructive pulmonary disease (2020 report). Disponível em: https://goldcopd.org/wp-content/

uploads/2019/11/GOLD-2020-REPORT-ver1.0wms.pdf, 2019; acessado em 6 de dezembro de 2019.

2. Shen E, Lee JS, Mularski RA, Crawford P, Go AS, Sung SH, et al. COPD Comorbidity profiles and 2-year trajectory of acute and postacute care use. Chest. 2021 Jun;159(6):2233-43.
3. Rogliani P, Ritondo BL, Laitano R, Chetta A, Calzetta L. Advances in understanding of mechanisms related to increased cardiovascular risk in COPD. Expert Rev Respir Med. 2021 Jan;15(1):59-70.
4. Hashimoto N, Wakahara K, Sakamoto K. The importance of appropriate diagnosis in the practical management of chronic obstructive pulmonary disease. Diagnostics (Basel). 2021 Mar 30;11(4):618.
5. Halpin DMG, Criner GJ, Papi A, Singh D, Anzueto A, Martinez FJ, et al. Global Initiative for the Diagnosis, Management, and Prevention of Chronic Obstructive Lung Disease. The 2020 GOLD Science Committee Report on Covid-19 and Chronic Obstructive Pulmonary Disease. Am J Respir Crit Care Med. 2021 Jan 1;203(1):24-36.
6. Naval E, González MC, Giraldós S, Calatayud J, Jornet M, Lluch I, et al. Frailty assessment in a stable COPD cohort: is there a COPD-frail phenotype? COPD. 2021 Oct;18(5):525-32.
7. Camp PG, Benari O, Dechman G, Kirkham A, Campbell K, Black A, et al. Implementation of an acute care COPD exacerbation patient mobilization tool: a mixed-methods study. ATS Sch. 2021 May 4;2(2):249-64.
8. Spruit MA, Gosselink R, Troosters T, Kasran A, Gayan-Ramirez G, Bogaerts P, et al. Muscle force during an acute exacerbation in hospitalized patients with COPD and its relationship with CXCL8 and IGF-I. Thorax. 2003 Sep;58(9):752-6.
9. Pitta F, Troosters T, Probst VS, Spruit MA, Decramer M, Gosselik R, et al. Physical activity and hospitalization for exacerbation of COPD. Chest. 2006 Mar;129(3):536-4.
10. Mason SE , Rafael Moreta-Martinez R, Labaki WW, Strand M, Baraghosi D, Regan EA, et al. Respiratory exacerbations are associated with muscle loss in current and former smokers. Thorax. 2021 Jun;76(6):554-60.
11. Jaitovich A, Barreiro E. Skeletal muscle dysfunction in chronic obstructive pulmonary disease: what we know and can do for our patients? Am J Respir Crit Care Med. 2018;198:175-86.
12. Keogh E, Williams EM. Managing malnutrition in COPD: a review. Respir Red. 2021 Jan;176:106248.
13. Silva PE, Frazão M, Cipriano GFB, et al. Espirometria: um exame genuinamente funcional. In: Associação Brasileira de Fisioterapia Cardiorrespiratória

e Fisioterapia em Terapia Intensiva; Martins JA, Karsten M, Dal Corso S (orgs.). Profisio: Programa de Atualização em Fisioterapia Cardiovascular e Respiratória: Ciclo 4. Porto Alegre: Artmed Panamericana; 2018. p.119-68 (Sistema de Educação Continuada a Distância, v.2).

14. American Thoracic Society/European Respiratory Society. ATS/ERS Statement on respiratory muscle testing. Am J Respir Crit Care Med. 2002 Aug 15;166(4):518-624.
15. Langer D, Jacome C, Charususin N, Scheers H, McConnell A, Decramer M, et al. Measurement validity of an electronic inspiratory loading device during a loaded breathing task in patients with COPD. Respir Med. 2013 Apr;107(4):633-5.
16. Martinez BP, Alves GAA. Avaliação muscular em terapia intensiva. In: Associação Brasileira de Fisioterapia Cardiorrespiratória e Fisioterapia em Terapia Intensiva; Martins JA, Andrade FMD, Beraldo MA (orgs.). Profisio: Programa de Atualização em Fisioterapia em Terapia Intensiva Adulto: Ciclo 7. Porto Alegre: Artmed Panamericana; 2017. p.51-79 (Sistema de Educação Continuada a Distância, v.3).
17. Dal Corso S, De Camargo AA, Izbicki M, Malagutti C, Nery LE. A symptom-limited incremental step test determines maximum physiological responses in patients with chronic obstructive pulmonary disease. Respir Med. 2013;107(12):1993-9.
18. Spruit MA, Singh SJ, Garvey C, ZuWallack R, Nici L, Rochester C, et al. An official American Thoracic Society/European Respiratory Society Statement: key concepts and advances in pulmonary rehabilitation. Am J Respir Crit Care Med. 2013 Oct 15;188(8):e13-64.
19. Behnke M, Taube C, Kirsten D, Lehnigk B, Jörres RA, Magnuessen H. Home-based exercise is capable of preserving hospital-based improvements in severe chronic obstructive pulmonary disease. Respir Med. 2000;94(12):1184-91.
20. Eaton T, Young P, Fergusson W, Moodie L, Zeng I, O'Kane F, Good N, et al. Does early pulmonary rehabilitation reduce acute health-care utilization in COPD patients admitted with an exacerbation? A randomized controlled study. Respirology. 2009;230-8.
21. Troosters T, Probst VS, Crul T, Pitta F, Gayan-Ramirez G, Decramer M, et al. Resistance training prevents deterioration in quadriceps muscle function during acute exacerbations of chronic obstructive pulmonary disease. Am J Respir Crit Care Med. 2010 May15;181(10):1072-7.

22. Zanotti E, Felicetti G, Maini M, Fracchia C. Peripheral muscle strength training in bed bound patients with COPD receiving mechanical ventilation: effect of electrical stimulation. Chest. 2003;124:292-6.
23. Greening NJ, Williams JE, Hussain SF, Harvey-Dunstan T, Bankart MJ, Chaplin EJ, et al. An early rehabilitation intervention to enhance recovery during hospital admission for an exacerbation of chronic respiratory disease: randomised controlled trial. BMJ. 2014 Jul 8;349:g4315.
24. Tang CY, Blackstock FC, Clarence M, Taylor NF. Early rehabilitation exercise program for inpatients during an acute exacerbation of chronic obstructive pulmonary disease: a randomized controlled trial. Journal of Cardiopulmonary Rehabilitation and Prevention. 2012;(32):163-9.
25. Doiron KA, Hoffmann TC, Beller EM. Early intervention (mobilization or active exercise) for critically ill adults in the intensive care unit. Cochrane Database Syst Rev. 2018 Mar 27;3:CD010754.
26. Kirsten DK, Taube C, Lehnigk B, Jörres RA, Magnussen H. Exercise training improves recovery in patients with COPD after an acute exacerbation. Respir Med. 1998 Oct;92(10):1191-8.
27. Nava S. Rehabilitation of patients admitted to a respiratory intensive care unit. Arch Phys Med Rehabil. 1998;79(7):849-54.
28. Burtin C, Decramer M, Gosselink R, Janssens W, Troosters T. Rehabilitation and acute exacerbations. Eur Respir J. 2011 Sep;38(3):702-12.
29. Vermeeren MA, Schols AM, Wouters EF. Effects of an acute exacerbation on nutritional, metabolic profile of patients with COPD. Eur Respir J. 1997;10:2264-9.
30. Rodriguez-Roisin R. COPD exacerbations. 5: Management. Thorax. 2006;61:535-44.
31. Viniol C, Vogelmeier CF. Exacerbations of COPD. Eur Respir Rev. 2018 Mar 14;27(147).
32. Borghi-Silva A, Mendes RG, Toledo AC, Malosá Sampaio LM, da Silva TP, Kunikushita LN, et al. Adjuncts to physical training of patients with severe COPD: oxygen or noninvasive ventilation? Respir Care. 2010 Jul;55(7):885-94.
33. Murphy PB, Rehal S, Arbane G, Bourke S, Calverley PMA, Crook AM, et al. Effect of home noninvasive ventilation with oxygen therapy vs oxygen therapy alone on hospital readmission or death after an acute copd exacerbation: a randomized clinical trial. JAMA. 2017 Jun 6;317(21):2177-86.
34. Dreher M, Storre JH, Windisch W. Noninvasive ventilation during walking in patients with severe COPD: a randomised cross-over trial. Eur Respir J. 2007;29:930-6.

35. Amidei C, Sole ML. Physiological responses to passive exercise in adults receiving mechanical ventilation. Am J Crit Care. 2013;22(4):337-48.
36. Kress JP, Hall JB. ICU-acquired weakness and recovery from critical illness. N Engl J Med. 2014;371(3):287-8.
37. Ringdal M, Warren Stomberg M, Egnell K, Wennberg E, Zätterman R, Rylander Cl. In-bed cycling in the ICU; patient safety and recollections with motivational effects. Acta Anaesthesiol Scand. 2018 Jan 18.
38. Burtin C, Clerckx B, Robbeets C, Ferdinande P, Langer D, Troosters T, et al. Early exercise in critically ill patients enhances short-term functional recovery. Crit Care Med. 2009;37(9):2499-505.
39. Kinoshita T, Kouda K, Umemoto Y, Yasuoka Y, Minoshima Y, Mikami Y, et al. Case report: a rehabilitation practice report during ICU management for a patient with multiple disabilities due to Covid-19 pneumonia and COPD. Front Med (Lausanne). 2021 Jun 28;8:692898.
40. Needham DM. Mobilizing patients in the intensive care unit: improving neuromuscular weakness and physical function. JAMA. 2008 Oct 8;300(14):1685-90.

15 Alterações hemodinâmicas associadas à mobilização precoce na UTI

André Luiz Lisboa Cordeiro
Giulliano Gardenghi
Pollyana Barbosa de Lima
Thiago Araújo de Melo

INTRODUÇÃO

Este capítulo tem por objetivo apresentar e discutir as principais repercussões hemodinâmicas associadas à mobilização do paciente crítico, a suas formas de monitorização e acompanhamento, assim como os fatores que deverão ser considerados para a devida formulação do planejamento terapêutico e a prescrição do exercício para favorecer a recuperação dos pacientes e minimizar a ocorrência de eventos indesejáveis.

MONITORIZAÇÃO HEMODINÂMICA DURANTE A MOBILIZAÇÃO DO PACIENTE CRÍTICO

A monitorização hemodinâmica atualmente é parte fundamental da abordagem ao paciente crítico, tanto para favorecimento do processo de elaboração do diagnóstico fisioterapêutico como para subsidiar a instituição e o acompanhamento dos elementos terapêuticos.

A mobilização precoce, por sua vez, constitui fundamentalmente um elemento indispensável para a recuperação funcional dos pacientes internados em unidades críticas, seja por condições clínicas diversas ou por condições pós-operatórias. Estudos recentes[1-4] têm crescentemente se dedicado à investigação do comportamento das variáveis hemodinâmicas durante a mobilização a fim de determinar a viabilidade clínica dessa terapêutica e sua relação com desfechos clínicos como o tempo de internação hospitalar, a recuperação pós-operatória e a mortalidade, sendo hoje o conjunto de variáveis mais mencionadas no estudos clínicos relacionados à mobilização na unidade de terapia intensiva (UTI).

Stiller et al.[5] foram pioneiros na discussão do impacto da mobilização no sistema cardiovascular, sugerindo o desenvolvimento de um racional específico durante sua aplicação, que se inicia pela avaliação da presença de *reserva cardiovascular* suficiente para a mobilização (Figura 1). A avaliação da reserva cardiovascular deve compreender as variáveis: frequência cardíaca (FC) de repouso, pressão arterial sistólica (PAS), diastólica, média e atividade eletrocardiográfica.

Deve ser levado em consideração de forma complementar o histórico com relação à existência de comprometimento morfológico, vascular e funcional ao nível cardíaco, bem como o uso de drogas para manutenção da condição hemodinâmica e o uso de dispositivos mecânicos invasivos. Vale ressaltar que a determinação da reserva cardiovascular ajuda a compreender o impacto da doença cardíaca sob sua função e portanto fundamenta a composição do diagnóstico fisioterapêutico. Serão discutidos posteriormente neste capítulo os detalhes a serem considerados em relação à pressão arterial, a arritmias cardíacas e ao uso de dispositivos de monitorização invasivos antes da mobilização.

Após a realização de triagem específica para a determinação da existência de reserva cardiovascular suficiente para a mobilização e considerados os elementos adicionais citados anteriormente, atenção deve ser direcionada à prescrição dos exercícios e à monitorização do paciente durante a execução. A monitorização deve incluir os mesmos aspectos relacionados à determinação da reserva: FC, PAS, pressão arterial diastólica (PAD), PAM e atividade eletrocardiográ-

Existe reserva cardiovascular?

1. FC em repouso < 50% da frequência cardíaca máxima (predita a partir da idade)
2. PAS > 90 mmHg e PAM > 65 mmHg
3. Atividade eletrocardiográfica (sem evidência de infarto do miocárdio e/ou arritmias)

Não → Não realizar mobilização ou discutir com fisioterapeuta sênior/médico

Sim → Seguir avaliando demais componentes orgânicos (p. ex., neurológicos, respiratórios) e clínicos requeridos para instituir a mobilização

Incerto → Discutir com fisioterapeuta sênior/médico

FIGURA 1 Fluxograma para avaliação da reserva cardiovascular.
Fonte: adaptada de Stiller et al., 2004.[5]

fica. Sugere-se que a monitorização dessas variáveis seja somada às variáveis de função respiratória, como a frequência respiratória, a saturação de oxigênio (SPO_2) e a percepção subjetiva do esforço com base na escala de Borg, uma vez que estas estão também diretamente relacionadas ao estresse cardiovascular.

Durante monitorização, deverão ser respeitados os valores sugeridos pela literatura para continuidade do exercício ou mesmo sua interrupção. Tais critérios poderão também servir como base para a consideração de uma possível progressão (volume ou intensidade) no regime de exercícios. Na Tabela 1, apresentamos os valores para as variáveis hemodinâmicas que sugerem interrupção imediata do protocolo de exercícios.

TABELA 1 Critérios hemodinâmicos para a interrupção da sessão de mobilização

Frequência cardíaca	▪ 70% da $FC_{máx}$ (predita a partir da idade) ▪ Elevação > 20% da FC de repouso ▪ FC < 40 bpm ou > 130 bpm ▪ Presença de arritmias ▪ Introdução de nova terapêutica medicamentosa antiarrítmica ▪ Desenvolvimento de novo IAM comprovado por alteração em ECG/enzimas cardíacas
Pressão arterial	▪ PAS > 180 mmHg e PAD > 110 mmHg ▪ PAM < 65 mmHg ▪ Queda > 20% da PAS ou PAD/desenvolvimento de hipotensão ortostática ▪ Instituição médica de nova droga vasopressora ou escalonamento

Fonte: adaptada de Adler e Malone, 2012.[6]

No que se refere a recursos de monitorização, dentre os mais utilizados atualmente estão os monitores multiparamétricos convencionais das UTI, que permitem a avaliação dos parâmetros hemodinâmicos de forma mais abrangente e simultânea – além de permitirem a obtenção de dados mais precisos quando acoplados em conjunto com recursos invasivos, sendo considerados hoje um instrumento essencial para monitorização durante a mobilização.

Podemos também mencionar o uso de dispositivos portáteis como os oxímetros de pulso e de dedo, e os monitores de FC. Os monitores portáteis normalmente acoplados ao pulso dos pacientes, além de permitirem o acompanhamento da FC, conferem a possibilidade de avaliação durante atividades dinâmicas como a marcha e testes físicos, além de permitirem o registro dos dados (Figura 2). Outro aspecto positivo refere-se à possibilidade de avaliação de outras variáveis relativas à função cardíaca, como a FC de pico, a FC média durante uma atividade e a variabilidade da frequência cardíaca (VFC).

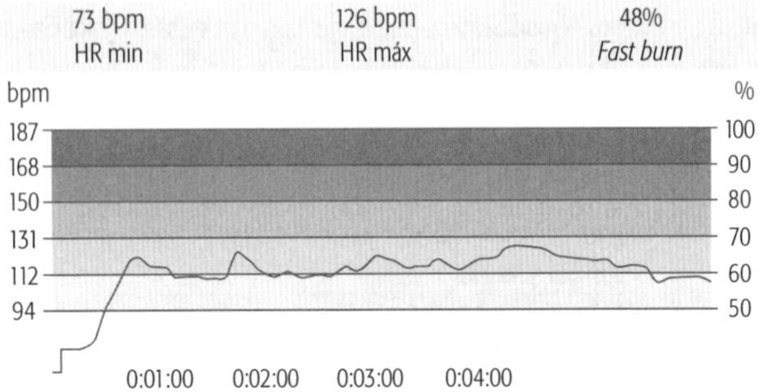

FIGURA 2 Registro gráfico da frequência cardíaca adquirido com uso de monitor de frequência cardíaca portátil durante o exercício.

No que tange à monitorização da FC, os oxímetros de pulso portáteis ou de dedo, por sua vez, não têm sua utilização recomendada durante as atividades dinâmicas como os exercícios, uma vez que sofrem amplas variações em sua leitura devido a fatores como luminosidade do ambiente, interferência elétrica, movimento excessivo, baixa perfusão e sinal fraco, que causam interferências.[7]

RISCO PARA EXERCÍCIO ASSOCIADO AO USO DE DROGAS VASOATIVAS

Quando se considera o risco associado à mobilização precoce, especificamente sobre parâmetros cardiovasculares, não há consenso entre os especialistas a respeito da dose de risco para exercício associado ao uso de drogas vasoativas (DVA) (e a combinação desses medicamentos) que permitiriam a mobilização segura na UTI.[8] Atualmente se acredita que a administração de DVA, por si só, não é uma contraindicação absoluta à mobilização, devendo-se considerar que há influência direta da dose absoluta ou da mudança da dose das DVA sobre o nível de mobilização precoce adotado.[8] Em reunião em que se buscou consenso sobre os riscos e barreiras para mobilização precoce, que envolveu 23 especialistas em mobilização precoce na UTI, mundialmente reconhecidos, não se pôde chegar a um consenso sobre uma dose limiar de medicamentos vasoativos abaixo da qual era aceitável mobilizar pacientes, a taxa de alteração na dose e os critérios de perfusão e choque prejudicados. Por conseguinte, concordou-se que os clínicos das UTI devem discutir caso a caso a dose segura e as combinações de drogas vasoativas que permitem a mobilização. Tais discussões devem envolver toda a equipe da UTI.[8]

Em revisão sistemática recente compreendendo dois estudos prospectivos e três estudos retrospectivos de coorte, com inclusão de 528 participantes, sobre a mobilização precoce e o uso de drogas vasoativas em UTI, os autores observaram que a mobilização de pacientes críticos hemodinamicamente estáveis em uso de DVA pode ser conduzida com segurança sem eventos adversos graves. A relação entre a dose de DVA e o nível de mobilidade alcançado, entretanto, não foi documentada de forma consistente nos estudos incluídos na revisão. Vale ressaltar que entre os participantes incluídos na revisão estavam pacientes mecanicamente ventilados, em uso de oxigenação por membrana extracorporal (ECMO) e em terapia renal substitutiva. O estudo também observou que, embora a maioria dos profissionais de saúde seja bem informada e apresente conhecimento sobre os benefícios da mobilização precoce, muitos profissionais discordaram sobre a mobilização de pacientes com DVA. Para os autores, a decisão para mobilizar pacientes em uso de DVA deve depender do estado clínico do paciente, da progressão ou regressão da dose infundida nas últimas horas, bem como do planejamento do tempo e intensidade de mobilização. Uma abordagem cautelosa e progressiva de mobilização pode ajudar a alcançar maiores níveis de mobilidade mesmo com doses mais elevadas de DVA.[9]

Exemplo: indivíduos dependentes de DVA em um padrão de doses elevatórias no decorrer do tempo resultariam em cautela ou contraindicação para a mobilização precoce. Seriam contraindicados para mobilização também indivíduos que, independentemente da dose administrada, estejam mal perfundidos, usando como base sinais clínicos como aumento do ácido láctico sanguíneo, aumento na diferença arteriovenosa, hipotensão arterial com PAS menor de 90 mmHg ou PAM inferior a 65 mmHg.

Gardenghi et al.[10] estudaram pacientes que passaram por cirurgia cardíaca e foram submetidos a cicloergômetro de membros superiores, em sessões de cinco minutos, no primeiro dia de pós-operatório. Foi realizado um ensaio clínico em que se analisou o comportamento cardiovascular e a incidência de perda de cateter para monitorização da pressão arterial invasiva (inserido na artéria braquial). A Figura 3 exemplifica o posicionamento do paciente no momento da realização do cicloergômetro para membros superiores. Os pacientes foram orientados a manter de 50 a 60 rotações por minuto ao cicloergômetro, com percepção de esforço subjetivo classificada como moderada, com base na escala de Borg. Um dos grupos estudados recebia DVA em doses baixas, de acordo com a equipe médica assistente. Como resultados não foram observados eventos adversos nas respostas cardiovasculares, que se comportaram de maneira fisiológica diante do estímulo do exercício, mesmo em indivíduos sob uso de DVA. Não houve nenhum evento de perda de cateter arterial braquial. Demonstrou-se, portanto, que a realização precoce de cicloergômetro para membros superiores após cirurgias cardíacas é segura e deve ser incentivada, minimizando repercussões negativas do imobilismo no leito.[11]

Para avaliar o nível de atividade e mobilização de pacientes por meio de deambulação e transferência ativa de pacientes recebendo norepinefrina em baixa dose, média de 0,05 mcg/kg por minuto, pesquisadores norte-americanos realizaram estudo retrospectivo

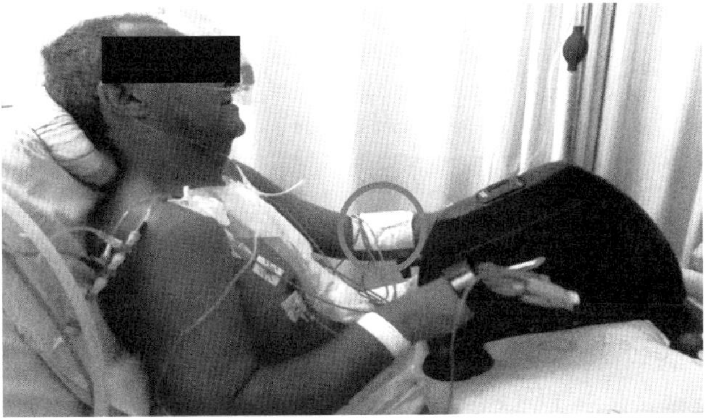

FIGURA 3 Paciente sendo submetido ao cicloergômetro de membros superiores no primeiro dia de pós-operatório de cirurgia cardíaca. No destaque (círculo) mostra-se o ponto de inserção do cateter de pressão arterial invasiva, na artéria braquial.

Fonte: arquivo pessoal de Giulliano Gardenghi.

com 47 pacientes pós-cirurgia torácica nas primeiras 24 a 72 horas de pós-operatório. A maioria dos pacientes avaliados (56%) foi capaz de deambular 15 m ou mais e não houve diferença significativa entre a dose de norepinefrina e o nível de atividade realizada pelo paciente. De acordo com os autores, o nível alcançado de mobilidade pode estar relacionado a outros fatores, como demais comorbidades e aptidão física basal. Vale ressaltar que os pacientes avaliados nesse estudo não necessitaram de ventilação mecânica nem de drogas sedativas, o que pode contribuir para maior *status* funcional no momento da avaliação. Não foram relatados pelos autores quaisquer eventos adversos significativos durante a mobilização dos pacientes em uso de DVA.[12]

RISCO PARA A MOBILIZAÇÃO DE PACIENTES EM UTI EM USO DE DVA E VENTILAÇÃO MECÂNICA

Muitos pacientes que necessitam de ventilação mecânica durante internação em UTI requerem a utilização de DVA. Katsukawa et al.,[13] em estudo retrospectivo multicêntrico, buscou identificar a incidência de eventos adversos relacionados à segurança do paciente em ventilação mecânica durante a mobilização ativa, incluindo sentar-se à beira do leito, ficar em pé e caminhar. Os autores observaram taxa de incidência baixa de eventos adversos, sendo 10 eventos para 87 pacientes avaliados (11,5%) e apenas 13 eventos em 198 sessões. A instabilidade da pressão arterial mostrou-se como principal evento, representando 62% dos eventos ocorridos. Ao observar a taxa de eventos adversos por nível de mobilização, ficar de pé apresentou a maior taxa (8 em 39 sessões, 20,5%), demonstrando correlação entre maior nível de atividade e ocorrência de eventos relacionados ao paciente. Dos pacientes que apresentaram eventos adversos, 46% recebiam vasopressores antes da mobilização, percentual significativamente superior ao do grupo que não apresentou efeitos adversos (18%). Porém, não foram observadas diferenças significativas para a ocorrência de eventos adversos relacionados à segurança em pacientes em uso de vasopressores durante a mobilização (razão de probabilidade 2,46, p: 0,59).[14]

A avaliação da segurança na mobilização ativa precoce em pacientes com suporte de ventilação mecânica também foi objeto de estudo de revisão sistemática conduzida por Yang et al.[15] em 2020. Os autores observaram que baixas e médias doses de drogas vasoativas não foram associadas a riscos para mobilização; ao contrário, podem manter a estabilidade circulatória e prevenir efeitos adversos como hipotensão durante a mobilização de pacientes em ventilação mecânica. Os critérios de segurança elencados pelos autores para realização de mobilização ativa precoce dentro das 48 a 72 horas de internação em UTI foram PAM de 65 a 110 mmHg e PAS de 90 a 200 mmHg, com variação recente menor que 20% e nível baixo ou médio de medicação vasoativa única, sem aumento nas últimas duas horas que precedem a mobilização ativa.[16]

SEGURANÇA PARA MOBILIZAÇÃO PRECOCE CONSIDERANDO ASPECTOS CARDIOVASCULARES/HEMODINÂMICOS

Nydahl et al.,[17] em 2017, publicaram uma elegante revisão sistemática com metanálise na qual investigaram diversos aspectos referentes à segurança da mobilização precoce em pacientes críticos. No aspecto cardiovascular/hemodinâmico encontraram 27 publicações, que juntas totalizavam 6.082 pacientes estudados. Encontraram incidência de eventos adversos de 3,8 episódios para cada mil sessões de mobilização. Dentre os eventos cardiovasculares descritos, aumentos de FC (considerando valores maiores de 125 a 140 bpm) estiveram presentes em uma incidência de 1,9 episódio para cada mil sessões de mobilização. Quedas da PAM (valores menores de 55 a 70 mmHg) apresentaram incidência de 4,3 episódios para cada mil sessões de mobilização. Quedas da PAS (valores menores de 80 a 90 mmHg) foram relatadas em uma incidência de 1,8 episódio para cada mil sessões de mobilização. Ainda considerando a pressão arterial, aumentos desta também foram estudados. Na PAM, considerando valores superiores a 100 a 140 mmHg como aumentados, foi relatada a incidência de 3,9 episódios para cada mil sessões de mobilização. Já a PAS aumentou em uma incidência de 0,3 episódio para cada mil sessões de mobilização, considerando aumentados os valores superiores a 180 a 200 mmHg.

A mesma revisão relatou também como foram abordados os eventos cardiovasculares/hemodinâmicos que ocorreram durante as sessões de mobilização precoce (34 eventos). Em quatro ocasiões os pacientes foram reposicionados de sentados para deitados no leito com remissão dos sintomas. Em oito ocasiões os pacientes tiveram de retornar ao leito. Em outras oito situações as DVA tiveram de ser reiniciadas ou ter suas doses aumentadas, ou ainda foram ministrados fluidos para ressuscitação volêmica. Outros catorze eventos foram abordados apenas com pausas temporárias ou interrupções das sessões de fisioterapia. Menciona-se ainda a ocorrência de tonturas e de dor torácica como motivos para retorno ao leito.[17]

Estudo de coorte retrospectivo realizado em centro médico australiano com leitos de UTI cirúrgica e trauma, com a participação de 119 pacientes em uso de terapia vasoativa, observou que pacientes que utilizaram baixas doses e moderadas doses de DVA foram associados a maior probabilidade de mobilização em relação à mobilização de pacientes com altas doses de DVA. Os pacientes em baixos níveis de DVA foram cinco vezes mais propensos a serem mobilizados do que os que utilizaram altas doses enquanto os pacientes que receberam moderadas doses foram duas vezes mais propensos a serem mobilizados em relação aos que utilizaram altas doses. A estratificação da dosagem dos agentes vasoativos foi feita com base na classificação dos principais agentes vasopressores e inotrópicos em alta, moderada e baixa dose. Os principais agentes vasotivos incluíram noradrenalina, dobutamina, vasopressina e adrenalina administrados sozinhos ou em combinação por via de infusão intravenosa, como mostra a Tabela 2.[18]

Ao avaliar a intensidade da mobilização por meio da escala IMS (ICU *mobility scale*), os autores observaram que o nível máximo de mobilização alcançada por dia foi: baixo (IMS = 1 a 2) em 31% (n = 43), moderado (IMS = 3 a 5) em 51% (n = 71) e alto (IMS = 6 a 10) em 18% (n = 25) dos dias de uso de drogas vasoativas. Os autores observaram como principal motivo relatado para a não realização de exercícios em pacientes em uso de DVA a instabilidade hemodinâmica (25%) ou a instabilidade cardiovascular (21%). Dado importan-

TABELA 2 Estratificação dos agentes vasoativos e suas dosagens

Classe	Agente vasoativo	Baixo	Moderado	Alto
Vasopressor	Noradrenalina	< 15 mcg/minuto	15-30 mcg/minuto	> 30 mcg/minuto
	Metaraminol	0,5 mcg/kg/minuto	1-5 mcg/kg/minuto	> 5 mcg/kg/minuto
	Vasopressina	< 0,03 unidade/minuto	0,03 unidade/minuto	> 0,03 unidade/minuto
	Adrenalina	< 15 mcg/minuto	15-30 mcg/minuto	> 30 mcg/minuto
Inotrópico	Dobutamina	< 5 mcg/kg/minuto	5-10 mcg/kg/minuto	> 10 mcg/kg/minuto
	Milrinona	0,5 mcg/kg/minuto	2,5 mcg/kg/minuto	5 mcg/kg/minuto
	Adrenalina	< 15 mcg/minuto	15-30 mcg/minuto	> 0,5 mcg/kg/minuto
	Levosimedan	0,05 mcg/kg/minuto	0,1 mcg/kg/minuto	0,2 mcg/kg/minuto

Fonte: adaptada de Rebel et al., 2018.[18]

te a ser ressaltado é que em 24% dos casos o motivo da não realização de mobilização durante o uso de DVA foi desconhecido por não haver documentação específica em prontuário que justificasse por parte da equipe contraindicação para a realização da mobilização.[18]

Com relação aos efeitos adversos observados pelos autores, a interrupção da mobilização ocorreu devido a episódios de dessaturação, hipotensão, bradicardia, náuseas e vômitos, bem como alteração posicional do equipamento aferidor de pressão. Pacientes que eram mais propensos a experimentar efeitos adversos foram os que apresentavam PAM mais baixa durante a realização de exercícios em comparação com os que apresentavam PAM mais elevada (média de grupos 60 mmHg × 72 mmHg, respectivamente). Os autores enfatizam que a terapia vasoativa não representa contraindicação absoluta para mobilização de pacientes em UTI e que o nível de suporte vasoativo pode não ser um indicador absoluto de segurança no momento da mobilização desses pacientes.[18]

Outro estudo que focou a mobilização precoce durante as primeiras 24 horas de admissão na UTI, envolvendo 171 pacientes admitidos por um período de dois meses, relatou uma incidência de 0,8% de eventos hemodinâmicos que levaram à interrupção da sessão de fisioterapia, primariamente por hipotensão ou alterações no ritmo cardíaco decorrentes do exercício.[19]

Estudo científico conduzido na Suíça que incluiu 53 pacientes evidenciou que a mobilização precoce (entre 12 e 24 horas no período pós-operatório) em pacientes de cirurgia cardíaca é um procedimento seguro em um ambiente de terapia intensiva, com poucos eventos adversos, mesmo que tal intervenção possa estar associada a alterações hemodinâmicas significativas. Todos os pacientes completaram com sucesso o protocolo de mobilização sem experimentar isquemia miocárdica ou outras complicações maiores. Dezoito pacientes apresentaram diminuição significativa na PAM, mas apenas nove deles necessitaram de tratamento, sendo que sete receberam líquidos intravenosos adicionais (500 mL aproximadamente) e dois receberam vasopressores (infusão de noradrenalina em baixa dose). Sete pacientes queixaram-se de náuseas autolimitantes, com um deles referindo tonturas transitórias. Três pacientes apresentaram arritmias autolimitadas (duas taquicardias sinusais e uma arritmia supraventricular paroxística).[20] Em sua conclusão, os autores sugerem ainda que, devido ao comprometimento do sistema cardiovascular após a cirurgia cardíaca, a mobilização deve ser realizada sob monitorização clínica e hemodinâmica rigorosa em ambiente intensivo, com atenção especial ao lactato sanguíneo e à saturação venosa central.[20]

Considerando a adoção de protocolo de mobilização precoce em situações em que os pacientes eram submetidos a ECMO, muitas vezes associada a casos de síndrome do desconforto respiratório agudo, Munshi et al.,[21] assistindo 50 pacientes, demonstraram que 39% (n = 18) deles atingiram um nível de atividade 2 ou mais (exercícios ativos na cama) e 17% (n = 8) alcançaram um nível de atividade 4 ou superior (sentado ativamente no lado da cama). Em análise exploratória, a atuação da equipe de fisioterapia da UTI foi associada à diminuição da mortalidade (*odds ratio*, 0,19; intervalo de confiança de 95%, 0,04-0,98). Os autores concluíram que a fisioterapia durante a ECMO é viável e segura quando realizada por uma equipe experiente e executada em etapas, embora ainda deixem claro que pesquisas futuras são necessárias para identificar barreiras potenciais, intensidade ideal de exercício e perfil de segurança ótimos.

INTOLERÂNCIA ORTOSTÁTICA E RISCO DE SÍNCOPES RELACIONADAS AO USO DE FÁRMACOS E AO IMOBILISMO NO LEITO

A disfunção autonômica é comum em pacientes que permanecem por longos períodos acamados no leito, fator comum aos hospitalizados, que acabam por sofrer os efeitos do imobilismo (caquexia, infecções oportunistas, fraqueza muscular generalizada, dentre outros). Sabe-se que condições como essa levam o paciente à deterioração funcional, alterações fisiológicas e perda da independência em atividades cotidianas. As consequências do decúbito prolongado podem ainda levar a alterações cardiocirculatórias e posteriormente a alterações hemodinâmicas e, com isso, disfunção ortostática.[22] Em pacientes com essas características notou-se a presença de disfunção autonômica parassimpática (aumento da FC de repouso e diminuição da variabilidade da FC).[22] Importante salientar que indivíduos que apresentem menor exposição ao estresse ortostático, ou seja, gradiente gravitacional reduzido, situação similar à restrição ao leito ou à exposição à microgravidade, apresentam alterações cardiocirculatórias, incluindo hipovolemia, redução da sensibilidade barorreflexa e aumento do acúmulo de sangue nas regiões periféricas do organismo. Essas alterações podem ser consideradas descondicionamento cardiovascular, o que pode levar a intolerância ortostática.[23] A Figura 4 resume o impacto do imobilismo no leito sobre o sistema cardiovascular.

Pacientes com HIV/Aids fazem uso associado de fármacos. Entre esses fármacos encontram-se os inibidores de protease (IP), que podem causar disfunção endotelial, cuja fisiopatologia ainda não está totalmente esclarecida, e diminuição da capacidade vasodilatadora.[23] Estudo realizado em São Paulo, coordenado por um dos autores deste capítulo (Gardenghi G), analisou a tolerância ortostática e a varia-

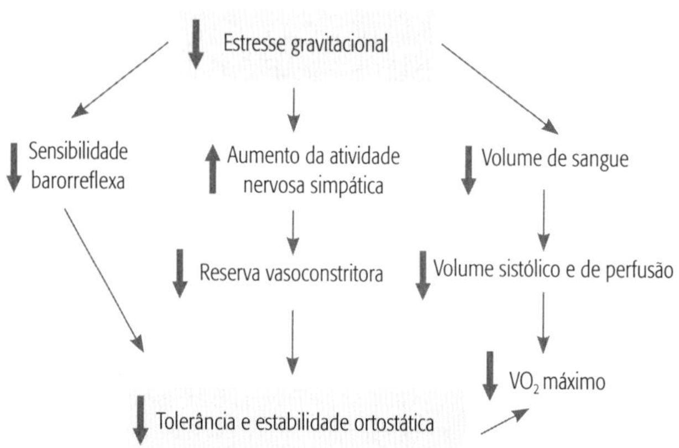

FIGURA 4 Impacto do imobilismo no leito e da diminuição do estresse gravitacional pela ausência de mudanças posturais sobre o sistema cardiovascular.
VO_2 máximo: consumo máximo de oxigênio.
Fonte: arquivo pessoal de Giulliano Gardenghi; adaptada de Vollman, 2013.[23]

bilidade da frequência cardíaca (VFC) em indivíduos portadores de HIV/Aids, incluindo 21 pacientes (idade: 37 ± 10 anos) que foram submetidos ao teste de inclinação (TI) após sete dias de internação, ainda na enfermaria do serviço hospitalar. Os pacientes permaneceram acamados no leito por 19 ± 2 horas/dia antes da realização do TI. Sabe-se que o decúbito prolongado leva à disfunção barorreflexa, gerando alterações no fluxo sanguíneo sistêmico e encefálico. Como resultado, sete pacientes (33% da amostra) apresentaram TI positivo (TI+) aos 25 ± 8 minutos de inclinação. Pacientes com TI+ apresentaram maior predomínio simpático em repouso e durante a inclinação ortostática quando comparados a pacientes com TI negativo. O componente simpático aumentado no grupo TI+ pode desencadear bradicardia e vasodilatação reflexa (reflexo de Bezold-Jarisch), o que poderia justificar a perda de consciência na população estudada.[22]

Doenças sistêmicas como a insuficiência renal e o câncer também podem causar hipotensão e síncope. Tem sido demonstrada também ligação entre hipotensão ortostática e doença de Alzheimer.[8] Importante lembrar a vasta quantidade de drogas com ação cardiovascular que pode piorar ou causar hipotensão ortostática, como inibidores da enzima de conversão da angiotensina, bloqueadores dos receptores alfa, bloqueadores dos canais de cálcio, betabloqueadores, diuréticos, hidralazina, agentes bloqueadores ganglionares, nitratos, citrato de sildenafila e outras.[23]

Além disso, tem sido observado aumento de frequência de síncope por disautonomia em pacientes com insuficiência cardíaca congestiva. Nesse grupo, a combinação de débito cardíaco baixo e depleção volumétrica (devido ao uso de diuréticos e terapêutica vasodilatadora) pode interferir nos mecanismos normais de adaptação à posição ortostática.[23]

Drogas com ação central, como opiáceos e antidepressivos tricíclicos, reserpina e metildopa, também podem exacerbar uma hipotensão até então moderada e desencadear a síncope.[23]

Liu et al.,[24] em 2018, estudaram um total de 232 pacientes que foram submetidos a 587 sessões de reabilitação. Ocorreram 13 eventos adversos (2,2%) e nenhum tratamento específico foi necessário. Não houve casos de destruição/perda ou obstrução de dispositivos médicos, tubos ou acessos arteriais ou venosos. A incidência de eventos adversos associados a ventilação mecânica ou ECMO foi de 2,4 e 3,6%, respectivamente. De 587 sessões, 387 (66%) foram realizadas no nível de reabilitação ativa, incluindo sessões fora do leito, transferência ativa para a cadeira, em pé, em marcha estacionária ou deambulando pela UTI. Os médicos da UTI participaram de mais de 95% dessas sessões de reabilitação ativa. De todos os pacientes, 143 (62%) saíram da cama em dois dias. Os eventos adversos incluíram sete episódios de intolerância ao paciente, necessitando-se da interrupção da sessão de reabilitação, e seis episódios de hipotensão ortostática com sintomas.

Considerando aspectos de segurança, Hodgson et al.,[8] no consenso de especialistas mencionado anteriormente neste capítulo, propuseram um esquema bastante elucidativo para identificar e escalonar riscos para mobilização precoce em ambiente de terapia intensiva. As Tabelas 3 a 6 sintetizam os aspectos que devem ser avaliados, especificamente abordando parâmetros cardiovasculares/hemodinâmicos, para realização de mobilização precoce.

A Tabela 3 resume aspectos a serem avaliados antes da mobilização no que tange à pressão arterial.

A Tabela 4 resume aspectos a serem avaliados antes da mobilização, considerando as arritmias cardíacas.

A Tabela 5 resume aspectos a serem avaliados antes da mobilização, considerando dispositivos mecânicos invasivos para suporte hemodinâmico ou monitorização.

A Tabela 6 resume aspectos a serem avaliados antes da mobilização, considerando outros aspectos cardiovasculares relevantes.

TABELA 3 Pressão arterial

	Exercícios no leito	Exercícios fora do leito
Terapia anti-hipertensiva intravenosa para emergência hipertensiva	■	■
Pressão arterial média abaixo do alvo desejado e causando sintomas	▲	■
Pressão arterial média abaixo do alvo desejado a despeito de suporte de DVA ou ainda suporte mecânico	▲	■
Pressão arterial média na zona terapêutica* sem nenhum suporte hemodinâmico ou ainda mantida às custas de baixas doses de DVA	●	●
Pressão arterial média na zona terapêutica* mantida às custas de doses moderadas de DVA	●	▲
Pressão arterial média na zona terapêutica* mantida às custas de doses elevadas de DVA	▲	■
Hipertensão pulmonar reconhecida ou suspeita	▲	▲

DVA: drogas vasoativas; ■ : risco potencial de eventos adversos com consequências graves; ▲ : há riscos para mobilização, mas os benefícios advindos sobrepõem os riscos desde que com equipe habilitada e treinada nos processos; ● : baixo risco de eventos adversos.
* Zona terapêutica desejada acima de 65 mmHg considerando a pressão arterial média.
Fonte: adaptada de Hodgson et al., 2014.[8]

TABELA 4 Arritmias cardíacas

	Exercícios no leito	Exercícios fora do leito
Bradicardia requerendo intervenção farmacológica ou aguardando implante emergencial de marca-passo	■	■
Bradicardia que não requer intervenção farmacológica ou ainda que não requer implante emergencial de marca-passo	▲	▲
Presença de marca-passo transvenoso ou epicárdico ritmo-dependente	▲	■
Presença de marca-passo transvenoso ou epicárdico com ritmo de base estável (não dependente do marca-passo)	●	●
Taquiarritmia estável com frequência ventricular maior de 150 bpm	▲	■
Taquiarritmia estável com frequência ventricular entre 120 e 150 bpm	▲	▲
Qualquer taquiarritmia com frequência ventricular menor de 120 bpm	●	●

bpm: batimentos por minuto; ■ : risco potencial de eventos adversos com consequências graves; ▲ : há riscos para mobilização, mas os benefícios advindos dela sobrepõem os riscos, desde que com equipe habilitada e treinada nos processos; ● : baixo risco de eventos adversos.
Fonte: adaptada de Hodgson et al., 2014.[8]

TABELA 5 Dispositivos mecânicos invasivos para suporte hemodinâmico ou monitoração

	Exercícios no leito	Exercícios fora do leito
Presença de balão intra-aórtico*	●	■
Dispositivos de assistência ventricular*	●	●
Cateter de artéria pulmonar ou qualquer outro dispositivo para monitoração do débito cardíaco	●	▲
ECMO com canulação em veia central (bicaval)	●	▲
ECMO com canulação em artéria femoral ou subclávia*	●	■

ECMO: oxigenação por membrana extracorpórea; ■ : risco potencial de eventos adversos com consequências graves; ▲ : há riscos para mobilização, mas os benefícios advindos sobrepõem os riscos desde que com equipe habilitada e treinada nos processos; ● : baixo risco de eventos adversos.
* Flexão de quadril é contraindicada no membro inferior em que foi inserido o dispositivo.
Fonte: adaptada de Hodgson et al., 2014.[8]

TABELA 6 Outros aspectos cardiovasculares relevantes

	Exercícios no leito	Exercícios fora do leito
Estado de choque diagnosticado ou lactato sérico ≥ 4 mmol/L	▲	▲
Suspeita ou confirmação de tromboembolismo venoso*	▲	▲
Suspeita ou confirmação de estenose aórtica grave	●	▲
Isquemia cardíaca com dor torácica vigente ou alteração ao ECG	▲	■

mmol/L: milimol por litro; ECG: eletrocardiograma; ■ : risco potencial de eventos adversos com consequências graves; ▲ : há riscos para mobilização, mas os benefícios advindos sobrepõem os riscos, desde que com equipe habilitada e treinada nos processos; ● : baixo risco de eventos adversos.
* Tromboembolismo venoso envolve os quadros de trombose venosa profunda e embolia pulmonar.
Fonte: adaptada de Hodgson et al., 2014.[8]

REFERÊNCIAS BIBLIOGRÁFICAS

1. Sommers J, Engelbert RH, Dettling-Ihnenfeldt D, Gosselink R, Spronk PE, Nollet F, et al. Physiotherapy in the intensive care unit: an evidence-based, expert driven, practical statement and rehabilitation recommendations. Clinical Rehabilitation. 2015;29(11):1051-63.
2. Brummel NE, Jackson JC, Girard TD, Pandharipande PP, Schiro E, Work B, et al. A combined early cognitive and physical rehabilitation program for people who are critically ill: the activity and cognitive therapy in the intensive care unit (ACT-ICU) trial. Phys Ther. 2012;92(12):1580-92.
3. Perme C, Nalty T, Winkelman C, Kenji Nawa R, Masud F. Safety and efficacy of mobility interventions in patients with femoral catheters in the ICU: a prospective observational study. Cardiopulm Phys Ther J. 2013;24(2):12-7.
4. Hopkins RO, Miller RR 3rd, Rodriguez L, Spuhler V, Thomsen GE. Physical therapy on the wards after early physical activity and mobility in the intensive care unit. Phys Ther. 2012;92(12):1518-23.
5. Stiller K, Phillips AC, Lambert P. The safety of mobilisation and its effects on haemodynamic and respiratory status of intensive care patients. Physio Theory Pract. 2004;20:175-85.
6. Adler J, Malone D. Early mobilization in the intensive care unit: a systematic review. Cardiopulmonary Physical Therapy Journal. 2012;23(1):5-13.
7. Carrara D, Avelar A, Kusahara D, Pedreira M. oximetria de pulso. Disponível em: https://portal.coren-sp.gov.br/sites/default/files/oximetria%2022-12.pdf; acessado em: 10 de março de 2022.
8. Hodgson CL, Stiller K, Needham DM, Tipping CJ, Harrold M, Baldwin CE, et al. Expert consensus and recommendations on safety criteria for active mobilization of mechanically ventilated critically ill adults. Critical Care. 2014;18(6):658.
9. Gardenghi G, Balestra LF. Fisiopatologia da hipotensão postural e intolerância ortostática. Revista Pesquisa em Fisioterapia. 2017 Fev;7(1):115-24.
10. Gardenghi G, Kushida CL, Cruz JB, Souza AH, Prudente ML, Moraes Junior A, et al. Avaliação da segurança no uso de cicloergômetro para membros superiores no pós-operatório de cirurgia cardíaca. Revista do DERC. 2017;23(4):123.
11. Parry SM, Puthucheary ZA. The impact of extended bed rest on the musculoskeletal system in the critical care environment. Extrem Physiol Med. 2015;4:16.
12. Nievera RA, Fick A, Harris HK. Effects of ambulation and nondependent transfers on vital signs in patients receiving norepinephrine. Am J Crit Care. 2017 Dec;26(1):31-6.

13. Katsukawa H, Ota K, Liu K, Morita Y, Watanabe S, Sato K, et al. Risk factors of patient-related safety events during active mobilization for intubated patients in intensive care units: a multi-center retrospective observational study. J Clin Med. 2021 Jun 13;10(12):2607.
14. Jacob P, Surendran PJ, Muhamed AEM, Papasavvas T. Early mobilization of patients receiving vasoactive drugs in critical care units: a systematic review. Journal of Acute Care Physical Therapy. 2021;12(1):37-48.
15. Yang R, Zheng Q, Zuo D, Zhang C, Gan X. Safety assessment criteria for early active mobilization in mechanically ventilated ICU subjects. Respir Care. 2021 Feb;66(2):307-15.
16. Hickmann CE, Castanares-Zapatero D, Bialais E, Dugernier J, Tordeur A, Colmant L, et al. Teamwork enables high level of early mobilization in critically ill patients. Annals of Intensive Care. 2016;6(1):80.
17. Nydahl P, Sricharoenchai T, Chandra S, Kundt FS, Huang M, Fischill M, et al. Safety of patient mobilization and rehabilitation in the intensive care unit. systematic review with meta-analysis. Ann Am Thorac Soc. 2017 May;14(5):766-77.
18. Rebel A, Marzano V, Green M, Johnston K, Wang J, Neeman T, et al. Mobilisation is feasible in intensive care patients receiving vasoactive therapy: an observational study. Aust Crit Care. 2019 Mar;32(2):139-46.
19. Genc A, Ozyurek S, Koca U, Gunerli A. Respiratory and hemodynamic responses to mobilization of critically ill obese patients. Cardiopulmonary Physical Therapy Journal. 2012;23(1):14-8.
20. Cassina T, Putzu A, Santambrogio L, Villa M, Licker MJ. Hemodynamic challenge to early mobilization after cardiac surgery: a pilot study. Annals of Cardiac Anaesthesia. 2016;19(3):425-32.
21. Munshi L, Kobayashi T, DeBacker J, Doobay R, Telesnicki T, Lo V, et al. Intensive care physiotherapy during extracorporeal membrane oxygenation for acute respiratory distress syndrome. Ann Am Thorac Soc. 2017 Feb;14(2):246-53.
22. Justino CF, Santos DS, Vicentim TK, et al. Análise da tolerância ortostática e da variabilidade da frequência cardíaca em indivíduos portadores de HIV/AIDS. Rev Soc Cardiol Estado de São Paulo. 2010;20(3 Supl A):26-30.
23. Vollman KM. Understanding critically ill patients hemodynamic response to mobilization: using the evidence to make it safe and feasible. Crit Care Nurs Q. 2013;36(1):17-27.
24. Liu K, Ogura T, Takahashi K, Nakamura M, Ohtake H, Fujiduka K, et al. The safety of a novel early mobilization protocol conducted by ICU physicians: a prospective observational study. Journal of Intensive Care. 2018;6:10.

16 Fisioterapia motora no paciente com distúrbio ventilatório restritivo

Francisco Tiago Oliveira de Oliveira

INTRODUÇÃO

As doenças ventilatórias restritivas são definidas como um grupo de doenças no qual há redução proporcional da capacidade vital forçada (CVF) e do volume expiratório no primeiro segundo (VEF1). Com isso a relação VEF1/CVF permanece normal ou aumentada.[1-2]

Muitas afecções pulmonares podem se enquadrar nessa classificação funcional ventilatória, porém com diferentes fisiopatologias, prognósticos e objetivos de tratamento farmacológico e de reabilitação bem distintos. Entretanto, uma característica comum às doenças restritivas é a redução da complacência pulmonar e/ou torácica, podendo ou não haver envolvimento do parênquima pulmonar.[2]

Muitos cenários clínicos constituem os distúrbios ventilatórios restritivos. Podemos destacar as doenças do interstício pulmonar (DPI), edema agudo de pulmão, congestão pulmonar, pneumonias virais causada pelo coronavírus ou H1N1, doenças ocupacionais, fibrose cística, displasia broncopulmonar, entre outras. É possível englobar nesse grupo doenças que não acometem diretamente o parênquima, como as doenças neuromusculares (esclerose lateral amiotrófica, miopatias, distrofias, entre outras), as reumáticas, como a espondilite anquilosante, além dos distúrbios do movimento, como a doença de Parkinson.[1]

Apesar de o termo doença pulmonar intersticial ser muito utilizado na prática clínica, o termo *doenças difusas do parênquima pulmonar* (DDPM) é mais apropriado, já que nessas afecções, além do comprometimento intersticial, há envolvimento dos capilares pulmonares, alvéolos e vias aéreas terminais. A fibrose pulmonar idiopática (FPI) é o principal representante desse grupo de doenças, sendo essa condição a mais abordada neste capítulo e na literatura de forma geral. A Figura 1 descreve as classificações das DDPM.

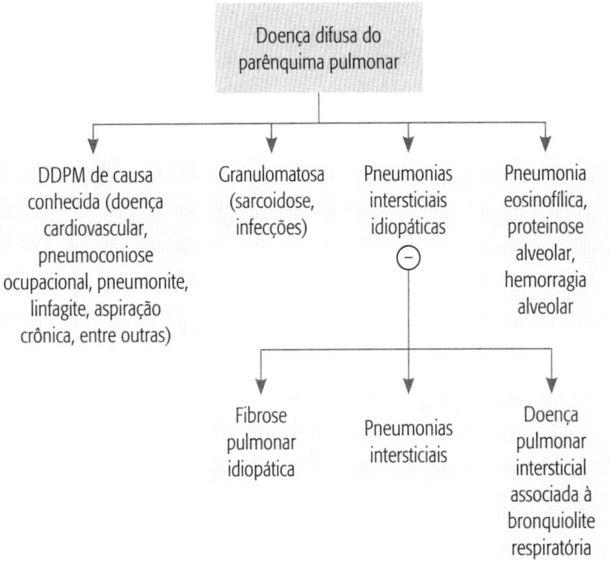

FIGURA 1 Classificação das doenças difusas do parênquima pulmonar (DDPM).
Fonte: adaptada de Levitzky.[2]

FISIOPATOLOGIA E ALTERAÇÕES FUNCIONAIS DAS DOENÇAS DIFUSAS DO PARÊNQUIMA PULMONAR

As DDPM são um grupo heterogêneo de doenças que promovem acometimento difuso dos pulmões, associado a um processo inflamatório crônico e a uma resposta cicatricial exacerbada, iniciando um ciclo de lesão e reparação tecidual que culminará no prejuízo funcional progressivo da função pulmonar. As alterações funcionais e sistêmicas estão resumidas na Tabela 1.[2-3]

TABELA 1 Alterações funcionais e sistêmicas das doenças pulmonares intersticiais

Deficiências no sistema respiratório	Deficiência sistêmicas
1. Aumento da elastância pulmonar	1. Redução do consumo máximo de O_2
2. Espessamento da barreira alveolocapilar	2. Mudanças de fibras do tipo I para tipo II
3. Hipoxemia	3. Perda de massa muscular
4. Redução dos volumes e capacidades pulmonares	4. Redução da qualidade de vida
5. Aumento do consumo de O_2 dos músculos ventilatórios	5. Redução da sobrevida
6. Aumento do espaço morto devido à obliteração de capilares pulmonares	6. Dispneia aos esforços
7. Redução da ventilação voluntária máxima	7. Fadiga crônica
8. Redução da capacidade de difusão	8. Aumento da pós-carga cardíaca
	9. *Cor pulmonale*

A fibrose pulmonar idiopática é a DDPM mais prevalente, sendo caracterizada por uma doença fibrótica, de caráter progressivo, que surge entre a sexta e sétima década de vida. A partir do diagnóstico a mediana de sobrevida é de 2,9 anos; contudo, devido à grande diversidade da história natural da doença, não é possível firmar prognósticos de tempo de vida bem acurados.[3]

Em relação ao tratamento farmacológico da FPI ainda não há tratamento curativo, e na última diretriz brasileira[4] só há dois fármacos (nintedanibe e pirfenidona) que apresentam evidência de promover redução do declínio da função pulmonar nesse grupo de pacientes. Dessa forma, a reabilitação pulmonar e a fisioterapia motora são fundamentais na manutenção da capacidade física e da qualidade de vida desses pacientes.

AVALIAÇÃO DA APTIDÃO FÍSICA NAS DDPM

A avaliação da aptidão física é fundamental nos pacientes com DDPM, uma vez que a limitação funcional nesses pacientes é um marcador importante de sobrevida, risco de internação hospitalar, além de fornecer parâmetros para prescrição do exercício terapêutico e de avaliar resposta após o período de reabilitação pulmonar.

A velocidade de marcha é um teste funcional de fácil aplicação e seguro em pacientes com FPI e outras DDPM. Uma coorte publicada em 2018 acompanhou 130 pacientes com diagnóstico de FPI por cerca de um ano e demonstrou que os pacientes com velocidade de marcha inferior a 0,8 m/s tinham risco aumentado para morte e internamento hospitalar em um ano. Sendo assim, os autores sugerem que esse teste seja utilizado como forma de estratificar pacientes mais graves.[5]

O teste de caminhada de seis minutos (TC6M) é um teste funcional muito importante utilizado na prática em pacientes com FPI e outras DDPM, já que é sensível para determinar fatores prognósticos, parâmetros para prescrição de exercícios aeróbios, além de avaliar o grau de declínio ou estabilidade do paciente.[6] No Quadro 1 estão descritos os principais achados do TC6min que são indicadores de pior prognóstico.

QUADRO 1 Marcadores de gravidade obtidos no teste de caminhada de seis minutos em portadores de FPI

Marcadores de pior prognóstico obtido no TC6M
1. Distância percorrida < 250 m.[7]
2. $SpO_2 \leq 88\%$[8] reduz na metade a sobrevida de pacientes com FPI.[8]
3. Redução de 50 m na distância percorrida em 6 meses aumenta em 3 vezes o risco de morte.[6-7]
4. Redução da sobrevida em pacientes com ganho inferior a 30 m na distância percorrida em 6 minutos após reabilitação pulmonar.[9]

O *incremental shuttle walk test* também se mostrou interessante em pacientes com DPI e permite avaliação da capacidade máxima do paciente, resposta da SpO_2 durante o esforço, além de fornecer dados para prescrição de exercícios de caminhada.[6,10]

Ademais, como método padrão ouro para avaliação da capacidade funcional máxima e estratificação do prognóstico, o teste cardiopulmonar (TCP) de exercício traz informações relevantes e fidedignas nessa população. Entretanto, por se tratar de um exame que requer laboratório de avaliação e profissionais especializados, menos pacientes têm acesso a esse tipo de exame.[6]

O impacto nas trocas gasosas nos pacientes com FPI e as demais DDPM estão associadas à destruição dos capilares pulmonares, assim com o espessamento do interstício e da parede alveolar. O TCP consegue avaliar esse comprometimento de forma direta, com base no equivalente de CO_2 (VE/VCO_2), tendo como ponto de corte para piores desfechos valores superiores a 45. Outro sinal de gravidade comumente observado é o limiar anaeróbio precoce.[6]

Os pacientes que vivem com doenças respiratórias crônicas, especialmente as doenças restritivas, apresentam risco aumentado para sarcopenia e fraqueza muscular,[6] tornando os testes para avaliação da força e potência muscular fundamentais nesse grupo.

Conforme a última força-tarefa europeia para diagnóstico e manejo de sarcopenia,[11] todos os pacientes com doenças crônicas que apresentam risco de desenvolver sarcopenia devem ser submetidos a testes de força muscular, como *handgrip* e teste de sentar e levantar de cinco vezes (TSL 5x). Para *handgrip* o ponto de corte para sarcopenia é < 16 kg para as mulheres e < 27 kg para os homens. No TSL 5x o ponto de corte é menor que 15 segundos.

REABILITAÇÃO PULMONAR

A reabilitação pulmonar (RP) é um programa abrangente e multidisciplinar que usa uma combinação de intervenções, aconselhamento e modificação de comportamento para melhorar o autogerenciamento, reduzir sintomas, otimizar a capacidade funcional e aumentar a participação em atividades sociais e físicas em portadores de doenças crônicas.[12]

Diversas metanálises avaliaram os desfechos obtidos com RP em pacientes com DPI, sendo observado aumento do VO_2pico em (1,24 ~1,3 mL.kg.min), aumento na distância de caminhada no teste de caminhada de seis minutos (31 a 48 m), redução da sensação de dispneia e melhora da qualidade de vida (redução de 4 a 7 pontos no questionário Saint George).[13-16]

Importante ressaltar que, apesar de este capítulo ser dedicado às intervenções relacionadas ao exercício físico e à fisioterapia motora, a reabilitação pulmonar contém estratégias que visam à educação, cessação do tabagismo, controle nutricional e redução do sedentarismo. Os desfechos, estratégias e intervenções da RP nas DPI são resumidas na Figura 2.

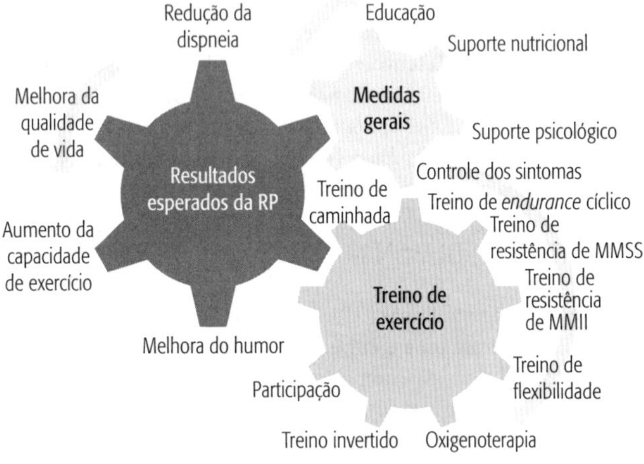

FIGURA 2 Objetivos da reabilitação pulmonar nas doenças difusas do parênquima pulmonar.

MMII: membros inferiores; MMSS: membros superiores; RP: reabilitação pulmonar.

Fonte: adaptada de Nakazawa et al.[6]

PRESCRIÇÃO DE EXERCÍCIO CÍCLICOS AERÓBIOS

O treinamento de *endurance* é a pedra angular na reabilitação pulmonar em pacientes com doenças respiratórias crônicas como a FPI e outras que compõem o grupo das DDPM.

Os efeitos do treinamento físico aeróbio (TFA) trazem adaptações positivas como aumento do VO_2max, aumento da força muscular e *performance* em testes de campo. Na função pulmonar alguns estudos observaram que o treino aeróbio foi capaz de reduzir o declínio da função pulmonar, aumentar a capacidade vital forçada e a ventilação máxima durante o exercício.[6,17]

Apesar de muitos benefícios comprovados cientificamente, na prática clínica não é simples a prescrição do treinamento físico aeróbio pela baixa motivação, dispneia aos mínimos esforços, redução da saturação induzida ao esforço e baixo acesso dos pacientes a profissionais especializados na área.

Dessa forma, é necessário realizar ajustes ao prescrever TFA para esses pacientes. Diversos estudos e o autor deste capítulo sugerem que o exercício seja dividido em séries de 2 a 8 minutos de exercícios, intercalados por 1 a 3 minutos de repouso passivo. O número de séries deve contemplar pelo menos 15 a 30 minutos de exercício aeróbio e aumentado conforme a tolerância.

Um ensaio clínico publicado em 2014[17] dividiu o programa de exercício aeróbio em duas fases de seis semanas cada. Na primeira fase os pacientes realizavam 30 minutos de exercício aeróbio intercalados em séries de 5 minutos. A cada semana era aumentado 1 minuto em cada série, até atingir duas séries de 15 minutos. A intensidade do exercício nessa fase era de 50 a 60% da potência pico obtida no TCP ou 70 a 80% da velocidade média do TC6min.

Na segunda fase, com duração de 6 semanas, foram realizados 20 minutos seguidos de exercício aeróbio (caminhada ou cicloergômetro) e adicionado treino em degrau. Após doze semanas desse protocolo os autores observaram aumento do VO_2 pico, ventilação voluntária máxima, capacidade vital forçada, aumento da potência de pico no teste cardiopulmonar, aumento da distância do TC6m, redução da dispneia e melhora da qualidade de vida.[17] Nessa fase a intensidade foi aumentada para 60 a 70% da potência-pico e 80 a 90% da velocidade média do TC6min.

Um fator que deve ser levado em consideração durante o treinamento é a suplementação de O_2 durante o exercício. Apesar da ausência de estudos rigorosos que comprovem benefícios da suplementação durante exercício terapêutico, seu uso é recomendado para redução de riscos de eventos adversos, aumento da tolerância e redução da dispneia. O fluxo utilizado durante a terapia é muito variado e deve ser o suficiente para manter $SpO_2 \geq 88\%$.[3]

TABELA 2 Parâmetros para prescrição do exercício cíclico aeróbio em pacientes portadores de DDPM

Prescrição de exercícios aeróbios nas DDPM	
Frequência	2 a 5 vezes por semana
Intensidade	▪ 80% da velocidade média do TC6m ▪ 40 a 60% do VO_2max ▪ 40 a 60% da Wpico no teste progressivo máximo em cicloergômetro ▪ 60 a 80% da Fcmax ▪ 3 a 5 na escala de Borg
Tempo	15 a 30 minutos Recomenda-se dividir esse tempo em blocos de 2 a 8 minutos de exercício com repouso de 1 a 3 minutos, conforme a tolerância
Tipo	Caminhada, degrau, esteira ergométrica, máquinas de remo, cicloergômetro, elípticos
Progressão	Progredir no tempo das séries e posteriormente na intensidade do exercício

DDPM: doenças difusas do parênquima pulmonar.

PRESCRIÇÃO DE EXERCÍCIOS RESISTIDOS NEUROMUSCULARES

As repercussões no sistema muscular das DDPM já foram descritas, e foi observado que pacientes com FPI apresentam força do quadríceps em torno de 65% do valor predito. A fraqueza nessa musculatura está associada a limitação ao exercício e a redução da função pulmonar.[18]

Como descrito anteriormente neste capítulo, além da redução da força muscular, estudos relatam que esse grupo de pacientes apresenta distúrbios bioenergéticos, redução da resistência muscular e atrofia mais acentuada nas fibras do tipo.[16,19]

Um fator de risco relevante para miopatia nas doenças respiratórias crônicas é o uso prolongado e indiscriminado de corticosteroides. Segundo a última atualização brasileira para o tratamento farmacológico da FPI, não há benefícios do uso de corticosteroides nesse grupo de pacientes.[4] Entretanto, na prática clínica os corticoides são amplamente utilizados por tempo prolongado.

Um estudo russo avaliou 36 pacientes com doenças respiratórias crônicas e observou que o uso por mais de um ano de corticoides apresentou pior desempenho físico e sinais de miopatia periférica. Segundo um achado relevante desse estudo, o uso de medicações inalatórias não reduziu o risco para as disfunções musculares encontradas nos pacientes.[20]

O autor deste capítulo desconhece estudos que tenham comparado o efeito de um programa isolado de fortalecimento muscular, entretanto a maior parte dos estudos que testaram o efeito da reabilitação pulmonar na FPI e as demais DDPM utilizou protocolos de exercícios combinados de treinamento de *endurance* e exercícios neuromusculares.[17,21-24]

Em relação à intensidade do exercício neuromuscular, a ACSM[24] recomenda que, para idosos que visam a aumento da força muscular, o treinamento com carga entre 60 e 80% de uma repetição máxima (1RM) é adequado para novatos e intermediários. Entretanto, pacientes com doença avançada e grave comprometimento muscular podem se beneficiar de exercícios de contrarresistência com cargas entre 40 e 60% de 1RM. As demais orientações sobre a prescrição de exercícios neuromusculares são apresentadas na Tabela 3.

TABELA 3 Parâmetros para prescrição do exercício cíclico aeróbio em pacientes portadores de DDPM

Prescrição de exercícios neuromusculares para portadores de DDPM	
Frequência	2 a 3 vezes por semana
Intensidade	50 a 80% de 1RM 4 a 6 na escala OMNI-RES 11 a 13 na escala de Borg
Número de séries	6 a 10 séries por sessão e 2 a 3 por movimento
Número de repetições	8 a 12 repetições
Intervalo entre as séries	1 a 3 minutos ou de acordo com o tempo de retorno da SpO_2 aos valores aceitáveis (> 88%)
Tipo	Pesos livres, elásticos, molas e peso corporal

1RM: uma repetição máxima; DDPM: doenças difusas do parênquima pulmonar.

SUPLEMENTAÇÃO DE O_2

A hipoxemia é uma condição muito comum nas DDPM, especialmente na FPI, e muitos pacientes necessitarão da suplementação de O_2 durante o curso da doença. Apesar de não haver estudos controlados e randomizados que demonstrem claramente o papel da oxigenoterapia, a última atualização brasileira sobre o FPI recomenda o uso do O_2 nas seguintes situações:[3]

- $PaO_2 \leq 55$ mmHg e/ou $SpO_2 \leq 88\%$ em repouso.
- $PaO_2 = 56$ a 59 mmHg e/ou $SpO_2 = 89\%$, em repouso, se evidência de hipertensão pulmonar e/ou hematócrito > 55%.
- Durante os esforços ou durante o sono, na presença de $SpO_2 \leq 88\%$ nessas situações.

A maior parte dos ensaios clínicos utilizados para a confecção deste capítulo sugere suplementação de O_2 para manutenção da $SpO_2 \geq 88\%$ durante os exercícios terapêuticos.

CONCLUSÃO

As doenças difusas do parênquima pulmonar têm como principal representante a fibrose pulmonar idiopática. Esse grupo de doenças apresenta caráter evolutivo, sem tratamento curativo até o momento, promovendo perda progressiva da função física e respiratória. A reabilitação pulmonar por meio da fisioterapia motora promove redução dos sintomas, aumento da capacidade funcional e qualidade de vida. Dessa forma, a intervenção física é fundamental no manejo desses pacientes.

REFERÊNCIAS BIBLIOGRÁFICAS

1. Meyer KC. Diagnosis and management of interstitial lung disease. Meyer Translational Respiratory Medicine. 2014;2:4. Disponível em: http://www.transrespmed.com/content/2/1/4. Acesso em: 25 fev de 2022.
2. Ali J, Summer W, Levitzky M. Fisiopatologia pulmonar: uma abordagem clínica. 3.ed. Barueri: Manole; 2011.
3. Baddini-Martinez J, Baldi BG, Costa CH, Jezler S, Lima MS, Rufino R. Atualização no diagnóstico e tratamento da fibrose pulmonar idiopática. J Bras Pneumol. 2015;41(5):454-66.
4. Baddini-Martinez J, Ferreira J, Tanni S, Alves LR, Cabral Jr BF, Carvalho CRR, et al. Diretrizes brasileiras para o tratamento farmacológico da fibrose pulmonar idiopática. Documento oficial da Sociedade Brasileira de Pneumologia e Tisiologia baseado na metodologia GRADE. J Bras Pneumol. 2020;46(2):e20190423.
5. Nolan CM, Maddocks M, Maher TM, Banya W, Patel S, Barker RE, et al. Gait speed and prognosis in patients with idiopathic pulmonary fibrosis: a prospective cohort study. Eur Respir J. 2018.
6. Nakazawa A, Cox NS Holland AE. Current best practice in rehabilitation in interstitial lung disease. Ther Adv Respir Dis. 2017;11(2):115-28.
7. du Bois RM, Albera C, Bradford WZ, Costabel U, Leff JA, Noble PW, et al. 6-minute walk distance is an independent predictor of mortality in patients with idiopathic pulmonary fibrosis. Eur Respir J. 2014 May;43(5):1421-9.
8. Flaherty KR, Andrei AC, Murray S, Fraley C, Colby TV, Travis WD, et al. Idiopathic pulmonary fibrosis: prognostic value of changes in physiology and six-minute-walk test. Am J Respir Crit Care Med. 2006 Oct 1;174(7):803-9.

9. Guler SA, Hur SA, Stickland MK, Brun P, Bovet L, Holland AE, et al. Change in 6-Minute Walk Distance During in- and Outpatient Pulmonary Rehabilitation Is Associated with Improved Survival in Patients with Fibrotic Interstitial Lung Disease. Am J Respir Crit Care Med 2020;201:A2502.
10. Johnson-Warrington V, Sewell L, Morgan M, Sing S. Do we need a practice incremental shuttle walk test for patients with interstitial lung disease referred for pulmonary rehabilitation? Respirology. 2015;20:434-8.
11. Cruz-Jentoft AJ. Sarcopenia: revised European consensus on definition and diagnosis. Age and Ageing. 2019;48:16-31.
12. Swigris JJ, Fairclough DL, Morrison M, Make B, Kozora E, Brown KK, et al. Benefits of pulmonary rehabilitation in idiopathic pulmonary fibrosis. Respiratory Care. 2011 Jun;56(6).
13. Yu X, Li X, Wang L, Liu R, Xie Y, Li S, et al. Pulmonary rehabilitation for exercise tolerance and quality of life in ipf patients: a systematic review and meta-analysis. BioMed Research International. 2019. Disponível em: https://doi.org/10.1155/2019/8498603. Acesso em: 25 fev de 2022.
14. Gomes-Neto M, Silva CM, Ezequiel D, Conceição DS, Saquetto M, Machado AS. Impact of pulmonary rehabilitation on exercise tolerance and quality of life in patients with idiopathic pulmonary fibrosis: a systematic review and meta-analysis. Journal of Cardiopulmonary Rehabilitation and Prevention. 2018;38:273-8.
15. Reina-Gutierrez S, Torres-Costoso A, Martínez-Vizcaíno V, Arenas-Arroyo SN, Fernández-Rodríguez R, Pozuelo-Carrascosa DP. Effectiveness of pulmonary rehabilitation in interstitial lung disease including coronavirus diseases: a systematic review and meta-analysis. Archives of Physical Medicine and Rehabilitation. 2021. Disponível em: https://doi.org/10.1016/j.apmr.2021.03.035. Acesso em: 25 fev de 2022.
16. Dowman L, Hill CJ, Holland AE. Pulmonary rehabilitation for interstitial lung disease. Cochrane Database of Systematic Reviews. 2014;(Issue 10). Art. No.: CD006322.
17. Vainshelboim B, Oliveira J, Yehoshua L, Weiss I, Fox BD, Fruchter O, Kramer MR. Exercise training-based pulmonary rehabilitation program is clinically beneficial for idiopathic pulmonary fibrosis. Respiration. 2014;88:378-88.
18. Nishiyama O, Taniguchi H, Kondoh Y, Kimura T, Ogawa T, Watanabe F, et al. Quadriceps weakness is related to exercise capacity in idiopathic pulmonary fibrosis. Chest. 2005;127:2028-33.

19. Mendes P, Wickerson L, Helm D, Janaudis-Ferreira T, Brooks D, Singer LG, et al. Skeletal muscle atrophy in advanced interstitial lung disease. Respirology. 2015;20:953-9. doi:10.1111/resp.12571.
20. Levin OS, Polunina AG, Demyanova MA, Isaev FV. Steroid myopathy in patients with chronic respiratory diseases. Journal of the Neurological Sciences. 2014;338(1-2):96-101.
21. Holland AE, Hill CJ, Conron M, Munro P, McDonald CF. Short term improvement in exercise capacity and symptoms following exercise training in interstitial lung disease. Thorax. 2008 Jun;63(6):549-54.
22. Nishiyama O, Kondoh Y, Kimura T, Kato K, Kataoka K, Ogawa T, et al. Effects of pulmonary rehabilitation in patients with idiopathic pulmonary fibrosis. Respirology. 2008 May;13(3):394-9.
23. Jackson RM, Gomez-Marin OW, Ramos CF, Sol CM, Cohen MI, Gaunaurd IA, et al. Exercise limitation in IPF patients: a randomized trial of pulmonary rehabilitation. Lung. 2014.
24. ACSM. ACSM's guidelines for exercise testing and prescription. Lippincott Wiliams & Wilkins; 2014.

17 Mobilização como adjuvante no processo de ventilação mecânica

Flávio Maciel Dias de Andrade
Daniel Lago Borges
Marcelo Farani López

FRAQUEZA ADQUIRIDA NA UTI *VERSUS* FRAQUEZA DIAFRAGMÁTICA

A fraqueza muscular é definida como o comprometimento da capacidade do músculo para gerar força, podendo acometer membros e musculatura ventilatória e sendo extremamente comum em pacientes críticos. Os principais mecanismos de lesão muscular incluem polimioneuropatia de doença crítica, sepse, exposição a fármacos, distúrbios metabólicos, carga e repouso muscular excessivos.[1]

A fraqueza muscular ventilatória prolonga a dependência em relação ao ventilador, predispondo a complicações que incluem a fraqueza muscular dos membros e a morte.[1] Os mecanismos de miotrauma diafragmático em terapia intensiva são:

- Atrofia por desuso.
- Miotrauma excêntrico.
- Miotrauma concêntrico.
- Atrofia longitudinal.

Estima-se que cerca de 80% dos pacientes críticos desenvolvem fraqueza muscular ventilatória em algum momento durante sua permanência na unidade de terapia intensiva (UTI). Em pacientes aptos ao desmame da ventilação mecânica (VM), a prevalência de fraqueza diafragmática varia entre 63 e 80% e está fortemente associada à duração da VM, ao risco de desmame difícil ou prolongado da VM, reintubação, necessidade de traqueostomia e aumento do tempo de internamento na UTI. A presença de fraqueza muscular ventilatória na alta da UTI aponta para maior risco de morte e readmissão na UTI ou hospitalar.[2-5]

Já a fraqueza muscular grave dos membros ocorre em 25 a 55% dos pacientes mecanicamente ventilados. A prevalência e gravidade dessa fraqueza aumentam significativamente com o tempo de VM. A maioria dos pacientes submetidos à VM prolongada (> 7 dias) apresenta fraqueza muscular acentuada nos membros, e estudos eletrofisiológicos demonstraram anormalidades neuromusculares difusas em mais de 50% dos pacientes críticos após 5 a 7 dias de ventilação mecânica.[6-11]

Estudos indicam que o desenvolvimento de fraqueza muscular dos membros está associado à VM prolongada, aumento dos custos hospitalares e do risco de morte pós-alta hospitalar. A fraqueza muscular dos membros persiste por meses após a alta da terapia intensiva e resulta em pior *status* funcional e qualidade de vida a longo prazo.[6-11]

O diagnóstico tardio da fraqueza muscular adquirida na UTI leva a uma incerteza quanto à relação de causa e efeito entre fraqueza muscular dos membros e VM prolongada. A fraqueza muscular de membros leva à VM prolongada ou o contrário? O estudo de Dres et al. demonstrou que a presença de fraqueza muscular dos membros no primeiro teste de respiração espontânea não estava associada à VM prolongada, em contraste com a fraqueza muscular ventilatória.[12] Esse achado sugere que a fraqueza muscular ventilatória leva à VM prolongada, o que, por sua vez, aumenta o risco de desenvolvimento da fraqueza muscular persistente dos membros e disfunção a longo prazo.

Dessa forma, prevenir a fraqueza muscular ventilatória e acelerar o desmame da VM pode, de fato, prevenir a fraqueza muscular dos membros e a morbidade associada.

BENEFÍCIOS DA MOBILIZAÇÃO NO PACIENTE SOB VENTILAÇÃO MECÂNICA

A descontinuação da VM envolve diferentes etapas, que incluem desde a resolução da doença até a otimização da nutrição e do equilíbrio hidroeletrolítico e o controle de infecções, a fim de evitar complicações como a lesão pulmonar induzida pelo ventilador e o uso sedação excessiva. Também fazem parte dessas etapas a prevenção da disfunção diafragmática induzida pelo ventilador e a da fraqueza adquirida na unidade de terapia intensiva (FAUTI),[13] que estão associadas a aumento da duração da VM e do tempo de internação na UTI e hospitalar.[14-15]

Uma das principais abordagens utilizadas para recuperação muscular periférica e respiratória de pacientes críticos é a mobilização, preferencialmente realizada de forma precoce.[14] Entre os benefícios já demonstrados incluem-se:

- Redução da atrofia muscular.[16]
- Aumento da força muscular periférica.[17]
- Aumento dos dias livres de VM.[18]
- Redução da ocorrência de *delirium*.[18]
- Redução do tempo de internação.[19-20]
- Menor frequência de readmissões.[21]
- Redução da mortalidade.[19]

Os protocolos aplicados nesses estudos são baseados na mobilização realizada de forma progressiva, partindo de atividades passivas até a deambulação independente, conforme condição clínica e capacidade funcional do paciente. A mobilização foi considerada segura e viável, estando associada a diversos benefícios importantes para recuperação funcional do paciente crítico.

Sistematizar as ações combinadas na UTI com o intuito de atingir o máximo de atividade possível do paciente em terapia intensiva facilita o planejamento terapêutico diário. O *Bundle* ABCDE, pacote de ações, é uma estratégia incorporada ao despertar diário e estímulo ao "despertar" diafragmático, monitoramento/gestão de delírio (*delirium*) e exercício/mobilidade precoce. Foi proposto por Vasilevskis et al. em 2010, visando melhorar o prognóstico de pacientes ventilados mecanicamente na UTI, prevenindo delírio e FAUTI. A aplicação de todas as etapas, de A a E, favorece a mobilização precoce em níveis de atividade voluntária. A implantação do *Bundle* ABCDE reduz o tempo gasto no desmame ventilatório, diminui a incidência de delírio e aumenta a taxa de prática de mobilização ambulatorial.[22]

Vários estudos recentes sugerem que a mobilização precoce de pacientes ventilados mecanicamente na UTI é segura e eficaz. No entanto, nesses estudos, poucos pacientes atingiram altos níveis de mobilização ativa, e o padrão de atendimento entre os estudos tem sido inconsistente, necessitando de novas evidências sobre níveis mais intensos de mobilidade e nível de segurança.[23]

Diferenças nas intervenções impostas em alguns estudos científicos interferiram nos resultados dos desfechos (tempo de VM, tempo de estadia na UTI e hospitalar e *status* funcional) e podem explicar efeitos insignificantes da mobilização precoce. Em muitos desses estudos a mobilização precoce demorou muito para iniciar. Em um deles as intervenções começaram após oito dias de VM e não há especificação quanto à intensidade da mobilização.[24-26]

Alguns eventos adversos estão descritos na literatura e têm uma incidência entre 0,16 e 16%, sendo as mais descritas:[26]

- Redução da $SpO_2 < 90\%$.
- Quedas.

- Alteração da pressão arterial sistólica (PAS): < 90 ou > 180 mmHg.
- Aumento > 20% na pressão arterial diastólica.
- Assincronia paciente-ventilador.
- Aumento > 20% na frequência cardíaca.
- Extubação acidental ou não planejada.
- Síncope.
- Hipotensão ortostática.
- Perda de cateter venoso e arterial, sonda vesical e nasogástrica.

MOBILIZAÇÃO E DESMAME DA VENTILAÇÃO MECÂNICA

Como visto anteriormente, a mobilização de pacientes mecanicamente ventilados pode influenciar no processo de liberação do suporte ventilatório.

Atividades de mobilização progressiva, realizadas pela equipe multiprofissional sob coordenação da fisioterapia e com auxílio da família, iniciadas até 72 horas após a instalação da VM, foram capazes de reduzir a duração do suporte ventilatório em 34,6% (média de 2,6 dias), com consequente redução do tempo de internação na UTI (32,3%) e hospitalar (44,5%).[20] O protocolo utilizado consistia em atividades passivas no leito (nível 1) até a transferência ativa para poltrona (nível 4), e os atendimentos eram realizados duas vezes ao dia, cinco vezes por semana, com duração de trinta minutos.

Cerca de 25% dos pacientes sob VM prolongada, ou seja, que necessitam de suporte ventilatório por mais de seis horas por dia durante 21 dias consecutivos, desenvolvem fraqueza muscular.[27] Entretanto, aqueles que alcançam maior nível funcional durante o processo de reabilitação (transferência ativa para poltrona e deambulação) apresentam 2,7 vezes mais chance de obter sucesso no desmame.[28]

A mobilização progressiva realizada por fisioterapeutas e terapeutas ocupacionais em pacientes há pelo menos 72 horas sob VM, submetidos a protocolo de interrupção diária de sedação, mostrou-se uma estratégia segura e bem tolerada, resultando em melhores desfechos funcionais na alta hospitalar, menor duração do *delirium*, além de menor tempo de VM (44,2%) em comparação com o tratamento padrão realizado somente após solicitação da equipe.[28]

Um protocolo de mobilização guiado por objetivos funcionais com base na *ICU mobility scale* (IMS), que incluía atividades como deambulação, ortostatismo, sedestação e rolar no leito, foi capaz de reduzir a duração da VM em 22,8% (média de 1,6 dia) e de aumentar o número de extubações dentro dos primeiros cinco dias após o início das atividades (48% *versus* 24%), quando comparado ao protocolo utilizado comumente, que incluía basicamente mobilizações passivas por 5 a 10 minutos nos pacientes sob VM.[29]

Em revisão sistemática com metanálise recente, os autores concluíram, com base em quatro ensaios clínicos randomizados com baixo risco de viés, que a mobilização realizada de forma precoce em pacientes adultos de UTI ventilados mecanicamente provavelmente reduz a duração da VM e o tempo de permanência na UTI.[30]

COMO O VENTILADOR MECÂNICO PODE OTIMIZAR O DESEMPENHO DURANTE O PROTOCOLO DE MOBILIZAÇÃO

Mobilizar um paciente sob VM demanda gasto energético, maior captação do oxigênio, aumento da frequência cardíaca, aumento da pressão arterial e aumento do volume-minuto, sendo necessário, portanto, monitorização contínua, por vezes aumento da fração inspirada de oxigênio (FiO_2), ajuste da analgesia e dos parâmetros ventilatórios.

Chen et al. realizaram um estudo com quinze pacientes em VM prolongada e descreveram a necessidade de incremento na pressão de suporte (PS) em 4 cmH_2O para deambulação dos pacientes, obtendo aumento no tempo do exercício. Todos os pacientes participaram da atividade com PS basal, PS com incremento de 2 cmH_2O e com incremento da PS em 4 cmH_2O.[31]

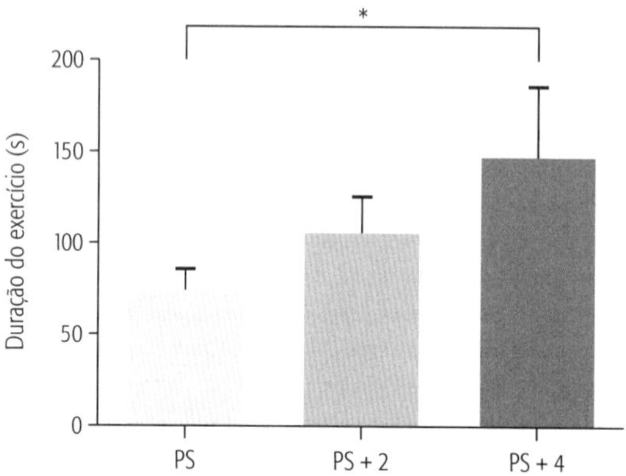

FIGURA 1 Efeitos de diferentes níveis de pressão de suporte (PS) na duração do exercício em pacientes em ventilação mecânica prolongada (*$p < 0,05$), comparação entre os níveis de PS basal e PS+ 4. Pacientes se exercitam com suporte de pressão nível de ventilação (PSV) em seu nível basal PS (PS); pacientes com PS+ 2 se exercitam com nível de PS em 2 cmH_2O maior do que seu nível de PS basal; pacientes PS+ 4 se exercitam com PS nível de 4 cmH_2O acima do nível de PS basal.
Fonte: adaptada de Chen et al., 2015.[31]

Além do ajuste dos parâmetros ventilatórios, outro estudo testou qual modo ventilatório melhor sincroniza a ventilação durante a atividade de mobilização precoce. Foram testados os modos pressão de suporte (PSV), o modo ventilatório espontâneo denominado *proportional assist ventilation* (PAV+), presente no ventilador Puritan-Bennett 840 (Covidien, Mansfield, MA, USA), e o modo denominado *neurally adjusted ventilatory assist* (NAVA), disponível no ventilador Servo-i (Maquet, Solna, Sweden) durante o uso do cicloergômetro em pacientes críticos.[32]

Nesse pequeno grupo de pacientes críticos, a ventilação em PSV foi associada ao aumento significativo do consumo de oxigênio, enquanto os modos proporcionais (PAV+ e NAVA) não produziram alteração do consumo de oxigênio entre o repouso e o exercício, sugerindo menor eficiência de trabalho durante o modo PSV. Os resultados desse estudo preliminar sugerem que, em pacientes ventilados mecanicamente, os modos proporcionais PAV+ e NAVA poderiam aumentar o efeito do treinamento e facilitar a reabilitação, quando comparados ao modo PSV.[32]

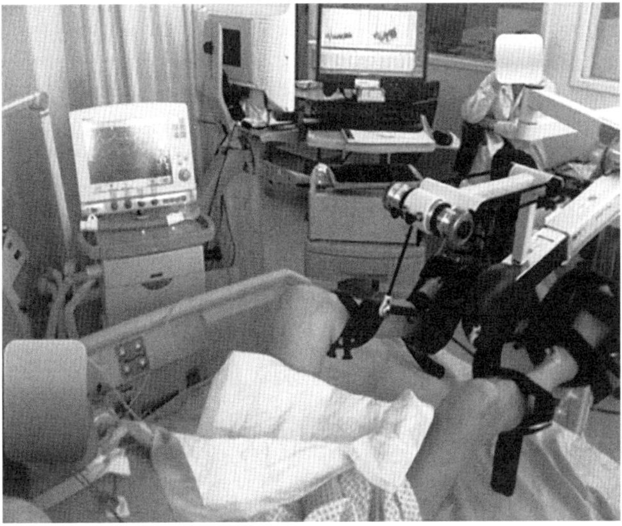

FIGURA 2 Paciente ventilado com NAVA durante a realização de exercício com o cicloergômetro (MOTOmed Letto 2, RECK-Technik GmbH and Co. Betzenweiler, Alemanha). O consumo de oxigênio é medido por meio de calorimetria.

Fonte: Akoumianaki et al., 2017.[32]

Uma recente revisão foi realizada com a finalidade de mapear os ajustes ventilatórios e a monitorização realizada em pacientes sob VM que realizaram mobilização precoce. Trinta e cinco estudos foram incluídos na análise, e poucas informações sobre ajustes ventilatórios e monitorização das variáveis metabólicas e respiratórias durante a mobilização de pacientes ventilados mecanicamente estavam disponíveis.[33]

Entre os ajustes ventilatórios mais relatados nestes estudos estão:

- Incremento na FiO_2 (aumento > 20% antes ou após início da atividade, ou titulada para SpO_2 = 88 a 95%).
- Ajuste da PS no modo PSV e do volume corrente ofertado no modo de ventilação controlado a volume (VCV).
- Mudança na PEEP (pressão positiva ao final da expiração).
- Ajuste na sensibilidade inspiratória (*trigger*).
- Porcentagem de fluxo de ciclagem em PSV em torno de 25% (40% em pacientes com doença pulmonar obstrutiva crônica).
- Ajuste no fluxo sanguíneo e de gás de varredura da ECMO (sigla em inglês para oxigenação por membrana extracorpórea).

REFERÊNCIAS BIBLIOGRÁFICAS

1. Schreiber A, Bertoni M, Goligher EC. Avoiding respiratory and peripheral muscle injury during mechanical ventilation: diaphragm-protective ventilation and early mobilization. Crit Care Clin. 2018;34:357-81.
2. Fan E, Cheek F, Chlan L, Gosselink R, Hart N, Herridge MS, et al. An official American Thoracic Society Clinical Practice Guideline: the diagnosis of intensive care unit-acquired weakness in adults. Am J Respir Crit Care Med. 2014;190(12):1437-46.
3. Stevens RD, Marshall SA, Cornblath DR, Hoke A, Needham DM, de Jonghe B, et al. A framework for diagnosing and classifying intensive care unit-acquired weakness. Crit Care Med. 2009;37(Suppl 10):299-308.
4. Demoule A, Molinari N, Jung B, Prodanovic H, Chanques G, Matecki S, et al. Patterns of diaphragm function in critically ill patients receiving prolonged

mechanical ventilation: a prospective longitudinal study. Ann Intensive Care. 2016;6(1):75.

5. Demoule A, Jung B, Prodanovic H, Molinari N, Chanques G, Coirault C, et al. Diaphragm dysfunction on admission to the intensive care unit: prevalence, risk factors, and prognostic impact – a prospective study. Am J Respir Crit Care Med. 2013;188(2):213-9.
6. De Jonghe B, Bastuji-Garin S, Durand M-C, Malissin I, Rodrigues P, Cerf C, et al. Respiratory weakness is associated with limb weakness and delayed weaning in critical illness. Crit Care Med. 2007;35(9):2007-15.
7. De Jonghe B, Sharshar T, Lefaucheur J, Authier F-J, Durand-Zaleski I, Boussarsar M, et al. Paresis acquired in the intensive care unit. JAMA. 2002;288(22):2859-67.
8. Hermans G, Van Mechelen H, Clerckx B, Vanhullebusch T, Mesotten D, Wilmer A, et al. Acute outcomes and 1-year mortality of intensive care unit-acquired weakness: a cohort study and propensity- matched analysis. Am J Respir Crit Care Med. 2014;190(4):410-20.
9. Leijten F, Harinck-de Weerd JE, Poortvliet DC, de Weerd AW. The role of polyneuropathy in motor convalescence after prolonged mechanical ventilation. JAMA. 1995;274(15):1221-5.
10. Garnacho-Montero J, Madrazo-Osuna J, García-Garmendia J, Ortiz-Leiba C, Jiménez-Jiménez FJ, Barrero-Almodóvar A, et al. Critical illness polyneuropathy: risk factors and clinical consequences: a cohort study in septic patients. Intensive Care Med. 2001;27(8):1288-96.
11. Puthucheary ZA, Rawal J, Mcphail M, et al. Acute skeletal muscle wasting in critical illness. JAMA. 2013;310(15):1591-600.
12. Dres M, Dube BP, Mayaux J, Delemazure J, Reuter D, Brochard L, et al. Coexistence and impact of limb muscle and diaphragm weakness at time of liberation from mechanical ventilation in medical intensive care unit patients. Am J Respir Crit Care Med. 2017;195(1):57-66.
13. MacIntyre NR. Early mobilization of patients on mechanical ventilation: worth the effort and expense? Respir Care. 2019;64(1):112-3.
14. Truong AD, Fan E, Brower RG, Needham DM. Bench-to-bedside review: mobilizing patients in the intensive care unit: from pathophysiology to clinical trials. Crit Care. 2009;13(4):216.
15. Dres M, Dubé PB, Mayaux J, Delemazure J, Reuter D, Brochard L, et al. Coexistence and impact of limb muscle and diaphragm weakness at time of liberation from mechanical ventilation in medical intensive care unit patients. Am J Respir Crit Care Med. 2017;195(1):57-66.

16. Griffiths RD, Palmer TE, Helliwell T, MacLennan P, MacMillan RR. Effect of passive stretching on the wasting of muscle in the critically ill. Nutrition. 1995;11(5):428-32.
17. Team Study Investigators, Hodgson C, Bellomo R, Berney S, Bayley M, Buhr H, Denehy L, et al. Early mobilization and recovery in mechanically ventilated patients in the ICU: a bi-national, multi-centre, prospective cohort study. Crit Care. 2015;19:81.
18. Schweickert WD, Pohlman MC, Pohlman AS, Nigos C, Pawlik AJ, Esbrook CL, et al. Early physical and occupational therapy in mechanically ventilated, critically ill patients: a randomised controlled trial. Lancet. 2009;373(9678):1874-82.
19. Morris PE, Goad A, Thompson C, Taylor K, Harry H, Passmore L, et al. Early intensive care unit mobility therapy in the treatment of acute respiratory failure. Crit Care Med. 2008;36(8):2238-43.
20. Lai CC, Chou W, Chan KS, Cheng K-C, Yuan K-S, Chao C-M. Early mobilization reduces duration of mechanical ventilation and intensive care unit stay in patients with acute respiratory failure. Archives of Physical Medicine and Rehabilitation. 2017;98:931-9.
21. Morris PE, Griffin L, Berry M, Thompson C, Hite RD, Winkelman C, et al. Receiving early mobility during an intensive care unit admission is a predictor of improved outcomes in acute respiratory failure. The American Journal of the Medical Sciences. 2011;341(5):373-7.
22. Vasilevskis EE, Ely EW, Speroff T, Pun BT, Boehm L, Dittus RS, et al. Reducing iatrogenic risks: ICU-acquired delirium and weakness-crossing the quality chasm. Chest. 2010;138:1224-33.
23. Taito S, Shime N, Ota K, Yasuda H. Early mobilization of mechanically ventilated patients in the intensive care unit. J Intensive Care. 2016;4(50).
24. Moss M, Nordon-Craft A, Malone D, Van Pelt D, Frankel SK, Warner ML, et al. A randomized trial of an intensive physical therapy program for acute respiratory failure patients. Am J Respir Crit Care Med. 2016;193:1101-10.
25. Berney S, Haines K, Skinner EH, Denehy L. Safety and feasibility of an exercise prescription approach to rehabilitation across the continuum of care for survivors of critical illness. Phys Ther. 2012;92:1524-35.
26. Taito S, Ota K, Shime N. Is an earlier and more intensive physical therapy program better? Am J Respir Crit Care Med. 2016;194(8):1032.
27. Fan E, Cheek F, Chlan L, Gosselink R, Hart N, Herridge MS, et al. An official American Thoracic Society Clinical Practice guideline: the diagnosis of intensive care unit acquired weakness in adults. Am J Respir Crit Care Med. 2014;190(12):1437-46.

28. Schreiber AF, Ceriana P, Ambrosino N, Malovini A, Nava S. Physiotherapy and weaning from prolonged mechanical ventilation. Respir Care. 2019;64(1):17-25.
29. Hodgson CL, Bailey M, Bellomo R, Berney S, Buhr H, Denehy L, et al. A binational multicenter pilot feasibility randomized controlled trial of early goal-directed mobilization in the ICU. Crit Care Med. 2016;44(6):1145-52.
30. Klem HE, Tveiten TS, Beitland S, Malerød S, Kristoffersen DT, Dalsnes T, et al. Early activity in mechanically ventilated patients: a meta-analysis. Tidsskr Nor Laegeforen. 2021;141(8).
31. Chen YH, Lin HL, Hsiao HF, Huang C-T, Kao K-C, Li L-F, et al. Effects of an additional pressure support level on exercise duration in patients on prolonged mechanical ventilation. J Formos Med Assoc. 2015 Dec;114(12):1204-10.
32. Akoumianaki E, Dousse N, Lyazidi A, Lefebvre J-C, Graf S, Cordioli RL, et al. Can proportional ventilation modes facilitate exercise in critically ill patients? A physiological cross-over study: pressure support versus proportional ventilation during lower limb exercise in ventilated critically ill patients. Ann Intensive Care. 2017;7(1):64.
33. González-Seguel F, Camus-Molina A, Jasmén A, Molina J, Pérez-Araos R, Graf J. Respiratory support adjustments and monitoring of mechanically ventilated patients performing early mobilization: a scoping review. Crit Care Explor. 2021;3(4):e0407.

18 Mobilização de pacientes com doença neuromuscular na UTI

Vinicius Zacarias Maldaner

As doenças neuromusculares têm uma característica progressiva e degenerativa dos neurônios motores superiores (cortical) e inferiores no nível espinhal ou bulbar, levando à paralisia e à atrofia muscular grave, o que provoca insuficiência respiratória.

A esclerose lateral amiotrófica (ELA) tem uma sobrevida mediana entre 2 e 4 anos a partir do início dos sintomas. A doença geralmente aparece entre 40 e 70 anos de idade e afeta cerca de cinco em cada 100 mil pessoas em todo o mundo. Existem dois tipos de ELA: uma forma familiar (FALS), hereditária (~5 a 10% de ELA), e a forma esporádica (SALS), que ocorre aleatoriamente (~90 a 95% da ELA). Mutações no cobre/zinco humano (CuZn) e no gene superóxido dismutase (SOD1) são responsáveis por ~20% de casos de FALS.

Diversos fatores são sugeridos para contribuir para a morte do neurônio motor na ELA. Excitotoxicidade, déficits no transporte axonal e a agregação de neurofilamentos são mecanismos relacionados à lesão do neurônio envolvidos na fisiopatologia da ELA. Como defeitos não neuronais, incluem-se o estresse oxidativo; defeitos na fabricação de proteínas; neuroinflamação causada por células não neuronais (p. ex., células gliais, astrócitos); disfunção muscular resultante do desequilíbrio na função das mitocôndrias; atividade da célula satélite (SC); e expressão de micro-RNA, que também são considerados potenciais contribuintes para a fisiopatologia da ELA. Portanto, esta é considerada uma doença "multissistêmica", na qual alterações em diferentes tipos de células podem agir de forma mútua e sinérgica e contribuir para o início e a gravidade da doença.

Dada sua complexidade, é difícil encontrar um tratamento específico para pacientes com ELA. Atualmente não há terapia farmacológica eficaz para essa doença. Curiosamente, abordagens não farmacológicas, como a ventilação não invasiva, têm sido recomendadas para prolongar a sobrevida dos pacientes. A atividade física é considerada uma intervenção não farmacológica para muitas doenças. Na população geral, o treinamento físico induz adaptações benéficas nos sistemas cardiovascular e neuromuscular, incluindo melhora na função respiratória e cardíaca, aumento da densidade capilar, hipertrofia muscular e aumento da força/potência muscular. Além disso, promove o bem-estar psicológico, diminuindo a depressão e a ansiedade e influenciando positivamente no estado de humor, autoestima e autoimagem.

No entanto, o exercício como abordagem para reduzir a evolução fisiopatológica da ELA é uma questão controvertida. Estudos epidemiológicos anteriores sugerem que um estilo de vida envolvendo exercícios de alta intensidade está associado a um aumento da incidência de ELA. Além disso, existem estudos que sugerem risco aumentado de ELA entre os profissionais de futebol e jogadores de futebol americano. Essa associação é fisiologicamente plausível, pois o exercício extenuante e prolongado pode induzir o estresse oxidativo, a excitotoxicidade do glutamato e o aumento das cargas de cálcio, que promovem a degeneração seletiva de neurônios motores vulneráveis. Por outro lado, vários fatores neurotróficos são regulados pelo exercício no tecido neural e muscular, incluindo fatores neurotróficos derivados do cérebro, que promovem a sobrevivência e o crescimento das células da medula espinhal e fator neurotrófico derivado de células gliais, que causa remodelação sináptica e hiperinervação das junções neuromusculares. Com base nesses achados, a hipótese de que a atividade física é um fator de risco para o desenvolvimento da ELA parece improvável.

Em vez disso, foi sugerido que perfis genéticos modificados por fatores exógenos, que promovem a aptidão física e o aumento da suscetibilidade à ELA, podem ser uma explicação plausível para a associação entre atividade física e ELA. Os resultados discordantes entre os estudos epidemiológicos de ELA podem ser explicados pela limitações metodológicas inerentes aos estudos, pela característica da baixa incidência da doença. Especificamente, a maioria desses estudos não leva inteiramente em conta possíveis fatores de confundimento, como trauma, possível uso de drogas, suplementos alimentares, exposição a toxinas ambientais, como pesticidas, ou características da atividade física (modo, frequência, duração e intensidade).

Vários estudos em ratos e em pacientes com ELA foram realizados para avaliar o efeito do treinamento físico sobre a progressão da doença. Em estudos pré-clínicos os dados são conflitantes, pois o exercício tem sido sugerido como benéfico, nulo ou mesmo prejudicial em camundongos transgênicos SOD1. Da mesma forma, em humanos existem estudos que comprovam o benefício do treinamento físico sobre a qualidade de vida para pacientes com ELA, enquanto outros concluíram que o exercício teve efeitos negativos na função neuromuscular de pacientes com ELA.

Independentemente desses achados, a atividade física ainda é considerada uma abordagem terapêutica potencial para ELA, melhorando a função, retardando a progressão da doença e diminuindo a carga para os cuidadores. Além das melhorias fisiológicas e mentais observadas após o exercício, a atividade física também ativa mecanismos interrompidos durante a progressão da ELA. Por exemplo, o exercício evoca vias de sinalização que modificam o metabolismo muscular e desencadeiam a remodelação estrutural das miofibrilas pela ativação de sistemas enzimáticos. Independentemente do modo (aeróbico, força/resistência ou treinamento concorrente), o exercício regular reduz o estresse oxidativo basal e aumenta a capacidade antioxidante. Além disso, o exercício de resistência aumenta o conteúdo mitocondrial do músculo esquelético, a neurogênese e tem efeito neuroprotetor no cérebro contra danos neuronais isquêmicos na formação do hipocampo.

EXERCÍCIOS AERÓBICOS E CONTÍNUOS

Embora o exercício de resistência estimule o metabolismo celular, aumentando a biogênese mitocondrial, o combustível intramuscular e o bem-estar psicológico, pouco se sabe sobre seu efeito na fisiopatologia da ELA. Pinto et al. investigaram o exercício em pacientes com ELA até o limiar anaeróbico, garantindo simultaneamente a assistência de um ventilador não invasivo, o Bipap. Os pacientes realizaram um protocolo de exercício em esteira em rampa por um ano e tiveram uma diminuição na taxa de deterioração respiratória, melhorando sua pontuação de mobilidade funcional independente, em comparação com um grupo controle não exercitado.

Da mesma forma, Sanjak et al. demonstraram que um programa de caminhada de oito semanas em uma esteira com suporte de peso por trinta minutos, três vezes por semana, melhorou a pontuação da ALS *functional rating scale* (ALSFRS), bem como a tolerabilidade, a velocidade da marcha, a distância e o comprimento da passada durante testes de caminhada de seis minutos para pacientes com ELA.

A viabilidade de realizar treinamento de resistência moderada com suporte ventilatório não invasivo e sistema de suporte de peso corporal em pacientes com ELA foi confirmada recentemente, quando melhorias na funcionalidade e em fatores cardiorrespiratórios foram encontradas. Por outro lado, Clawson et al. relataram que o treino aeróbico de 24 semanas de membros inferiores e superiores usando um miniciclo não foi tão bem tolerado quanto o treinamento de resistência ou alongamento/amplitude de exercícios de movimento. Embora o treinamento aeróbico não tenha sido prejudicial para os pacientes com ELA nesse estudo, não aumentou sua força muscular, funcionalidade ou qualidade de vida.

EXERCÍCIOS DE FORÇA MUSCULAR

O exercício de resistência melhora a força/potência muscular, induz a hipertrofia, mantém a função do músculo esquelético e previne sua deficiência. Em pacientes com ELA, o treinamento de resistência pode conferir benefícios protetores, apesar de não reduzir a progressão da doença. Um dos primeiros relatos publicados de treinamento de resistência em pacientes com ELA concluiu que o exercício resistido para os membros superiores pode aumentar sua força muscular.

Um estudo subsequente observou que o treinamento de moderada intensidade pode ter um efeito positivo leve, com temporário efeito no déficit motor e incapacidade em pacientes com ELA. Especificamente, exercícios de resistência de intensidade leve e moderada envolvendo a maioria dos grupos musculares dos quatro membros e tronco induziram melhorias nos escores funcionais e de espasticidade, mas não em força muscular, fadiga, dor e escores de qualidade de vida após três meses de intervenção. Além desses resultados, um novo estudo mostrou que, embora 24 semanas de treinamento de resistência muscular usando a parte inferior e superior do corpo sejam bem toleradas e seguras para pacientes com ELA, não foram suficientes para melhorar sua força muscular, funcionalidade ou qualidade de vida.

CONCLUSÃO

Embora evidências anteriores sugiram uma relação potencial entre estilos de vida altamente ativos e um aumento da incidência de

ELA, estudos recentes sustentam que a atividade física não é necessariamente um fator de risco para a ELA. Existe agora um grande corpo de evidências sugerindo a atividade física como potencial abordagem terapêutica ou mesmo holística para essa doença. Estudos pré-clínicos com ratos concluem que a intensidade, duração e modo de exercício podem influenciar nos resultados de saúde e na progressão da ELA, conforme identificado em ratos com a mutação SOD1 em resposta ao treinamento regular de resistência a longo prazo. O treinamento de resistência leve a moderado pode ter um potencial benéfico, em particular com o uso da piscina para promover essa atividade.

No entanto, muitos desses estudos pré-clínicos são caracterizados por limitações relacionadas ao tamanho de amostra variável, perfil genético heterogêneo e/ou um momento de intervenção não clinicamente relevante. Uma adicional limitação é a falta de estudos pré-clínicos focados no efeito de exercícios baseados em resistência (*endurance*), um tipo importante de exercício na ELA.

Apesar de o treinamento de exercícios de intensidade leve a moderados melhorar a sobrevivência de ratos com ELA, atualmente não há evidência clínica apoiando essa situação em pacientes com essa doença. Independentemente disso, a maioria dos estudos clínicos sugere que todo tipo de treinamento físico, incluindo alongamento, resistência, resistência ou concorrente formação, exerce impacto vantajoso na qualidade de vida dos pacientes com ELA, aumentando principalmente sua funcionalidade e às vezes sua força muscular e/ou sua função cardiorrespiratória.

Não há recomendação para realizar exercício de alta intensidade e de promoção de hipertrofia/ganho de força muscular nessa população, mas a manutenção e o estímulo à prática de atividade física e a quebra do imobilismo podem ter impactos positivos nessa população.

BIBLIOGRAFIA

1. Blasco H, Guennoc A-M, Veyrat-Durebex C, Gordon PH, Andres CR, Camu W, et al. Amyotrophic lateral sclerosis: a hormonal condition? Amyotroph Lateral Scler. 2012;13:585-8.
2. Bohannon RW Southeastern Regional Rehabilitation Center. Phys Therapist. 2000 63. Disponível em: https://academic.oup.com/ptj/ article/63/6/965/2727595.
3. Braga ACM, Pinto A, Pinto S, Carvalho M. The role of moderate aerobic exercise as determined by cardiopulmonary exercise testing in ALS. Neurol Res Int. 2018;2018.
4. Brooks BR, Miller RG, Swash M, Munsat TL; World Federation of Neurology Research Group on Motor Neuron Diseases. El escorial revisited: revised criteria for the diagnosis of amyotrophic lateral sclerosis. Amyotroph Lateral Scler. 2000;1:293-9.
5. Cedarbaum JM, Stambler N, Malta E, Fuller C, Hilt D, Thurmond B, et al. The ALSFRS-R: a revised ALS functional rating scale that incorporates assessments of respiratory function. J Neurol Sci. 1999;169(1-2):13-21.
6. Chen A, Montes J, Mitsumoto H. The role of exercise in amyotrophic lateral sclerosis. Phys Med Rehabil Clin North Am. 2008;19(3):545-57.
7. Chiò A, Logroscino G, Traynor BJ, Collins J, Simeone JC, Goldstein LA, et al. E-mail systematic review global epidemiology of amyotrophic lateral sclerosis: a systematic review of the published literature. Neuroepidemiology. 2013;41(2):118-30.
8. Clawson LL, Cudkowicz M, Krivickas L, Brooks BR, Sanjak M, Allred P, et al. A randomized controlled trial of resistance and endurance exercise in amyotrophic lateral sclerosis. Amyotroph Lateral Scler Front Degener. 2018;19:1-9.
9. Dal Bello-Haas V, Florence JM. Therapeutic exercise for people with amyotrophic lateral sclerosis or motor neuron disease. Cochrane Database Syst Rev. 2013;68.
10. Dobrowolny G, Lepore E, Martini M, Barberi L, Nunn A, Sicchitano BM, Musarò A. Metabolic changes associated with muscle expression of SOD1G93A. Front Physiol. 2018;9:1-9.
11. Drory VE, Goltsman E, Goldman Reznik J, Mosek A, Korczyn AD. The value of muscle exercise in patients with amyotrophic lateral sclerosis. J Neurol Sci. 2001;191(1-2):133-7.
12. Gordon PH. Amyotrophic lateral sclerosis: an update for 2013 clinical features, pathophysiology, management and therapeutic trials. Aging Dis. 2013;4:295-310.
13. Gordon T, Putman CT, Hegedus J. Amyotrophic lateral sclerosis: evidence of early denervation of fast-twitch muscles. Basic Appl Myol. 2007;17:141-5.

14. Harms MB, Baloh RH. Clinical neurogenetics: amyotrophic lateral sclerosis. Neurol Clin. 2013;31:929-50.
15. Jensen L, Djurtoft JB, Bech RD, Nielsen JL, Jorgensen LH, Schroder HD, et al. Influence of resistance training on neuromuscular function and physical capacity in ALS patients. J Neurodegener Dis. 2017;2017:1436519.
16. Kargarfard M, Shariat A, Ingle L, Cleland JA, Kargafard M. Randomized controlled trial to examine the impact of aquatic exercise training on functional capacity, balance, and perceptions of fatigue in female patients with multiple sclerosis. Arch Phys Med Rehabil. 2018;99:234-41.
17. Kato N, Hashida G, Konaka K. Effect of muscle strengthening exercise and time since onset in patients with amyotrophic lateral sclerosis: a 2-patient case series study. Med (United States). 2018;97:1–4.
18. Kitano K, Asakawa T, Kamide N, Yorimoto K, Yoneda M, Kikuchi Y, et al. Effectiveness of home-based exercises without supervision by physical therapists for patients with early-stage amyotrophic lateral sclerosis: a pilot study. Arch Phys Med Rehabil. 2018;99(10):2114-22.
19. Lunetta C, Lizio A, Sansone VA, Cellotto NM, Maestri E, et al. Strictly monitored exercise programs reduce motor deterioration in ALS: preliminary results of a randomized controlled trial. J Neurol. 2016;263(1):52-60.
20. Merico A, Cavinato M, Gregorio C, Lacatena A, Gioia E, Piccione F, et al. Effects of combined endurance and resistance training in amyotrophic lateral sclerosis: a pilot, randomized, controlled study. Eur J Transl Myol. 2018;28:132-40.
21. Paez-Colasante X, Figueroa-Romero C, Sakowski SA, Goutman SA, Feldman EL. Amyotrophic lateral sclerosis: mechanisms and therapeutics in the epigenomic era. Nat Rev Neurol. 2015;11:316.
22. Paganoni S, Karam C, Joyce N, Bedlack R, Carter GT. Comprehensive rehabilitative care across the spectrum of amyotrophic lateral sclerosis. Neuro Rehabilitation. 2022;37(1):53-68.
23. Pinto AC, Alves M, Nogueira A, Evangelista T, Carvalho J, Coelho A, et al. Can amyotrophic lateral sclerosis patients with respiratory insufficiency exercise? J Neurol Sci. 1999;169(1-2):69-75.
24. Plowman EK, Watts SA, Tabor L, Robison R, Gaziano J, Domer AS, et al. Impact of expiratory strength training in amyotrophic lateral sclerosis. Muscle Nerve. 2016;54(1):48-53.
25. Plowman EK, Watts SA, Tabor L, Robison R, Gaziano J, Domer AS, et al. Impact of expiratory strength training in amyotrophic lateral sclerosis: results of a randomized, sham-controlled trial. Muscle Nerve. 2019;59(1):40-6.

26. Pupillo, Pupillo E, Messina P, Giussani G, Logroscino G, Zocolella S, et al. Physical activity and amyotrophic lateral sclerosis: a European population-based case-control study. Ann Neurol. 2014;75(5):708-16.
27. Rosen AD. Amyotrophic lateral sclerosis: clinical features and prognosis. Arch Neurol. 1978;35(2478):643.
28. Sanjak M, Bravver E, Bockenek WL, Bockenek WL, Norton HJ, Brooks BR, et al. Supported treadmill ambulation for amyotrophic lateral sclerosis: a pilot study. Arch Phys Med Rehabil. 2010;91(12):1920-9.
29. Scaramozza A, Marchese V, Papa V, Salaroli R, Sorarù G, Angelini C, et al. Skeletal muscle satellite cells in amyotrophic lateral sclerosis. Ultrastruct Pathol. 2014;38:295-302.
30. Sinaki M, Mulder DW. Rehabilitation techniques for patients with amyotrophic lateral sclerosis. Mayo Clin Proc. 1978;53:223-8.
31. van Groenestijn AC, Schröder CD, van Eijk RPA, Veldink JH, Kruitwagen--van Reenen E, Groothius JT, et al. Aerobic exercise therapy in ambulatory patients with ALS: a randomized controlled trial. Neurorehabil Neural Repair. 2019;33(2):153-64.

Índice remissivo

A

B

C

F

G

H

I

L

M

N

O

P

Q

R

S

T

U

V